Remèdes d'Autrefois

(Deuxième série)

DIJON — IMP. DARANTIERE

Bibliothèque de Curiosités et Singularités médicales

Comment se soignaient nos pères

Remèdes d'Autrefois

(Deuxième série)

par

le Docteur Cabanès

PARIS

A. Maloine, Éditeur

25-27, rue de l'École-de-Médecine, 25-27

1913

Remèdes d'Autrefois

(Deuxième série)

Première Partie

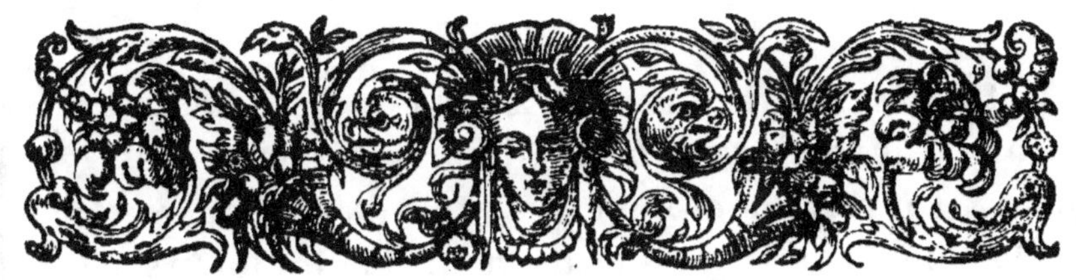

Les Rois guérisseurs

Voici, peut-on dire, un chapitre inconnu ou peu s'en faut, de l'histoire de notre art; encore, avec les matériaux épars qui nous ont servi à lier notre gerbe, n'aurons-nous réussi qu'à esquisser un sujet dont la nouveauté sera peut-être l'unique attrait.

Constatons, dès l'abord, cette attirance particulière, cette sorte de fascination qu'a toujours exercée la médecine sur ceux auxquels notre science n'a pas révélé ses arcanes. L'étude des lois qui président à la vie, et, plus encore, celle des moyens propres à la prolonger, ont tenté de bonne heure les esprits les plus distingués. La recherche de ce qu'on nommait jadis le grand œuvre, le secret de la pierre philosophale, est bien l'indice de cette curiosité, qui a parfois entraîné à de regrettables pratiques, mais qui dénote, chez ceux qui s'y sont livrés, une ardeur, une fièvre de savoir dignes de retenir l'attention de l'historien.

Cette fièvre a gagné jusqu'à ceux qui ont occupé le rang le plus élevé dans la hiérarchie sociale, jusqu'aux souverains eux-mêmes : tels d'entre eux, en effet, n'ont pas dédaigné d'occuper leurs loisirs à l'étude de l'alchimie, voire de la médecine dans ses applications pratiques, la thérapeutique et ce qu'on pourrait appeler, par analogie, la pharmaceutique.

Le roi SALOMON fut un grand botaniste, qui connaissait, dit le premier livre des Rois, « depuis le cèdre qui croît sur le Liban, jusqu'à l'hysope qui vient sur les murailles (1) ». Salomon aurait rédigé plusieurs formules que son arrière-petit-fils, Ézéchias, s'empressa de aire détruire, afin que Dieu ne fût pas offensé « par les maléfices en lesquels avaient été convertis les salutaires secrets de son bisaïeul (2) ».

Au temps des prophètes, qui cultivaient surtout la science des pronostics, JÉRÉMIE, lequel vivait 800 ans avant J.-C., faisait déjà usage de médicaments d'une activité reconnue (3).

Le roi de Perse, CAMBYSE, fils de Cyrus, fabriquait lui-même des onguents, dont il faisait commerce avec le roi d'Égypte. L'Égypte ayant été le berceau de toutes les sciences, on ne saurait être surpris que les souverains qui ont régné dans ce pays, se soient tous occupés d'études médicales,

____

(1) *Croyances et Légendes du Centre de la France*, par LAISNEL DE LA SALLE, t. I, 312.

(2) DOM CALMET, *Proverbes de Salomon*, 5 ; cité par PHILLIPPE, *Hist. des Apothicaires*, 21.

(3) *Proph.*, ch. VIII, v, 22.

et, plus spécialement, de recherches de laboratoire.

Isis, reine d'Égypte, fut l'élève d'Hermès, fille de Cronos, femme et sœur d'Osiris, mère de Horus, tous gens de grand savoir en médecine.

Elle était surtout célèbre par les cures merveilleuses qu'elle faisait, sur des malades auxquels elle apparaissait en songe ; elle leur révélait les remèdes qui leur étaient propres : de là vint la coutume, établie à Rome, de transporter les malades dans les temples et de les y laisser pendant la nuit, pour invoquer tranquillement la déesse ; elle n'aimait pas, semble-t-il, faire ses opérations au grand jour (1).

On sait quels encouragements donnèrent les Ptolémées aux sciences naturelles ; bien avant eux, la médecine avait été l'objet d'études passionnées, de la part des souverains d'Égypte. Au dire de Manéthon, quatre mille ans environ avant l'ère chrétienne, Athotis, second roi de la première dynastie, écrivit six livres de médecine, dont le premier relatif à l'anatomie, qu'il pratiqua, dit-on, comme un homme du métier. Au rapport du même auteur, Tosortros, deuxième roi de la troisième dynastie, s'occupa aussi de médecine (2).

On a longtemps employé l'onguent d'Agrippa,

(1) Th. de Bordeu, *Recherches sur l'Histoire de la Médecine*, 233.
(2) *L'Égypte au temps des Pharaons*, par Victor Loret; Paris, 1889, 219.

dont l'invention est attribuée à un roi de Judée, qui porta ce nom.

ATTALE PHILOMÉTOR, roi de Pergame (134 ans avant J.-C.), se distingua par ses connaissances en botanique et en pharmacologie. Il cultivait, dans ses jardins, la jusquiame, l'aconit, la ciguë, l'ellébore, et fit de nombreuses expériences sur l'activité de ces plantes (1). Galien et Marcellus Empiricus citent deux médicaments qui portent son nom : le premier, un emplâtre dont le blanc de plomb était la base (2) ; le deuxième, un remède contre la jaunisse (3).

Le plus célèbre de ces souverains pharmaceutes fut, sans contredit, MITHRIDATE EUPATOR, roi de Pont, le rival si longtemps heureux de la puissance romaine. Sa cruauté et ses passions violentes, qui lui suscitèrent tant d'ennemis, l'avaient pénétré d'une telle crainte d'être empoisonné, qu'il se livra aux plus laborieuses recherches, pour connaître tout ce qui se rapportait à la toxicologie. Il fit, sur des criminels et sur lui-même, l'essai de toutes les substances vénéneuses, prenant une certaine quantité de poison et de contre-poison, pour accoutumer son corps à l'usage des toxiques ; et,

(1) PLUTARQUE, *Vie de Démétrius*, 897 ; Galen , *De antidot.*, lib. I, 425, cité par SPRENGEL, *Hist. de la Médecine*, I, 488.

(2) GALEN., *De compos. medicam. sec. genera*, lib. I, 324 ; — ORIBAS., *Synops. ad Eustath.*, lib. III, 70 (SPRENGEL, *loc. cit.*).

(3) MARCELL. EMPIRIC., *De composit. medic.*, c. IIXX, 342 (SPRENGEL).

cependant, au moment de sa dernière défaite, voulant user du poison qu'il portait toujours sur lui, il ne réussit point, par ce moyen, à se donner la mort.

On conte qu'ayant été blessé dans une bataille, les Agares, peuples de la Scythie, l'avaient guéri avec des médicaments dans lesquels entrait du venin de serpent (1) : ne serait-ce pas là un des premiers essais, évidemment inconscients, de sérumthérapie antivenimeuse ?

Mithridate est particulièrement célèbre en médecine, comme inventeur d'un électuaire dont la formule figurait, naguère encore, dans toutes les pharmacopées ; cette composition était si fameuse, écrit un historien de la pharmacie, qu'un des premiers soins de Pompée, après la mort de Mithridate, fut de la faire rechercher dans les papiers de ce prince. On en trouva la formule parmi des mémoires secrets qui, pour la plupart, se rapportaient à des observations médicales, à l'explication des songes et à des recherches pharmacologiques.

Indépendamment de la formule du célèbre électuaire, on en découvrit une autre, que l'on regarda comme celle de son véritable contre-poison : elle se composait de feuilles de rue, pilées avec du sel, d'amandes, de noix et de figues grasses.

L'*électuaire de Mithridate* se composait de 54 substances ; c'était le plus complexe de tous les antidotes alors connus.

On sait que la célébrité de cette composition

(1) Cap, *Histoire de la Pharmacie*, t. I, 97.

a traversé près de vingt siècles; elle n'a cessé que depuis peu d'années de faire partie de nos dispensaires ou Codex; elle figure encore dans quelques pharmacopées étrangères (1). Le savant Meibomius a écrit une volumineuse dissertation sur la thériaque et sur l'électuaire de Mithridate (2).

Le goût prononcé de Mithridate pour les connaissances pharmacologiques porta l'esprit de ses contemporains vers des recherches analogues, et contribua aux progrès de la matière médicale. Presque tous les empiriques mirent leur gloire à imaginer de nouvelles compositions, de nouveaux antidotes, et à y attacher leur nom.

CRATEVAS dédia à Mithridate son ouvrage sur les végétaux, et donna le nom de ce souverain à deux plantes : l'une est notre aigremoine *(Agrimonia Eupatorium*, L.) ; l'autre est le *Mithridatium (Erythonium dens canis*, L.).

Pline cite un Babylonien, nommé ZACHALIAS, qui dédia à Mithridate un ouvrage sur les pierres précieuses. LINNÉ a donné le nom d'*Eupatorium* à un genre de la famille des Synanthérées, et VAILLANT à un autre genre de la même famille, sous le nom d'*Eupatoriophalacron*.

Chez les Macédoniens, les souverains s'exerçaient dans l'art des préparations pharmaceutiques. « ALEXANDRE aussy le Grant, roy des Macédoniens, comme récite Justin en son XIIe livre, fut grant

____

(1) CAP, *op. cit.*
(2) Sous le titre: *De Mithridatio et Theriaca discursus*; Lubeck, 1652, in-4.

apothicaire, et guérit Ptolémée, lequel avoist été blessé à mort, par la vertu d'une herbe par lui trousvée et par icelle herbe guérit tous ceulx qui avoyent esté blessez en la bataille (1). »

Pendant les dix années que les Grecs furent assemblés sous les murs de Troie, MACHAON et PODALIRE, deux fils d'Esculape, préparaient et portaient avec eux tous les médicaments nécessaires aux guerriers (2) ; c'est Machaon qui pansa la plaie de Ménélas et l'ulcère infect que Philoctète portait au pied. PATROCLE, pour extraire une flèche de la cuisse d'Ériphyle, étancha le sang avec une racine broyée et connue de lui seul (3).

On avait autrefois l'ambition d'adopter pour ainsi dire les plantes, en leur donnant son nom ; les rois eux-mêmes estimaient glorieux de découvrir une herbe, et de s'en constituer les parrains.

ARTÉMISE, reine de Carie et femme de Mausole (380 ans avant J.-C.), donna son nom à l'armoise (*Artemisia vulgaris*) (4). Il n'est pas jusqu'à l'éblouissante et fastueuse CLÉOPATRE, reine d'Égypte, à qui l'on n'attribue un cosmétique ayant pour titre : *De medicamine faciei* (5).

L'*eupatoire* peut se réclamer d'un patronage royal,

---

(1) SYMPHORIEN CHAMPIER, *Le Myrouël des Apothicaires.*
(2) *Iliade*, lib. IV, vers 194.
(3) *Id.*, lib. IX, vers 828 ; cité par PHILIPPE, *op. cit.*, 22.
(4) D'autres prétendent que cette plante a été ainsi nommée de la déesse ARTEMIS ILITHYE, attendu qu'elle est employée particulièrement pour les maladies des femmes. (PLINE, édition Littré, t. II, liv. XXV, 177.)
(5) CHANDON, *Dict. hist.*, t. II.

celui de Mithridate Eupator. GENTIUS, roi des Illyriens, découvrit et baptisa la gentiane. Le roi LYSIMAQUEreconnut les propriétés d'une plante à qui Linné donna, en souvenir de cette particularité, le nom de *Lysimachia* (1).

N'est-ce pas le roi JUBA qui découvrit la plante nommée depuis lors *euphorbe,* du nom de son archiatre ?

Il existe, de Juba, un traité sur l'euphorbe, où il vante les propriétés de cette plante, qu'il avait trouvée sur le mont Atlas. Euphorbe était le frère de MUSA; c'est aux deux frères que doit être restitué le mérite d'avoir inauguré l'usage de se faire arroser, après le bain chaud, avec beaucoup d'eau froide, « pour resserrer le corps »; jusque-là, on ne se baignait qu'à l'eau chaude, comme nous le lisons dans Homère (2).

Certains empereurs romains portaient avec eux des médicaments, qu'ils offraient en signe d'amitié. TIBÈRE fabriquait lui-même des pommades et des onguents, pour le traitement des dartres dont il était atteint (3).

Faute de documents, nous franchissons une longue étape et arrivons au XIIe siècle.

Sous le règne de Manuel COMMÈNE, qui régna de 1143 à 1180, l'empereur d'Allemagne, Conrad II, ayant été blessé à la Croisade, en Asie, et ne trouvant pas dans son armée un seul chirurgien capable

---

(1) *Hist. nat. de Pline*, édition Littré, liv. XXV, 178 et suiv.
(2) PLINE, édition Littré, *loc. cit.*
(3) COURTIS, *Encyclop. mod.*

de le guérir, dut réclamer les soins des médecins de Byzance.

Sans doute consulta-t-il l'empereur Manuel en personne, qui se piquait de posséder des connaissances très étendues en médecine et en chirurgie. Cet empereur ne dédaigna pas, plus tard, de panser de ses mains impériales le roi de Jérusalem, Baudoin II. Il était très expert à saigner et on lui doit la recette de nombreux onguents et potions, qui passaient pour très efficaces. On lui a seulement fait le reproche de s'être un peu trop adonné aux pratiques d'astrologie (1). Ce reproche, bien d'autres personnages revêtus de la puissance royale doivent le partager avec lui.

Le roi ALPHONSE X, que son amour pour la science avait fait nommer « le Savant » *(El Sabio)*, s'était beaucoup occupé d'astrologie et d'alchimie. On lui attribue un petit traité, intitulé *Clef de la Sagesse,* dans lequel il s'étend longuement sur l'action de l'humidité et du froid, qu'il appelle des *sphères (sphæra humiditatis, sphæra frigiditatis):* « c'est, dit-il, de la combinaison de ces sphères que résulte le mouvement. »

Comme les anciens, il admet quatre éléments : « le *feu,* un air subtil et chaud ; l'*air,* un feu grossier et humide ; la *terre,* une eau grossière, froide et sèche. » Tous les minéraux, dit-il encore, « renferment le germe de l'or ; ce germe ne se développe que sous l'influence des corps célestes, etc. (2) ».

(1) P. LACROIX, *Sciences et Lettres au Moyen Age,* 167.
(2) *Histoire de la Chimie,* de F. HŒFER.

C'est à ce roi, fils de Ferdinand le Saint, que sont dues les célèbres *Tables Alphonsines*, dressées à son instigation par l'Académie de Tolède. Son goût pour l'astrologie a fait dire de lui que, tandis qu'il considérait le ciel, il négligeait les intérêts de la terre : *dumque cælum considerat, observatque astra, terram amisit.* On dirait aujourd'hui, plus irrévérencieusement : « ce roi était toujours dans la lune ! »

A l'exemple d'Alphonse X, FRÉDÉRIC II, qui, par la supériorité de son esprit, devança de beaucoup son siècle, croyait à l'astrologie ; il donna de cette foi aux astrologues une preuve bizarre, lors de son mariage avec Isabelle d'Angleterre : il avait attendu, pour le consommer, que les astres fussent dans un certain moment de leur course, puis, renvoyant son épouse à ses femmes : « Surveillez-la bien ! leur recommanda-t-il, car elle est grosse d'un enfant mâle (1) ! »

CHARLES LE MAUVAIS, qui périt dans un bain d'eau-de-vie enflammée, passait pour très capable dans la science hermétique et surtout dans la connaissance des poisons.

Les recherches de la cabale et de la magie se multiplièrent sous le règne de CHARLES VI, dont on essayait de distraire la folie intermittente par tous les moyens. Le livre d'alchimie qu'on a faussement attribué à ce prince, et qui est connu sous le titre de *Trésor de philosophie*, doit être, avec plus de vraisemblance, attribué à Nicolas Flamel, le style de

(1) *Curiosités historiques sur les Accouchements,* par le Dr WITKOWSKI, 25.

l'ouvrage rappelant celui de l'auteur des *Figures hiéroglyphiques* et du *Sommaire philosophique.* Il se trouve, d'ailleurs, imprimé avec les ouvrages de Flamel. On rapporte que l'infortuné monarque, ayant appris que Nicolas Flamel avait le pouvoir de mettre en garde contre les poisons de toute sorte et de prolonger la vie, chargea un maître des requêtes au Parlement, M. de Cramoisi, d'élucider la chose ; on ignore le résultat de son enquête (1).

On sait que CHARLES IX accabla de ses faveurs Nostradamus, le célèbre médecin astronome.

MARIE DE MÉDICIS, même au temps de son exil, gardait toujours auprès d'elle un magicien, du nom de Fabroni (2). Nous avons parlé ailleurs (3) du commerce qu'entretenait CATHERINE DE MÉDICIS avec les astrologues et les tireurs d'horoscopes, René le Florentin et Cosme Ruggieri.

L'Estoile relate, dans son *Journal*, à la date de 1587, à propos du supplice d'une magicienne, nommée La Miraille, que le nombre des sorciers, devins, fabricants de philtres et autres criminels de ce genre, s'était tellement accru sous le règne de Charles IX, que leur chef avouait avoir eu jusqu'à 30.000 complices de son art, seulement à Paris, en 1572. Ce chiffre, sans doute exagéré, atteste néanmoins que l'exemple partait de haut et que Catherine

---

(1) *Histoire de la Philosophie hermétique*, t. I, 217.
(2) *Singularités historiques*, de J.-A. DULAURE.
(3) *Poisons et Sortilèges*, 2 vol., par les Drs CABANÈS et L. NASS.

de Médicis et ses fils favorisaient de tout leur pouvoir ces pratiques singulières.

La reine-mère se plaisait à discuter de ces questions : on a conté qu'en 1584, étant à Saint-Maur-des-Fossés, malade de la goutte, elle réunit dans sa chambre les grands de l'un et l'autre sexe, pour les faire discourir sur les *philtres, charmes* et *sortilèges* d'amour, et enchantée de ce qu'avait dit sur ce sujet Antoine de Laval, géographe du roi, capitaine de son parc et château lès Moulins en Bourbonnais, maître des eaux et forêts de cette province, elle le pria de composer un traité sur ce grave sujet (1).

A l'instar des monarques, plusieurs pontifes se sont occupés de magie, « en sorte, comme on l'a plaisamment (2) écrit, qu'ils avaient, aux yeux de leurs ouailles, le double prestige d'être vicaires du Christ et les émules de l'enchanteur Merlin ».

Le pape Sylvestre II, célèbre avant son élévation au pontificat suprême, sous le nom de Gerbert, passait pour avoir étudié, pendant trois ans, la magie à Tolède. Si l'on en croit les légendaires du temps, plusieurs de ses successeurs sur le trône de Pierre se livrèrent aux mêmes pratiques.

Jean XIX s'adonna plus spécialement à l'hydromancie. Jean XX se montra d'une habileté rare dans l'art de tirer les horoscopes et celui des divinations astrologiques ; de même Benoît IX, qui allait, selon

(1) *Antoine de Laval et les écrivains bourbonnais de son temps*, par H. Faure, docteur ès lettres. Moulins. 1870.
(2) *La Vie au temps des trouvères*, par Ant. Méray, 306.

l'expression de son biographe, « aux bois et aux montagnes, rendre hommage aux génies familiers ».

Hildebrand, qui fut le terrible GRÉGOIRE VII, prétendait user à son gré de la puissance des charmes.

ALEXANDRE VI, de trop célèbre mémoire, passait pour un redoutable sorcier. On aurait trouvé dans ses papiers deux pièces, dont l'une surtout mérite d'être signalée : elle contient des recettes propres à conserver la santé, des discours de médecins, des descriptions de vertus de plantes et de minéraux (1). On devine l'intérêt que ce pape, « très attaché à la vie et très sujet à abréger celle de ses ennemis », pouvait trouver à la lecture de ces grimoires.

Ne conviendrait-il pas de rayer de la liste des souverains alchimistes le pape JEAN XXII, qui serait, dit-on, l'auteur d'un *Traité de l'art transmutatoire ?* Fait d'autant plus improbable, qu'à la date même où se place cet écrit, il lançait une bulle contre les alchimistes ambulants, qui abusaient de la crédulité publique.

De l'alchimie à la chimie il n'y a qu'un pas à franchir, l'une dérivant de l'autre ou lui étant, du moins, connexe, dans son évolution à travers les âges.

Qui n'a ouï parler, parmi les médecins qui nous lisent, de l'*Eau de la reine de Hongrie ?* Cette reine n'est autre qu'Élisabeth, sœur du roi Casimir le Grand et femme de Charles Iᵉʳ, roi de Hongrie.

(1) Rapport de Michelet, cité dans *Notes et Fragments d'Histoire*, par F. ROCQUAIN, 309.

Voici dans quelles circonstances la recette de cette panacée fut imaginée. Deux versions courent à ce propos ; nous donnons d'abord la plus légendaire.

« Élisabeth, reine de Hongrie, avait reçu d'un alchimiste la recette d'une certaine eau qui, assurait-il, avait le pouvoir d'empêcher de vieillir. Il est de fait que les années s'accumulaient sur la tête de Sa Majesté sans y laisser d'empreinte. La meilleure preuve, c'est qu'elle venait d'atteindre son soixante-dixième printemps, lorqu'elle fut demandée en mariage par Charobert, grand duc de Lithuanie, qui en était devenu éperdument amoureux ; il n'avait alors, il est vrai, que dix-huit ans, ce qui explique bien des choses. Toujours est-il que le mariage eut lieu et qu'Élisabeth, comme cadeau de joyeuses fiançailles, fit connaître son secret, ce qui valut à cette eau le nom d'*Eau de la reine de Hongrie* (1). »

La seconde version est d'origine moins suspecte (2), et pour cette raison, nous l'adoptons de préférence.

Un jour, comme la reine Élisabeth souffrait cruellement d'un accès de rhumatisme aigu, que personne ne pouvait arriver à soulager, elle fit infuser du romarin dans de l'esprit de vin rectifié et s'en frotta les membres à plusieurs reprises ; la guérison ne tarda pas à survenir et quoique déjà septuagénaire, Élisabeth vécut encore dix années.

---

(1) *Toilette d'une Romaine au temps d'Auguste*, par le Dʳ Constantin JAMES, 233.

(2) *Histoire des femmes-médecins*, thèse de doctorat, par Mᵐᵉ LIPINSKA, 125.

Certains médecins (1) ont recommandé ce remède comme une panacée. Sa formule a plusieurs fois varié (2).

On ne lit plus aujourd'hui les vieux traités de matière médicale, et cependant, il s'y découvre parfois de curieuses particularités. Dans l'ouvrage de Matthiole (de Sienne), paru en 1577, se trouve décrite, d'une manière remarquable, l'intoxication arsenicale (3). L'auteur fait l'éloge d'une poudre, dont l'invention est attribuée à Ferdinand, archiduc d'Autriche, poudre alors réputée comme un excellent contre-poison de l'arsenic. Le chroniqueur rapporte, à ce sujet, l'anecdote suivante.

(1) Tel Zapota, qui la recommande dans son ouvrage : *Secret. medico-chirurg.*, c. ii, 56, cité par Mme Lipinska.

(2) Voici celle qui paraît la plus ancienne ; elle est en latin, mais la traduction en est des plus faciles :

« R. *Aquæ vitæ quater distillatæ partes tres, summitatum et forum romarini partes duo, ponantur simul in vase bene closo, stent in loco calido per horas 50, tum alambico distillentur, et mane in cibo vel potu sumatur drachma una singulis septimanis semel, et omni mane lavetur facies cum ea et membrum ægrum. Renovat vires, acuit ingenium, mundificat medullam et nervos, visum instaurat et conservat, vitamque auget.* »

Cette autre formule, beaucoup plus moderne, s'éloigne sensiblement de la recette primitive :

Eau de la Reine de Hongrie.

Esprit de vin rectifié	1	litre
Essence de romarin..................	15	gr.
Essence d'écorce de citron..........	8	»
— de mélisse	2	»
— de menthe	2	»
Esprit de roses	15	centilitres
Esprit de fleurs d'oranger	12	»

Mêlez, puis filtrez.

(3) *Opera omnia*, lib. VI, 1.000.

« Un individu condamné à la pendaison, à Prague, accepta la proposition qui lui fut faite, par ordre de l'archiduc, de se soumettre à l'expérience de l'arsenic. On lui fit donc avaler deux gros de ce poison dans une potion. Quatre heures après, il était tout livide, abattu et moribond ; les médecins croyaient qu'il allait mourir. On lui fit prendre une dose de poudre dans du vin blanc. A l'instant, les symptômes se sont apaisés, l'amélioration a été progressive ; le lendemain, il était guéri, et fut remis en liberté. »

Un *post-scriptum* de quelques lignes et nous terminons.

Les rois de Suède ont favorisé, d'une manière toute spéciale, le développement de la chimie. GUSTAVE-ADOLPHE, malgré ses incessantes occupations guerrières, se plaisait à s'entretenir avec les chimistes de son temps. Sa fille, la fameuse reine CHRISTINE, cultivait la chimie, non seulement pendant la durée de son règne, mais encore après son abdication, dans sa retraite à Rome (1). La même reine avait fait venir à sa cour Descartes, pour en recevoir des leçons de physique.

Il était réservé à CHARLES XI de fonder, en 1683, dans la capitale de la Suède, un laboratoire, dont les frais furent supportés par le trésor royal et le collège des mines.

Mais la pharmacie et la médecine réunies peuvent revendiquer un adepte non moins illustre

____

(1) Cf. pour détails, les ouvrages du baron DE BILDT, sur Christine de Suède.

que tous ceux que nous venons d'énumérer, le plus
illustre, pourrait-on dire, si on mesure l'illustration
au bruit dont son nom a retenti dans l'histoire.

Louis XIV, des documents certains en font foi (1),
avait une apothicairerie à Versailles, « où il travail-
lait, seul, à faire des remèdes pour l'hernie », remèdes qu'on assurait infaillibles. Pour dépister les
curieux, il se faisait apporter à Versailles quantité de
drogues, « qui ne servent à rien pour guérir ce mal
là, afin de donner le change à ceux qui le voudroient
sçavoir. » L'auteur de cette révélation ajoute que
ces remèdes « sentaient extraordinairement mauvais ».

Le Roi-Soleil a-t-il abouti dans ses recherches ?
A-t-il rendu publique la formule de son remède
contre l'hernie, comme il fit de celle du médecin
anglais pour la fièvre, c'est à dire le quinquina ?
A-t-on donné quelque part la description de l'apothicairerie de Versailles ? Autant de questions qui
attendront sans doute longtemps une réponse.
Consolons-nous en : il est tant d'autres énigmes,
plus embrouillées, dont il nous faut renoncer à
pénétrer le mystère.

(1) Notamment un passage, extrait des Mémoires manuscrits
de Philippe de la Mare, par M. Baudot, dans le *Bulletin* (n° 16)
de la Société syndicale des Pharmaciens de la Côte-d'Or, p. 29 ;
Dijon, 1897.

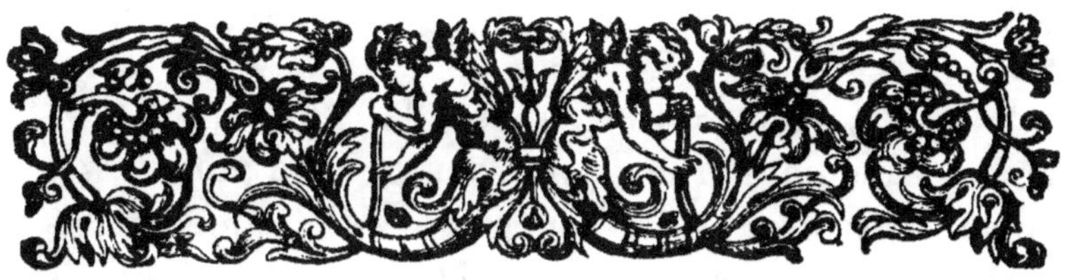

Le Toucher royal

C'était un beau privilège dont jouissaient les Rois, au temps où ils représentaient, sur cette terre, la puissance divine et humaine ; notre époque de nivellement l'a aboli, avec tous les autres, et c'est grand dommage pour l'humanité qui souffre. Nous n'ajoutons plus foi à des « prodiges » relevant, pour la majeure part, d'ailleurs, de la psychothérapie ; serait-ce que cette méthode thérapeutique aurait cessé de faire des miracles ?

Ce fut, un temps, la croyance des médecins, c'est aujourd'hui la croyance populaire, que l'imposition des mains, fussent-elles d'un vilain, à défaut de celles d'un roi, jouissait de certaines vertus curatives. Si l'on a pu dire que le *toucher royal* n'est plus qu'un souvenir historique, l'existence des *toucheurs* est une réalité contemporaine, tant sont vivaces les pratiques dont les mortels croient tirer bénéfice, pour la conservation de leur santé précieuse.

Il existe, aujourd'hui encore, dans quelques provinces, des personnes qui s'arrogent le pouvoir de guérir par des attouchements ; des sujets privilégiés qui ont reçu du ciel cette faveur, dont ils daignent faire profiter leurs semblables.

Dans le Bas-Poitou, il n'est si petit village qui ne possède, au moins, un *toucheur* (1). Les paysans poitevins ont une confiance absolue dans le pouvoir de ces thaumaturges, qu'ils considèrent bien un peu comme des suppôts de Satan, mais qu'ils consultent quand le mal les terrasse et les met à merci.

Le pouvoir du toucheur s'étend sur les maladies les plus diverses : le *chancre* ou muguet, les affections de la peau, les rhumatismes, les tumeurs variées, la scrofule sont ses justiciables.

Pour être toucheur ou *touchou*, la première condition est d'être le *septième garçon* d'une famille, sans mélange de filles. Ce septième enfant doit présenter un signe mystérieux : une étoile, un triangle, un cœur, une croix, une fleur de lis, ou tout autre stigmate, qui se dessinera sur la cuisse, le cou, la poitrine, le palais ou le visage. Ce signe est toujours aisé à découvrir ; car qui n'a, en quelque endroit de la surface de son corps, un *nævus* (tache ou envie) plus ou moins bizarrement conformé ?

L'enfant qui a reçu du ciel le don attribué jadis aux rois de France est appelé *marcou* : un *marcou* gagne, dans son village, plus d'argent que le médecin le plus achalandé. Toutes les personnes affligées

(1) Cf. l'*Exercice illégal de la médecine dans le Bas-Poitou*, par TIFFAUD. Thèse de doctorat en médecine ; Paris, 1899.

d'écrouelles viennent le consulter de plusieurs lieues à la ronde.

Comment expliquer les succès du « toucheur » ? Pas autrement que par *l'influence morale*, dont l'action sur la production des maladies mériterait d'être plus étudiée. « La médecine morale, prétendait Bouchut (1), devrait jouer un rôle presque aussi grand que la médecine physique. »

Tout médecin comprend l'action éminemment suggestive, sur une foule naïvement superstieuse et foncièrement respectueuse, du toucher pratiqué par le souverain, à qui l'onction du Saint-Chrême, reçue des mains du Primat des Gaules, conférait un pouvoir quasi surnaturel. Pendant de longs siècles, les rois de France ont eu le don de guérir les écrouelles, rien qu'en les touchant de leurs mains ointes, au préalable, avec le Saint-Chrême ou huile sainte.

Ce privilège est de date fort ancienne ; à dire vrai, les chrétiens semblent avoir hérité cette pratique des païens : n'est-ce pas Pyrrhus, le fameux roi d'Epire, qui, en touchant de l'orteil de son pied droit une personne qui avait la rate « opilée », la désopila sur-le-champ par ce simple attouchement (2) ?

Vous connaissiez ce roi par ses victoires, qui ressemblaient fort, quant aux résultats, à des défaites ; peut-être saviez-vous encore qu'il mourut d'avoir reçu une tuile sur la tête ? Mais nous vous

(1) *Pathologie générale* et *Histoire des doctrines médicales*.

(2) Pline, liv. VII, ch. ii.

apprenons, sans doute, qu'il avait une façon, bien à lui, de pratiquer l'art de guérir.

Il n'en avait pas le monopole. Suétone attribue aux empereurs ADRIEN et VESPASIEN une vertu particulière, pour guérir certaines maladies par le toucher ; il assure que celui-ci fit voir un aveugle et guérit un estropié, *en lui marchant sur la main* ; que celui-là réussissait plutôt à soulager les fiévreux ; quant à AURÉLIEN, son pouvoir était plus étendu : il ressuscitait les morts (1) !

Nos rois ne se targuaient pas de tant de puissance. Afin de se concilier l'affection de leurs sujets, et surtout leur imposer la croyance qu'ils tenaient leur pouvoir de la Divinité, ils se contentaient de guérir la scrofule, mal considéré comme à peu près incurable par les moyens naturels ; et, s'ils accompagnaient de cérémonies et de prières sacerdotales la cérémonie du « toucher », c'était pour en imposer davantage à la crédulité de leurs peuples.

Comment ne se seraient-ils pas imaginé qu'ils avaient reçu ce pouvoir d'En Haut ? On ne dut pas avoir grand'peine, dans leur entourage, à le leur persuader.

> Un mortel qui se voit assis au rang suprême,
> N'est plus tel à ses propres yeux ;
> Dans son âme enivrée, il croit le flatteur même
> Qui le place à côté des dieux (2).

---

(1) *Anecdotes historiques*, etc., *sur la médecine* ; Bruxelles, 1780, t. I, 323.

(2) Nihil est quod credere de se non possit, cùm laudatur Diis œque potestas (JUVÉNAL, satire IV, vers 70.)

Le peuple s'abuse volontiers, et on ne s'étonnera
pas outre mesure que, sur des sujets à l'imagination vivement frappée, les rois aient pu réaliser
des cures de maladies qui avaient résisté aux habituels traitements. S'il est des mortels auxquels la
Divinité ait voulu accorder de semblables préro-
gatives, n'est-il pas plausible de croire que c'est
plutôt à ceux qu'Elle a choisis pour être ses repré-
sentants sur la terre ? Et comment ne concevrait-on
pas que l'attouchement royal fût capable d'opérer,
dans le sujet qui l'éprouve, une révolution heureuse (1) ?

Donc, le plus beau privilège de nos rois, avec
celui de faire grâce, était la guérison des écrouelles.

L'origine de cet attribut mérite d'être contée.

La voici, telle que la rapporte, avec beaucoup d'humour, un de nos historiens médi-
caux (2).

Clovis avait, à son service, un petit page, pré-
nommé Léon (Léonicet ou Lancinet), car on n'est
pas très exactement fixé ; à cette distance, il est
permis de défigurer un nom.

Léon, que le roi des Francs appelait Léonicet
dans l'intimité, était charmant ; il eût été presque
beau, si certaine tumeur scrofuleuse ne l'eût défi-
guré un peu — beaucoup même, à ce que disent
les chroniqueurs.

(1) *Recueil des œuvres physiques et médicinales*, publiées
en anglais et en latin, par M. Richard Mead ; édition française,
par M. Coste, t. II (A. Bouillon, M.DCC.LXXIV.)
(2) Durand, *Les guérisseurs*, 88 et suiv.

Et c'était un grand chagrin pour Clovis, qui aimait beaucoup Léonicet.

Or, certaine nuit, durant laquelle il était, paraît-il, plus douloureusement que de coutume, préoccupé de l'infirmité de son favori (1), le premier roi très chrétien vit apparaître un ange.

Et cet ange lui dit :

Pour guérir ton page préféré, il te suffit de toucher son col de tes mains royales et saintes et de dire : « Je te touche, Dieu te guérit. »

Et Clovis fit ce que lui ordonnait l'ange ; et Léonicet devint aussi beau qu'il était aimable.

C'est, du moins, ce que raconte Thomas d'Aquin, plus crédule que son homonyme, Thomas l'Apôtre (2).

(1) Vainement, celui-ci avait essayé du remède héroïque préconisé par Celse et qui consiste à manger une couleuvre, d'où Brissaud infère malicieusement : qui sait si la vieille expression « avaler des couleuvres », ne date pas de cet insuccès mémorable ?

(2) Voici, nous en référant aux textes, comment le fait est relaté dans les manuscrits de Saint-Remi :

« La première expérience de cette merveille se fit en la personne d'un écuyer de Clovis, nommé Lanicet. Ce gentilhomme ayant usé, sans succès, de toutes sortes de remèdes pour se guérir des scrofules, le désespoir le fit se résoudre à quitter la cour, pour cacher sa difformité.

« Comme il était dans cette résolution, Clovis songea, la nuit, qu'il touchait doucement le mal de Lanicet, et que, son lit étant éclairé d'une vive lumière, le mal se desséchait sans qu'il y demeurât aucune cicatrice. Le roi, se souvenant, peu après, de cette vision, voulut passer, le lendemain, chez son écuyer, duquel il toucha la plaie, et non sans effet, car, en même temps, les douleurs s'adoucirent et les ulcères furent entièrement guéris. » Voy. Marlot, *Théât. d'hon.*; Mézerai, *Hist. de Fr.* ; et de Lancre, *Traité de l'attouchement* (cit. par Leber, *Cérémonies du sacre*).

Cela, c'est la légende. Les premières traces certaines que l'on trouve, dans l'histoire, du « toucher » des écrouelles, ne vont pas au-delà du pieux Robert, fils de Hugues Capet.

Ce prince avait une bonté angélique pour les malades, et la charité chrétienne lui faisait surmonter toutes les répugnances que pouvait inspirer l'état de ceux qu'il visitait. Il ne craignait pas d'approcher des malheureux couverts d'ulcères ; (1) il les pansait lui-même, en leur prodiguant les consolations spirituelles et temporelles ; il distribuait aux plus pauvres d'abondantes aumônes.

Au témoignage d'un abbé de Nogent, qui écrivait sous le règne de Louis VI, ce prince procédait à la façon du roi Robert.

« Le roi Louis, notre sire, écrit Guibert (2), de Nogent, fait ordinairement des prodiges : il guérit les personnes affectées d'écrouelles au col, ou en tout autre endroit, en ajoutant à son attouchement le signe de la croix ; étant près de lui, j'ai vu les malades accourir et j'ai contribué, comme les autres personnes de sa suite, à écarter la foule... »

Philippe Ier, frère de Louis VI, eut aussi le don de

---

(1) Le roi vivait entouré d'une foule de mendiants et d'éclopés, chez qui les bacilles de la lèpre et de la tuberculose faisaient, à qui mieux mieux, leur vilaine besogne. On ne compte pas les guérisons que Robert accomplit parmi tout ce pitoyable monde. Les lépreux, surtout, étaient l'objet de sa constante sollicitude ; et, quand le simple attouchement ne supprimait pas leurs maux, « il leur appliquait des baisers de sa propre bouche, *ore proprio figens oscula* (récit de Helgand, moine de Saint-Benoît, rapporté par Brissaud, *Le mal du Roi* ; extrait de la *Gazette hebdomadaire de médecine et de chirurgie*).

(2) Guibert, *in Epist. ad Odon.*

guérir les écrouelles ; mais une faute grave le lui fit perdre. Louis VI, l'ayant reconquis, le transmit à ses successeurs.

Cette transmission se fit, parfois, dans des circonstances touchantes. Au moment de quitter la vie, certains rois, en faisant connaître à leurs héritiers leurs droits, les instruisaient aussi de leurs obligations ; et celle d'accomplir l'œuvre de charité était au premier rang de leurs préoccupations. PHILIPPE LE BEL, sentant sa fin prochaine, fit appeler son fils aîné, le futur roi LOUIS LE HUTIN ; il *lui apprit la manière de toucher les malades*, « luy enseignant saintes et dévotes paroles, qu'il avait accoutumé de dire en les touchant ; le prêcha de sainte vie pour faire cet attouchement, luy remonstrant que, selon l'Écriture, Dieu n'oyt ni exauce les vicieux, et par eux ne fait miracle (1) ». Ainsi, ce n'était pas, constatons-le au passage, seulement après le sacre que nos rois remplissaient ce qu'ils tenaient pour une pieuse obligation.

Pendant longtemps, les rois ne se contentèrent pas de toucher les écrouelles une fois dans leur vie, le jour de leur couronnement ; la cérémonie se renouvelait toutes les semaines. Plus tard, le roi touchera les scrofuleux au moins cinq fois par an et plus souvent même, si les malades réclamaient ce bienfait.

HENRI IV, venant à Reims en 1606, touchait 600 malades ; HENRI III, lors de son passage à Poitiers, en 1577, s'était vu présenter plus de 5.000 écrouelleux.

(1) DU TILLET, cité par Leber.

CHARLES VIII en guérit un grand nombre, à Rome et à Gênes, pendant son expédition en Italie ; FRANÇOIS Ier fut invité à user de sa prérogative, durant sa captivité en Espagne.

CHARLES IX exerça son privilège à Bordeaux, et HENRI III, pendant qu'il était encore roi de Pologne : ce n'était donc pas à l'occasion seulement d'une cérémonie déterminée, telle que celle du sacre, comme on l'a prétendu, que s'exerçait le don de guérison dont les rois avaient été dotés.

Dans les origines, avant de pratiquer le toucher des écrouelles, les rois étaient tenus de faire un pèlerinage à Corbeny : l'épouse de CHARLES LE SIMPLE avait fait don de Corbeny à l'abbaye de saint Remi, en mémoire de son sacre, qui avait eu lieu dans cette église, où elle voulut être enterrée (1).

Corbeny, *carbonacum castrum*, était un château où les princes mérovingiens venaient passer le temps qu'ils ne donnaient pas à la guerre : c'est dans un Parlement, qu'il tenait en son palais de Corbeny, que Charlemagne fut reconnu seul roi, à l'exclusion des enfants de son frère Carloman, par les grands de France et d'Austrasie (771).

Sous le règne de Charles III, dit le Simple, avaient été placés, dans la chapelle du château de Corbeny, les restes de saint Marcoul. Mais qu'était saint Marcoul ; à quelle époque vivait-il ?

______

(1) *Du toucher des écrouelles par les rois de France*, lecture faite à l'Académie impériale de Reims, par l'abbé CERF, membre titulaire. Reims, Dubois et Cie, 1867.

Saint Marcoul avait passé la première moitié de sa vie à prêcher la foi aux habitants du Cotentin; il était natif de Bayeux.

Un jour de grande fête, le saint moine, monté sur son âne, s'avisa d'aller trouver le roi Childebert, au milieu de ses leudes, et de lui demander un domaine, à l'effet d'y construire un monastère, où l'on prierait pour le roi et pour le peuple franc. Childebert s'empressa d'exaucer sa requête et, ajoute un biographe du saint, le moine, en échange, « lui assura, de la part de Dieu, pour lui et pour ses successeurs, la continuation du privilège que Clovis avait obtenu de Dieu, par saint Remi, de guérir les écrouelles (1) ».

Mais de Clovis à Charles III, existe-t-il des documents authentiques attestant que, durant ce laps de temps, les rois aient touché des scrofuleux ? Un historiographe l'affirme : l'auteur de l'*Historia gallica* dit avoir vu des manuscrits de l'abbaye de Saint-Remi, remontant au règne de Philippe Ier, dans lesquels se trouvaient les preuves certaines du privilège transmis par Clovis à ses successeurs.

Admettons-le, sans plus approfondir; d'autant qu'il serait moins admissible que quelque monarque se fût attribué, de lui-même, cette prérogative; un privilège aussi extraordinaire ne se serait pas établi sans soulever des protestations contre le souverain guérisseur; et si les malades n'avaient pas eu l'intime persuasion que le pouvoir des rois de France leur venait de saint Remi et de saint Marcoul, ils ne seraient pas venus en foule se faire toucher.

(1) *Hist. du pèlerinage de Corbeny*, par B..., édition de 1853.

« Loin de là, ce fait du *toucher des écrouelles* a pour lui la foi des siècles, le concours constant des malades, le témoignage de l'histoire, la pratique de tous les rois, une antiquité immémoriale, qui remonte au berceau de la monarchie française (1). »

Tenons donc pour avéré que tous ou presque tous les rois de France ont usé de ce privilège et révélons les circonstances, plus ou moins ignorées, dans lesquelles ils ont exercé leur pouvoir.

Le monastère de Corbeny avait été fondé, en l'an 905, par un acte de Charles le Simple. Bientôt, Corbeny acquit une grande célébrité; on y accourut de toutes parts, implorer l'intercession de saint Marcoul, réputé pour la guérison de la scrofule.

En 1229, saint Louis s'y était rendu, accompagné de sa mère, Blanche de Castille. Il avait été sacré trois ans auparavant à Reims; les troubles de la régence ne lui avaient pas, jusqu'alors, permis de faire le pèlerinage au monastère réputé.

L'usage des rois de France, de venir aussitôt après leur sacre, au tombeau de saint Marcoul datait de très loin. Saint Louis n'avait pas voulu laisser périr la tradition, et son exemple allait devenir une règle pour ses successeurs.

Ce fut Louis IX qui établit la *confrérie de Saint-Marcoul*, dont les rois de France devinrent les protecteurs et les premiers membres. Des personnes dignes de foi assuraient avoir vu, avant la

____

(1) Cerf, *br. cit.*, 26.

Révolution, le nom du saint roi écrit de sa propre main, en tête du registre de la confrérie. Le pieux monarque, lors de son pèlerinage, fit couvrir la châsse de saint Marcoul de lames d'or, sépara le chef du saint et l'enferma dans un reliquaire, que le roi portait lui-même jusqu'à l'église, dès son entrée dans Corbeny. Afin de perpétuer leur reconnaissance envers leur royal bienfaiteur, les religieux de Corbeny adoptèrent, pour armes du monastère, les images réunies de saint Marcoul et de saint Louis, avec l'inscription : *Scel du tour et confrérie des moynes de Corbeny en Laonnois.*

A propos de saint Louis, relevons que, dans son procès de canonisation, il fut fait une distinction entre ses miracles proprement dits (1) et les guérisons des écrouelles, *ces dernières étant un privilège de tous les rois de France* (2).

Dans sa *Vie de saint Louis*, Guillaume de Nangis rapporte qu'en touchant les écrouelles, le pieux roi adopta un usage particulier. Ses prédécesseurs se bornaient à toucher le mal, en prononçant quelques paroles appropriées, mais sans faire aucun

---

(1) Dans les *Miracles de saint Louis,* on trouve une observation de guérison obtenue de la grâce royale, observation comme savaient en écrire les moines du xiie siècle. Il s'agit d'une tumeur blanche de l'articulation du genou gauche chez un homme.

« Entour l'an de Nostre-Seigneur, 11e sexante et quatorze, ou sexante et quinze, avint que, entre la feste de Touzsaing et la feste de saint-André, leva (*survint*) une maladie en la jambe senestre, vers le genoil à Jehan Dugué, de la ville de Cambrens, du dyocèse d'Orliens, en laquelle il ot (*eut*) plusieurs pertuis en la char, qui getaient hors moult de porreture et dessus le genoil et dessous... » *Miracles de saint Louis,* 45.

(2) GUILLAUME DE NANGIS.

signe de croix. Saint Louis ajouta ce signe, « pour qu'on attribuât la guérison à la vertu de la croix et non à la dignité royale ».

Raoul de Presles, fils d'un avocat général au Parlement de Paris, dans sa dédicace à CHARLES V de la traduction du livre de saint Augustin, la *Cité de Dieu*, fait allusion au privilège des rois de France. « Vos devanciers et vous, écrit-il, avec une telle puissance, qui vous est donnée et attribuée de Dieu, que vous faites miracles en votre vie, tels si grands et si apperts, que *vous garissez d'une horrible maladie qui s'appelle escrouelles*, de laquelle nul autre prince terrien ne peut garir fors vous. » Étienne de Conti, religieux de Corbie, relatant les cérémonies du sacre de CHARLES VI, écrit à son tour : « Après que le roi eut entendu la messe, on apporta un vase plein d'eau. S. M. ayant fait sa prière devant l'autel, toucha le mal de la main droite, le lava dans cette eau, que le malade porta sur la partie neuf jours de jeûne. »

CHARLES VII vint faire, comme ses prédécesseurs, le pèlerinage de Corbeny, accompagné de Jeanne d'Arc, en habit de guerre, son étendard à la main. Ce fut dans cette circonstance que les députés de la ville de Laon apportèrent à Charles les clefs de leur cité.

Louis XI ne pouvait manquer à la tradition : le lendemain de son sacre, il alla à Corbeny toucher les malades et donna à l'église de Saint-Marcoul, une somme de deux cents couronnes.

Au sacre de CHARLES VIII, à Reims, le 30 mai 1484, pour l'entrée du souverain dans sa bonne ville, il fut disposé, sur son passage, de nom-

breux théâtres, représentant diverses scènes de
piété ; sur celui adossé contre l'*Aumône Saint-Denis*,
se voyait « un jeune fils vestu d'une robbe d'azur,
semée de fleurs de lys de couleur d'or, ayant une
couronne d'or sur sa teste, entour lui ses serviteurs,
comme le roi, luy baillant à laver quand il guarit
des escrouelles et devant luy personnaiges, comme
gens malades de ladite maladie, lesquels il guaris-
soit en les touchant en signe de croix. Et au
front dudit eschaffaut estoit escrit ce qui s'en-
suit :

> En la vertu de la Sainte Onction,
> Qu'à Reims reçoit le noble Roy de France,
> Dieu, par ses mains, confère guérison
> D'escrouellez, voici la démonstrance (1).

Ce même prince — qui n'était alors âgé que de
14 ans — exerça plus tard ce privilège de la royauté
en Italie, et, assure la chronique (2), « ceux des
Italiens, voyant ce mistère, en furent oncques
esmerveillés ».

Il n'est pas douteux que nos rois aient eu la conviction qu'ils avaient, de par Dieu, le pouvoir de
guérir un mal contre lequel la médecine était impuissante. La preuve de leur croyance éclate mani-
festement dans la formule des comptes des aumônes

----

(1) *Cérémonial français* de GODEFROY, Paris, 1649, t. I,
181 ; *Revue des Sociétés savantes*, t. VI, 2e s., 98 ; *Empiriques,
Somnambules et Rebouteurs beaucerons*, par AD. LECOCQ
(Chartres, 1862).
(2) Le continuateur de Monstrelet.

faites par Charles VIII et, après lui, par Louis XII
et François Ier. Voici ce qu'on a trouvé dans un de
ces registres de comptabilité (1) :

« A Roland Savatier, le 23e jour dud. moys
(d'août 1498), pour lui aydér à vivre en attendant
que led. seigneur (le Roi) *l'ait touché pour avoir
guérison des escrouelles*, la som. de soixante solz
tournois. »

Le roi (Louis XII), pas plus que le clerc qui enre-
gistre cet article du compte, ne met en doute un
seul instant que, lorsque Roland Savatier aura été
touché, il sera guéri. La Chambre des comptes n'en
doute pas davantage, puisqu'elle ne fait point la
moindre observation à l'enregistrement de la formule. Cependant, les malades touchés par le Roi ne
guérissaient pas toujours ; la confiance en l'efficacité du remède n'en était pas, pour cela, le moin-
drement ébranlée. Chacun s'accusait *in petto* : ou
bien le malade n'était pas en état de grâce ; ou le
Roi lui-même n'avait pas la conscience en repos,
n'avait pas prié avec assez de ferveur ; ou il n'avait
pas fait suffisamment pénitence.

Charles VIII étant mort le 7 avril 1498, Louis XII
avait été sacré à Reims, le 27 mai suivant : le lendemain de son sacre, le nouveau roi touchait
80 scrofuleux ; et, au retour du pèlerinage traditionnel à Saint-Marcoul (2), il faisait remettre la

---

(1) Jal, *Dictionnaire critique*, art. *Ecrouelles*.
(2) François Ier se rendit, lui aussi, à Saint-Marcoul. Ce roi termine un arrêt de son conseil privé (le 26 août 1542) par ces mots :
« *Au sortir de notre sacre de Reims, et allant à l'église de*

somme de huit livres tournois aux scrofuleux, « pour leur ayder à vivre. » Au mois d'août suivant, Louis XII pratiquait la même cérémonie à l'abbaye de Morigny-lès-Estampes : nouvelle preuve que ce n'était pas seulement à leur sacre que les rois touchaient les écroulleux.

Dans les *Comptes de dépenses de François Ier*, nous relevons : « A deux cent soixante-dix-neuf mallades d'escrouelles, touchez par le Roy (1), nostre seigneur, le quatorzième jour d'août (1528), la somme de 47 livres 18 sols tournois, qui est, pour

M. Saint-Marcoul, où nous et nos prédécesseurs avons coutume aller faire nos oblations et révérer le précieux corps de Saint Marcoul, pour le très excellent et très recommandable privilège de la guérison des écrouelles, qu'il a plu au créateur miraculeusement impartir à nous et à nos prédécesseurs, par le toucher et le signe victorieux de la croix, par le mérite duquel survient la guérison. •

(1) Dans le compte des *Aumônes et offrandes*, faites par et au nom de François Ier, pendant les trois années 1528, 1529 et 1530, le roi touche, le 14 août 1528, 279 écrouelleux ; le lendemain, 47 malades sont touchés, par « ledit seigneur Roi, en l'honneur de la fête de Notre-Dame ». Le 8 septembre de la même année, le roi touche, en la même église Notre-Dame, 205 malades.

Le 9 janvier 1529, on lui en présente quatre, en l'église collégiale du château de Joinville ; le lendemain, il en touche six autres dans la même église ; puis 25, puis 22 dans le courant du mois, au même lieu ; encore 13, à Langres, qu'il fit « aumôner » selon l'usage, de 26 sous tournois.

En août 1529, il en touche 220, dans la chapelle du château de Trechastel (Trégastel ?). Le 10 avril 1530, jour de Pâques fleuries, le roi en touche 107 et le lendemain, 271, qui reçurent, chacun, deux sols d'aumône. En juin, juillet, novembre (le jour de la Toussaint), la cérémonie se renouvelle. De retour à Blois avec sa nouvelle épouse et sa sœur, la reine de Navarre, François Ier touche encore 90 scrofuleux ; en tout, 1806 malades, du mois d'août 1528 au 1er novembre 1530 : le métier de roi n'est pas toujours une sinécure

chascun, *deux sols* tournois. » Au « cirurgien du Roy, maître Claude BOURGEOYS » qui a «visité lesdits malades d'escrouelles », il est alloué la somme de 41 sols tournois ; ceci nous fixe sur le quantum des honoraires perçus par le confrère chargé de *constater*, plutôt que de *contrôler* le miracle.

Mais ces registres nous révèlent autre chose : à un malade que le roi *avait guary sur-le-champ*, il fut donné 5 sols tournois. 5 sols, au lieu de deux sols, était-ce pour reconnaître le zèle du patient, qui s'était déclaré guéri, peut-être avant même d'avoir été touché ? Serait-ce que les guérisons n'étaient pas si patentes que cela d'ordinaire, et qu'une récompense exceptionnelle soulignait un fait non habituel ? Quoi qu'il en soit, le Roi, ainsi qu'il résulte des textes que nous venons de produire, guérissait, au moins quelquefois, les écrouelles. Au surplus, sur la quantité des malades qu'a touché François Ier, rien d'étonnant qu'il y ait eu quelques insuccès : n'est-ce pas le fait de toutes les médications ?

Il ressort de ce qui précède que les scrofuleux étaient très nombreux sur la fin du quinzième et au commencement du seizième siècle ; que les rois ne se contentaient pas de demander à Dieu la guérison des malades qu'ils touchaient, et de leur faire donner un secours en argent, mais qu'ils les faisaient visiter et panser par leurs chirurgiens, reconnaissant ainsi que la science peut venir en aide à la foi. Pour l'époque, la constatation valait d'être faite.

Une autre mention, que nous trouvons dans les

comptes de François Ier, mérite un bref commentaire. En 1538, il est versé « à Claude de Lieur, pour remboursement de soleils, par luy baillez à donner par le Roy à une dame espaignolle, qui est venue trouver ledit seigneur au Val-Luysant, où elle a amené une sienne fille, pour estre guérie à toucher des escrouelles... 225 livres (1) ».

On a lu tout à l'heure, que, durant sa captivité en Espagne, François Ier avait été assailli par nombre de malades atteints d'écrouelles, qui demandaient à être touchés par le roi. A chaque nouveau règne, les Espagnols s'empressaient de franchir les Pyrénées (2), pour solliciter du roi, récemment intronisé, la faveur de se faire toucher (3).

Le privilège leur était acquis, d'être présentés les premiers d'entre les nations : les Français passaient les derniers. Ce n'était pas mince faveur, étant donné l'affluence des infirmes qui sollicitaient la grâce royale. En échange de ce privilège, un riche

---

(1) Extrait des comptes de dépenses de François Ier (CIMBER et DANJOU, *Archives curieuses de l'Hist. de France*).

(2) Les Catalans trouvèrent, dit-on, le moyen d'éviter le voyage, en se procurant un doigt de saint Louis, qu'ils faisaient toucher à leurs malades et qui était devenu, pour eux, l'objet d'une dévotion toute particulière (SALGUES, *Erreurs et Préjugés*, cité par LEBER ; cf., pour l'action de la main de Saint-Louis sur la guérison des écrouelles, *La foire aux reliques*, de Paul PARFAIT, 3e édition, 61 et suiv.).

(3) Danus ne lettre écrite au cardinal de Lorraine, le 12 août 1557, par IMBERT DE LA PLATRIÈRE, seigneur de Bourdillon, maréchal de France, un des héros des guerres d'Italie, cet homme de guerre mande au prélat, qu'il vient d'arriver un trompette accompagnant trois gentilshommes espagnols qui veulent approcher du roi « pour se faire guérir des écrouelles ». (Catalogue Et. CHARAVAY.)

Espagnol offrit de bâtir, dans l'un des faubourgs de Paris, un hôpital destiné à recevoir ses nombreux compatriotes, qui, dans le dessein de se faire toucher par le roi, affluaient dans la capitale, où ils ne trouvaient point toujours asile; mais les agitations du royaume et les guerres civiles qui le désolaient, firent ajourner l'exécution de ce charitable projet.

Dans le *Cérémonial de Godefroy* (1), à l'article consacré à Henri II, il est dit que ce prince, « trois jours après sa consécration, partit de Rheims, ainsi que ont eu de bonne et ancienne coutume ses prédécesseurs rois de France, pour aller à Saint-Marcoul ».

Les ambassadeurs vénitiens qui sont, à ce moment, à la Cour de France, ne manquent pas d'observer que Henri II entend la messe chaque jour, assiste aux vêpres les jours de fête, va aux processions à certaines époques de l'année et honore chaque fête principale, en *touchant*, chaque fois, avec autant de patience que de dévotion, *de nombreux malades atteints de scrofules*, lesquels, au seul toucher du roi, prétendent être guéris (2).

François II, rapporte le sieur de la Popelinière (3), « partit de Reims, le mardi 19 septembre 1559, alla droit à Corbeny ou St-Marcould, y fit des dévotions, et toucha les écrouelles. » Henri III, au dire d'historiens locaux (4), n'exerça pas moins de trois fois, dans la cité chartraine, sa prérogative de souverain

(1) Édition de 1619, 338.
(2) *Revue des Deux-Mondes*, 15 août 1866 (art. d'Imbert de Saint-Amand, sur Diane de Poitiers).
(3) *Hist. de France*, liv. V (cité par Cerf, *op. cit.*, 14).
(4) Ad. Lecoq, *Empiriques, Rebouteurs*, etc.

thérapeute. Le dernier des Valois vint à Chartres, le 22 septembre 1579, pour rendre grâce à Dieu d'avoir recouvré la santé. Il était accompagné de la reine. Le lendemain, il assistait aux matines et à la procession qui fut faite dans l'église cathédrale. Le couple royal entendit la messe, communia, puis alla dîner. Après le dîner, le roi toucha les malades, dans une salle de l'évêché.

Le 1ᵉʳ février 1582, le roi se rend de nouveau à Chartres, encore avec la reine et accompagné de sa cour. Le jour de la Purification, le couple royal assiste aux cérémonies célébrées dans la cathédrale et offre de beaux présents à l'église. « Le roi et la reine communièrent aussi au grand autel et après disner, le Roi toucha les malades des écrouelles. » Enfin, le 25 novembre 1585, troisième voyage à Chartres de Henri III, et le premier dimanche de l'Avent, la cérémonie du toucher se renouvela. A ces deux derniers voyages, le nombre des malades fut si considérable, qu'on les fit ranger dans le cloître de Notre-Dame, au bas des marches du portique du nord. Le roi, en touchant ces infortunés, prononça les paroles sacramentelles : *Le Roi te touche, Dieu te guérisse !*

HENRI IV fut le seul roi, depuis saint Louis, qui ne fit pas le pèlerinage de Saint-Marcoul, et pour les raisons suivantes. Reims, gouverné par la famille des Guises et fidèle au principe catholique, n'avait pas reconnu tout d'abord Henri de Navarre. Le cardinal de Bourbon avait été proclamé par la Ligue, et avait été inscrit, sous le nom de Charles X, dans les dip- tyques de la cathédrale de Reims. Henri, cependant, voulant donner à son autorité une sanction regardée

alors comme divine et inviolable, se fit sacrer à
Chartres, en 1594. Le toucher des écrouelles étant,
en quelque sorte, une cérémonie inhérente au sacre,
le nouveau roi se rendit à Saint-Cloud à cet effet,
dès que les embarras du royaume eurent disparu.
En outre, comme témoignage de sa vénération pour
Saint-Marcoul, Henri IV accorda aux habitants de
Corbeny de nombreux privilèges, « désirant, dit-il
dans des lettres patentes, à l'imitation de ses devanciers rois, se fortifier de cette même piété et dévotion qu'ils ont témoignée avoir au dit lieu de Saint-
Marcoul (1) ».

On ne pouvait moins attendre de celui qui avait
dit un jour : *Paris vaut bien une messe !*

Tout l'esprit du Béarnais ne consistait pas à faire
des mots ; il l'employait aussi à s'entourer d'hommes
de valeur, dont il se plaisait à recueillir les avis
autorisés. Bien que rarement malade, il aimait à
recourir aux lumières de ses médecins, quand l'occasion se présentait de les consulter.

Sur la recommandation de la duchesse d'Uzès,
qui s'intéressait à un de ses compatriotes, Henri IV
avait pris pour médecin ordinaire (*medicus or-
dinarius*) un jeune professeur de Montpellier,
nommé André DU LAURENS. Toutes les charges de
médecin par quartier étant occupées, le roi de
France avait créé celle-là tout exprès pour son
protégé.

Le médecin ordinaire, tel qu'on le comprenait
alors, était un médecin qui marchait immédiate-

____

(1) L'abbé CERF, *Du toucher des écrouelles*, 14.

ment après le premier médecin ou *Comte des Archiâtres* et qui devait le remplacer auprès de S. M., lorsque le chef du service médical du Roi était empêché par la maladie ou par toute autre cause (1).

A du Laurens nous devons le premier écrit scientifique qui ait trait à la cérémonie singulière dont nous écrivons l'histoire. Le titre (2) de son traité est tout un programme. Au dire de CHEREAU, qui en a donné une consciencieuse analyse (3), ce traité se compose de deux parties bien distinctes : l'une, purement historique, mystique et religieuse ; l'autre, essentiellement dogmatique, médicale et scientifique.

Si on se reporte par la pensée au temps où vivai cet ancêtre de notre profession, on comprendra qu'il lui fût malaisé de combattre une prérogative acceptée de tous comme d'essence divine, et dont l'autorité royale ne pouvait qu'être fortifiée.

Médecin d'un roi de France, qui avait à se faire pardonner ses accointances avec le parti huguenot; forcé, par sa position même, de jouer un rôle dans la cérémonie du toucher, du Laurens aurait couru quelque risque à faire montre d'incrédulité, à une époque où les guerres religieuses n'étaient qu'assoupies.

Il laisse, néanmoins, percer, très discrètement et comme à son insu, les doutes qu'il conserve sur

(1) *Union médicale*, 15 octobre 1861 (feuilleton).

(2) *De mirabili strumas sanandi vi solis Galliæ Regibus Christianissimis divinitus concessa Liber Unus. Et de strumorum naturæ differentiis causis, curatione, quæ fit arte, et industria medica. Liber alter ;* Paris, 1599. Il y eut une deuxième édition en 1609.

(3) *Union médicale*, 17 octobre (feuilleton).

l'efficacité de cette pratique. Dans son chapitre intitulé : *De l'influence de l'imagination sur la guérison*, il reconnaît que celle-ci joue un grand rôle, sinon le rôle principal, dans les cures obtenues par l'attouchement du Roi ; ce qui était déjà passablement hardi pour le temps.

Les autres médecins, ses contemporains, expriment une opinion analogue à la sienne, quant à la réalité de la prérogative royale, qu'ils ne songent pas à nier ; mais il en est, comme Verdier, qui la mettent au même niveau que le don qu'avaient les apôtres et les saints de guérir miraculeusement les malades.

D'autres, plus irrévérencieux — Fallope était du nombre — tiennent pour un « conte de bonne femme » cette faculté attribuée aux rois de France.

Fallope reconnaît que plusieurs des malades touchés par le monarque s'en retournent guéris, mais il en voit la raison dans une cause purement physique : cette bonne fortune leur arrive simplement, à l'entendre, parce qu'ils changent d'air, qu'ils font de l'exercice, que le voyage leur est salutaire ; et surtout, qu'ils reçoivent, à la fin de la cérémonie, un ou deux écus.

Fallope était de nationalité italienne et s'il se permettait cette impertinente boutade à l'égard de nos rois, c'est, tenons-le pour certain, qu'il n'avait pas à redouter leur représailles.

En France, pas une voix discordante n'eût osé s'élever ; et l'on verra le doyen lui-même de la Faculté, Guillaume du Val, écrire un volume (1)

---

(1) *Historia monogramma, sive pictura linearis sanctorum musicorum et medicorum*; Paris, 1643, in-4.

presque entier, pour défendre ce pouvoir des rois
de guérir les scrofuleux. Il leur reconnaît même le
don de faire disparaître le *mal caduc*, chez les épileptiques qui prononcent seulement leur nom !

Guillaume du Val, bien qu'écrivant sous le
règne de Louis XIII, avait pu être témoin de la
cérémonie sous Henri IV, où elle se passait encore
avec une certaine solennité. S'il ne nous en a pas
laissé le récit, nous avons, par contre, la relation d'un autre médecin, qui, visitant Paris en 1599,
ne manqua pas, pendant son séjour dans la capitale,
d'assister à ce spectacle, étrange autant que nouveau pour un touriste.

Thomas PLATTER (1) se trouvait donc, le 25 décembre, jour de Noël, sur le passage du roi de France
et duc de Savoie, se rendant, en voiture, vers l'É-
glise Notre-Dame-de-Paris, pour la cérémonie du
toucher.

Cette cérémonie avait lieu régulièrement à Pâques,
à la Pentecôte, à Toussaint et à Noël ; « mais quelquefois, touché de compassion par la grande multitude des malades, il (le Roi) les touche aussi en
quelques autres festes ».

Sur toute la route, on cria : *Vive le Roi !*

« Après la grand'messe, les souverains se rendirent
ensemble de l'église au château royal du Louvre,
où plus de cent malades, hommes et femmes, tant
Français qu'Espagnols, attendaient S. M. royale.

---

(1) *Description de Paris*, par Thomas PLATTER le jeune, de
Bàle (1599), trad. de l'Allemand par SIEBER, achevée par
MM. WEIBELL, avec notes d'E. MAREUSE. Paris, Champion,
1896.

Ils étaient atteints d'écrouelles et étaient rangés dans une grande salle donnant sur la Cour ».

En raison de la foule qui se pressait pour voir le Roi, des suisses écartaient les curieux trop importuns.

Notre touriste était parvenu à vaincre la consigne et à pénétrer dans la salle où opérait le Roi.

« Dès que le souverain eut fait son entrée dans la salle, tous les malades s'agenouillèrent en cercle ; le roi alla de l'un à l'autre, en touchant, avec le pouce et l'index, le menton et le nez de chaque malade ; puis il toucha, avec les mêmes doigts, les deux joues, les mettant ainsi en forme de croix, et en disant, au premier signe : *le Roi te touche !* et, au second : *Dieu te guérit !* » Il faisait ensuite « le signe de la croix sur le visage de chacun » ; puis « son aumônier, qui le suivait, a remis à tous les malades cinq sous, ce qui équivaut, à ma connaissance, à un franc. Tous les malades avaient le bon espoir d'être guéris par ces attouchements... On prétendait que, lorsque l'attouchement du roi ne guérissait pas, c'était que ce roi n'était pas légitime, car Dieu accordait aux véritables souverains la faveur de guérir tout le monde ».

Le naïf narrateur omet de dire que le Roi se faisait assister des médecins, qui distinguaient les véritables scrofuleux des autres malades, ou même des simulateurs.

Les cas de simulation étaient rares, mais ils se produisaient. Pierre PIGRAY, médecin de Henri IV, déclare avoir vu une femme qui se présenta au Roi pour être touchée en même temps que les écrouelleux. « Elle semblait avoir un chancre au tetin, fort grand et de mauvais aspect, le mieux simulé et contrefait qui se puisse voir ». Comme la femme était « jeune, assez belle et bien formée, de bonne habitude et non cacochyme », Pigray pensa qu'il pouvait y avoir quelque « simulation et tromperie dans son faict, sachant bien qu'un tel mal ne pouvait loger en un corps de telle nature ». Ses prévisions furent bientôt vérifiées ; la gueuse s'était appliqué « un morceau de rate, renversée et collée par le côté poli, sur le tetin, qui rendoit une matière séreuse et rougeâtre, comme font les chancres ». Le prétendu chancre enlevé, le tetin redevint « beau, blanc et bien sain (1) ».

Quel intérêt pouvaient avoir les simulateurs à se glisser parmi les écrouelleux ? (2) L'appât des cinq sols, qui était une aubaine pour les miséreux ; aussi n'est-on nullement surpris de l'affluence qui se pressait ce jour-là autour du Roi.

Le jour de Pâques, 6 avril 1608, Henri IV toucha 1.250 malades. « N'est-ce pas une chose merveilleuse, écrit à ce sujet un de ses médecins, qu'une maladie rebelle et souventes fois incurable, j'entends les écrouelles, qui ont longtemps éludé les remèdes de la chirurgie, et qui n'ont pu être diruptées *(sic)* par les médicaments et les mains industrieuses des plus

----

(1) Pigray, *Chirurg.*, l. VII, ch. viii; Witkowski, *Tetoniana*, I, 57 ; E. Locard, *Le XVIIe siècle médico-judiciaire*, 181.

(2) Une publication du 18 juin 1626 ordonne à tous ceux qui voudront se faire toucher pour les écrouelles de présenter des certificats qui constatent qu'ils n'ont jamais été touchés auparavant. Ce qui donna lieu à cette publication fut, sans doute, la tentative que firent quelques prétendus malades de se présenter plusieurs fois pour recevoir la pièce d'or. (*Choix de curiosités tirées des trésors de la nature*, 268.)

habiles, soit parfaitement guérie par le seul attouchement des rois très chrétiens et par quelques paroles prononcées de leur bouche ? Or, cette faculté éclate et reluit en notre roi Henri quatrième, d'autant plus magnifiquement qu'il excelle, par dessus tous ses prédécesseurs et devanciers en magnanimité et clémence singulières : car il en guérit tous les ans plus de quinze cents. »

En matière de flagornerie, le confrère cultivait l'hyperbole. Il n'était pas le seul : François Thévenin, chirurgien ordinaire de Louis XIII, reconnaît, lui aussi, que cette manière de traiter les écrouelles tient du surnaturel. « On a parlé des remèdes naturels que le Ciel a si libéralement infus dans la personne de nos rois, pour la guérison de cette maladie, que de leur seul attouchement, par un miracle continué depuis tant de siècles, ils renvoient les malades sains. »

Louis XIII ne pouvait se montrer infidèle à une tradition plusieurs fois séculaire : il avait été, d'ailleurs, initié par son père, qui avait voulu qu'il commençât de bonne heure son apprentissage de roi.

Henri IV eut à vaincre, chez son fils, une répugnance assez vive à s'acquitter de cette tâche. La première fois qu'il voulut lui faire laver les pieds aux pauvres à sa place, le jour du vendredi saint, il se heurta à une véritable résistance de la part de l'enfant-dauphin. « On lui demande, écrit son précepteur (1), s'il lavera bien les pieds aux pauvres ; il

____

(1) *Journal d'Héroard*, t. I, 256 ; t. II, *passim*.

répond : « Ho ! que non ! Je les laverai bien aux
filles, non aux garçons ». Il n'y avait pas moyen de
le persuader. « Je ne veux point ; ils ont les pieds
puants » ; et le lendemain, il répétait obstinément
les mêmes mots. On dut le mener par force à la cérémonie. « Quand il approcha du premier pauvre,
il reconnut son bassin où l'on vouloit verser l'eau
pour le lavement (des pieds) ; pour cela le confirma
en son humeur et ne put jamais se forcer seulement
pour se baisser, reculant et pleurant. Les aumôniers
en firent l'office devant lui. Au servir de la viande,
il ne voulut jamais prendre ni toucher aucun service
qu'on lui présentoit, mais bien aux bourses et les
donnoit fort gaiement. Tout fini, il en fut fort
réjoui. » On juge de ce que, roi, et à peine âgé de
9 ans, il dut souffrir, lorsque, quelques jours après
son sacre, il eut à toucher plus de 900 malades des
écrouelles.

C'est à Saint-Marcoul que la cérémonie eut lieu.
L'enfant-roi se confessa, dans son cabinet, au
P. Coton, Jésuite, puis il alla déjeuner, à huit
heures et demie. Il se rendit ensuite à la chapelle,
pour entendre la messe, et à dix heures un quart,
il revenait « en la cour du logis », où plus de 900
écrouelleux se trouvaient réunis. Il les toucha « aussi
sûrement et dextrement que s'il fût souvent exercé ;
il se reposa quatre fois, mais peu ; (il) ne s'assit
qu'une seule fois ». Par moments, il blêmissait,
mais il ne voulut pas laisser paraître qu'il était
fatigué. On lui proposa de boire « de l'écorce de
citron », sans doute une limonade, pour le remonter ;
il la refusa.

Il interrogea avec bienveillance quelques patients. Il demanda à un malade, dont l'accent trahissait un étranger, d'où il était : « De Lorraine, lui répond celui-ci. » Sur cette réponse, il lui fit remettre *un quart d'écu :* « C'était pour être étranger, et qu'il avoit entendu que l'on en donnoit autant aux étrangers (1). »

A 11 heures et demie, tout était terminé. Le roi monta à cheval et partit pour la chasse.

En souvenir de son passage à Corbeny, Louis XIII accorda des lettres de protection et de sauvegarde au prieur du couvent de Saint-Marcoul, de Corbeny, « qui est le lieu, est-il écrit dans la charte, où, après notre sacre et couronnement, sommes allés en pèlerinage, ainsi que nos prédécesseurs rois ont accoutumé de faire, pour obtenir le don et grâce de Dieu de guérir les écrouelles ».

Mais ce n'est pas seulement à Saint-Marcoul que Louis touche les écrouelles : le 22 juin (1611), il va à la messe « en Bourbon » et à 11 heures, touche environ 1100 malades ; on dut le coucher en rentrant : une demi-heure après, il se levait et dînait. A 2 heures et demie, il allait entendre les vêpres aux Jacobins : on ne lui laissait pas un instant de répit.

On avait dû, la fois précédente, prendre des précautions, pour que « quelque malheureux ne fît rien de mal à propos ». Les archers étaient fort occupés à maintenir les malades qui se pressaient derrière eux, et ils avaient l'œil sur les plus turbulents, parce qu'on avait reçu avis qu'un complot se tramait contre la vie du jeune Roi. Tout s'étant

______

(1) HÉROARD, *op. cit.*, II, 32 et suiv.

bien passé, on se contenta, la fois suivante, « pour
ne faire paraître la défiance, de faire joindre les
mains aux malades ».

Le 15 septembre de la même année, après avoir
ouï la messe et communié, le roi touchait 450 malades, dans le cloître des Augustins.

L'extrême chaleur l'incommoda au point qu'il
tomba en faiblesse ; on lui lava les mains avec du
vin pur, on lui en fit respirer et il revint à lui. Il dut
se coucher en arrivant, « tant il était las » ; mais,
l'après-midi, il retourna au sermon, où, du reste, il
s'endormit, en dépit de l'éloquence du prédicateur.
Un de ses gentilshommes l'ayant éveillé, lui demanda malicieusement, s'il n'y aurait pas moyen de
faire porter son lit au sermon.

Le 22 juillet 1616, Louis XIII va à la messe
à Bourbon et touche un peu plus de onze cents
malades. Le jour de la Toussaint de l'année suivante, il pratique encore ses attouchements, avec
l'habituel cérémonial ; après quoi, il va chez la
Reine.

Au mois d'octobre 1619, son médecin Héroard lui
ayant demandé s'il toucherait les malades, le Roi
lui répond avec colère : « Non ! mais ces gens-ci
me pressent si fort ! Ils disent que les rois ne meu-
rent point de la peste ; ils pensent donc que je suis
un roi de carte ! »

Le 1ᵉʳ novembre suivant, il touchait, aux Minimes,
trois Portugais, malades des écrouelles.

Le 25 mars 1621, il va à Saint-Germain, et,
dans la chapelle dite des terrasses, il touche un
Jésuite, à la fin de la messe. Ce jour-là il neige et il
fait grand vent, le mauvais temps l'empêche de

sortir ; il se distrait à jouer aux échecs et au billard (1).

Le 11 avril, il touche encore des malades, à Fontainebleau ; le 30 mai, se trouvant de traverser le bourg de Chizay, en Charente, on profite de son passage (2) pour lui présenter des scrofuleux.

Le 26 juin 1624, le dimanche de la Pentecôte, malgré qu'il fît très chaud, il ne se dérobe pas à la corvée que lui impose son métier de roi : il touche les malades, comme il est de coutume à cette date.

Les deux dernières mentions que porte le journal d'Héroard sont du 1er novembre 1624, et du 1er janvier 1627.

Depuis quelque temps, le précepteur ne tient plus registre des actes de son élève, et il y a, dans ses notations, quelques lacunes et interruptions. Héroard était alors plus que septuagénaire : c'est une excuse plus que suffisante de ses irrégularités de comptable. Nous pouvons heureusement suppléer aux lacunes de sa mémoire, en puisant à d'autres sources d'information.

Louis XIII, à son sacre, en 1610, avait touché 900 malades. Le jeune Roi eut un moment de dégoût. La reine Marie de Médicis ayant, après la céré-

----

(1) *Journal d'Héroard*, II, 255.

(2) Ce n'est pas la seule fois qu'il toucha les malades ailleurs qu'à Paris ou à Saint-Marcoul. La *Gazette de France* nous apprend que, le 29 octobre 1631, Louis XIII se trouvant à Château-Thierry, la foule des gens qui vinrent pour se faire toucher par le roi fut si grande, que « tel se promettait chambre bouge et cabinet, à qui il a fallu disputer sa part en un galetas. » *Dict. du mobilier*, de HAVARD, art. *Galetas*.

monie, rencontré le P. Coton, confesseur du Roi, demanda au Père « si le Roi avait bien fait ; il répondit à Sa Majesté qu'il s'en était fort bien acquitté, même qu'avant de commencer, il avoit élevé les yeux au ciel, à l'imitation du feu Roi son père, qui avoit ajouté cette prière des yeux et du cœur à cette action-là. La Reine demanda encore audit Père s'il n'avoit pas eu de crainte, lequel lui répondit qu'à la vérité, lorsqu'il en eut touché deux ou trois fois, il fit semblant de vouloir se torcher la main, mais qu'il se rassura tout aussitôt et qu'il les toucha bien diligemment après cela (1) ».

Les choses se passaient, en effet, de la sorte : le premier maître d'hôtel, ou le maître d'hôtel de service, tenait une serviette, trempée de vin mélangé d'eau, et qu'il « baillait » au Roi pour laver sa main, « après tant de sales attouchements » ; de là le Roi allait dîner, et on ne s'étonnera pas qu'il dinât plutôt mal, « dégoûté de l'odeur et de la vue de ces playes et grandes puanteurs » ; mais, comme l'ajoute un « reporter » de l'époque, « la charité chrétienne surmonte tout ».

Dans la suite des siècles, le manuel opératoire, si on peut dire, de l'attouchement des écrouelles devait subir d'assez profondes modifications, qu'a bien mises en lumière, avec la verve et l'humour qu'on lui connaît, notre regretté maître, le professeur Ed. Brissaud (1).

Ainsi, du temps de Clovis, l'attouchement con-

____

(1) Théod. Godefroy , *Le Cérémonial français,* I, 436 ; cité par Dussieux, *Le Château de Versailles,* t. I, 75, note.

sistait dans une sorte de massage léger ; plus tard, l'expérience démontra que le Roi pouvait se contenter de toucher du bout des doigts : le simple contact suffisait.

Saint Louis pratiquait ce que Brissaud appelle le *toucher crucial ;* en même temps qu'il prononçait les paroles sacramentelles que nous avons citées plus haut. Ces paroles signifiaient que l'intervention de la Providence était indispensable pour le succès de l'opération : la cérémonie était, en conséquence, précédée d'une messe solennelle.

Au quinzième siècle, détail qu'il importe de noter, les malades, après avoir été touchés et après que le Roi s'était lavé les mains, buvaient de l'eau qui avait servi à cet usage et observaient le jeûne pendant neuf jours. Après ce jeûne (dit Étienne de Conti, moine de Corbie), ils se déclaraient guéris.

Avec le temps, la durée du jeûne fut réduite, les écrouelleux se dispensèrent de boire l'eau des ablutions, de même que le Roi s'abstint de toucher les écrouelles autrement qu'à une distance prudente : le monarque se contenta d'une simple imposition des mains, accompagnée d'un signe de croix.

Louis XVI fut le premier à se laver les mains après chaque attouchement, puis à se les essuyer, conformément à l'étiquette, avec une première serviette, imbibée de vinaigre, qui lui était présentée par Monsieur ; la seconde, mouillée d'eau commune, par Mgr le comte d'Artois ; et la troisième, trempée

---

(1) *Le Mal du Roi,* loc. cit.

de fleur d'orange, par M. le duc d'Orléans. C'était
un protocole immuable.

On a vu quel était le rôle des médecins dans la
cérémonie du « Toucher du Roi » : ils étaient spécialement chargés d'accompagner le souverain,
pour écarter de lui les faux malades ou les sujets
atteints d'autres infirmités que les écrouelles.

Le premier médecin avait, en outre, mission
de renverser le front du malade, de façon à le
maintenir tourné vers l'opérateur. Celui-ci, la tête
découverte, et accompagné de ses deux capitaines
des gardes, passait devant le rang des scrofuleux
agenouillés. Il les touchait, au fur et à mesure
que le premier médecin leur prenait la tête, en
étendant la main droite du front au menton et
d'une joue à l'autre, formant le signe de la croix
et prononçant les paroles de saint Louis. Les autres
médecins regardaient et constataient, s'il y avait
lieu, la merveilleuse résorption de la matière pec-
cante (1).

Sous le Grand Roi, c'étaient l'illustre M. Fagon
et le non moins fameux M. Mareschal, c'est à dire
le premier médecin et le premier chirurgien —
d'aucuns disent le premier chirurgien seulement (2)
— qui pratiquaient l'examen préalable à l'apposition
des mains royales.

Quand Fagon et Mareschal avaient terminé
leur examen, les gardes et les aumôniers reformaient

(1) *Le Mal du Roi*, par E. Brissaud, *loc. cit.*
(2) V. *Le Livre commode des Adresses*, par A. du Pradel, de
Blégny, 21, édit. Fournier ; cf. l'*État de France*, 1692, t. I,
238 ; *Journal de Dangeau*, 21 avril 1685, etc.

les lignes, veillant à ce qu'un intervalle suffisant
fût maintenu entre chaque malade et son voisin.
On observait en ces occasions les plus strictes précautions, car un nouveau Ravaillac pouvait se glisser
dans les rangs.

Cependant Louis XIV approchait, précédé du
capitaine des Gardes en quartier ; venaient ensuite
le grand aumônier et quelques seigneurs. Fagon et
Mareschal, se plaçant derrière le premier des malades agenouillés, lui maintenaient de chaque côté la
tête, pendant que le capitaine des Gardes serrait
entre les siennes les mains jointes du scrofuleux ; à
ce moment, Louis XIV traçait un signe de croix sur
la figure du malade, en lui passant sa main dégan-
tée du front au menton et d'une oreille à l'autre,
tandis qu'il prononçait les paroles rituelles : « Le
roi te touche, Dieu te guérit. » Ayant reçu ses
quelques sols, le « touché » devait « se lever et
sortir incontinent, de peur d'embarras, et de
peur qu'il n'allât encore prendre rang pour
avoir deux aumônes » ; le roi passait alors au suivant.

Louis XIV renouvelait la cérémonie six ou sept
fois par an, aux quatre grandes fêtes de l'année et
aux fêtes de la Vierge.

Quelques jours auparavant, on publiait dans
les églises de Paris que le roi « toucherait ».
Les scrofuleux se présentaient généralement au
nombre de sept ou huit cents ; à certaines fêtes,
il en venait jusqu'à deux mille. Dès leur arrivée
à Versailles, on les plaçait en ligne sur plusieurs
rangs, soit dans la cour de marbre, soit dans
le vestibule de la chapelle, soit dans la galerie

des princes, suivant leur nombre et l'état du temps (1).

Le 13 avril et le 1ᵉʳ novembre 1675, le roi toucha les malades dans l'Orangerie (2).

Quand le roi était en voyage, il touchait les scrofuleux, si on lui en présentait. Pellisson nous apprend que, même au camp de Cambrai, il s'acquitta de sa pieuse mission, au sortir de la messe, « sans entendre encore parler d'autres affaires (3) ».

Le *Journal de la santé du Roi* nous révèle également » qu'en 1660, S. M., étant à Carcassonne, le premier jour de l'an, toucha les malades à son ordinaire, et partit le lendemain pour aller en Provence, arrêter les désordres qui pouvaient troubler son État (4) ».

Dans les dernières années de sa vie, le vieux monarque, souffrant de fréquents accès de goutte, éprouvait de la fatigue au toucher des écrouelles ; les jours où la cérémonie ne pouvait avoir lieu en plein air, tous ces scrofuleux assemblés répandaient une odeur infecte, et le roi rentrait chez lui fort incommodé. Aussi annonçait-il parfois qu'il « toucherait » seulement les étrangers.

On sera peut-être curieux d'apprendre quels honoraires étaient attribués aux premier médecin et

----

(1) Comte Mareschal de Bièvre, *Georges Mareschal*, 145 et suiv.

(2) Dussieux, *Le Château de Versailles*, t. I, 75.

(3) *Lettres historiques* (17 avril 1677).

(4) *Journal de la Santé du Roi*, édit. Le Roi (Paris, 1862), 76.

chirurgien, tenus d'assister le Roi dans cette étrange cérémonie. Anciennement, chaque fois que le roi « touchait », le premier médecin et le premier chirurgien recevaient deux douzaines de pains, évalués à deux livres, trois « setiers de vin de table », du prix de vingt-huit livres six sous, et douze « gibiers piqués », valant vingt-quatre livres six sous (1). Ces honoraires en nature furent remplacés plus tard par de l'argent comptant, et c'est une somme de cinquante-quatre livres douze sous, soit deux cents francs environ, que Fagon et Mareschal se partageaient après chaque cérémonie (2).

Soit qu'ils fussent gênés, sous un prince autoritaire, pour faire connaître leur opinion, soit qu'ils partageassent eux-mêmes sa conviction, les médecins de l'époque et non les moins qualifiés n'ont garde de laisser passer l'occasion d'affirmer leur foi en la vertu de ce remède surnaturel.

Dans son *Cours d'opérations de chirurgie* (3), le

____

(1) A la page 206 d'un manuscrit possédé par le professeur LANDOUZY, on lit :

Menu de ce que l'on donne aux médecins et chirurgiens du Roy, toutes les fois que Sa Majesté touche pour les écrouelles, et qui se doit partager entre eux par moitié.

2 douzaines de pains	2.8	
3 muids de vin de table................	29.1	10
12 gibiers piquez......................	32.8	

Somme de chaque fois que le roy touche : 64 liv. 17 den. 10 s.

(*Estat et Menu général de la maison du Roy, pendant l'année 1717, avec Estat des personnes qui doivent et ont le droit de manger aux tables du Roy.* Manuscrit de 264 folios).

Ces indications sont à rapprocher de celles données par M. le Comte Mareschal de Bièvre, dans sa très intéressante biographie de son illustre aïeul.

(2) MARESCHAL DE BIÈVRE, *loc. cit.*

(3) P. 643.

premier chirurgien de Mesdames les Dauphines, Dionis, « conseille à tous ceux qui sont affligés de ces maux, de tenter un moyen spirituel si doux pour obtenir leur guérison, avant que de se livrer entre les mains des chirurgiens, qui ne peuvent pas les exempter de beaucoup de douleurs, et qui seront toujours prêts à les soulager, en leur faisant des opérations telles que celles qui viennent d'être exposées ». On ne saurait reconnaître plus explicitement l'impuissance de son art, au moins dans des cas déterminés.

Fait de nature à surprendre, les incrédules se rencontraient plutôt parmi les seigneurs de la Cour que parmi les médecins : Saint-Simon, le mémorialiste, qui a cependant des trésors d'admiration pour son héros, était du nombre de ces derniers. La piquante anecdote que nous trouvons sous sa plume trahit son état d'âme.

La belle Anne de Rohan-Chabot, mariée en 1663 à François de Rohan, prince de Soubise, avait été la maîtresse de Louis XIV, quand la faveur de Mme de Montespan vint à décliner. Pour conserver sa beauté, la princesse se nourrissait exclusivement de viandes blanches, de fruits et de laitages. « Elle portait son attention, écrit Saint-Simon, jusqu'à trousser sa robe fort bas et d'une manière unique et ridicule, de peur de s'échauffer les reins par trop de plis de pesanteur, et par là se rougir le nez ».

Vers la fin de sa vie, « quand l'âge commença à ne se plus accommoder d'une nourriture si rafraîchissante, » Mme de Soubise fut atteinte d'écrouelles, « malgré, continue malignement Saint-Simon, mal-

gré le miracle qu'on prétend attaché à l'attouchement de nos rois. » (1) Le mot est d'une « rosserie »
charmante.

Il serait sinon difficile, au moins fastidieux, d'é-
valuer le nombre d'écrouelleux touchés par le
Grand Roi ; on peut cependant donner des chiffres
approximatifs. Pour nous en tenir à une période
déterminée — de 1694 à 1697 — Louis XIV toucha,
la première de ces années, 1400 malades (2) ; la
deuxième, plus de 1700 ; l'année d'après, le chiffre
de 2000 fut dépassé.

Le roi avait une mémoire du détail prodigieuse.

Selon la coutume, on remettait à chaque malade
une somme d'argent, ce qui n'était pas fait pour en
diminuer le nombre ; il devait venir à plus d'un la
tentation de récidiver et de se présenter une seconde
fois à la distribution. Louis XIV s'apercevait toujours de la fraude (3). Il avait également une mémoire étonnante des physionomies ; il lui suffisait
d'avoir aperçu quelqu'un une seule fois pour le
reconnaître.

A l'exemple de son aïeul, Louis XV toucha, à son
sacre, 2.400 scrofuleux ; en 1725, il résida à Marly du

(1) MARESCHAL, *op. cit.*, 167.
(2) GEMELBY, connu par ses voyages, raconte qu'en 1686,
seize cents personnes se présentèrent devant Louis XIV, pour
qu'il les guérît des écrouelles. Gemelby était lui-même présent
à cette cérémonie, et assure que telle était la formule usitée en
ce cas : « *Le roi te touche, Dieu te guérisse!* » Après avoir été
touché, chaque Français recevait 15 sous et l'on en donnait
30 à chaque étranger. Le roi disait, d'une manière expressive,
à quelques-uns des malades prétendus : « Etes-vous aussi
malades? » *Choix de curiosités tirées des trésors de la nature,*
267.
(3) NEMEITZ, *Séjour de Paris* (Leyde, 1727), t. I, 226.

15 mars au 7 avril ; il y passa toutes les fêtes de Pâques ; il y fit la Cène, il toucha les malades (1).

Louis XV suivit cet usage jusqu'en l'année 1737 (2).

Le « Bien-Aimé » fut le dernier roi qui fit le pèlerinage traditionnel à Saint-Marcoul.

Louis XVI s'en dispensa, sous prétexte que les chemins qui y conduisaient n'étaient pas carrossables.

Voici quel était le rituel observé par les rois au pèlerinage de Saint-Marcoul.

« Après que le roi a fait ses dévotions à Reims, il se met au chemin de Corbeny, où il rencontre, à l'endroit nommé l'Épinette, le Maître des Merciers, qui porte le cierge de la confrérie de Saint-Marcoul, et par lequel il est conduit à un autel où repose sa châsse. C'est en ce lieu que le Prieur, accompagné de ses religieux et ecclésiastiques, présente le baiser de la croix à S. M.

Le roi, descendu de cheval, prend l'image de saint Marcoul, qu'il porte jusqu'à l'église, au lieu de son chef qu'il portait autrefois. A la suite de ce corps saint, il entre dans l'église, et passant sous la châsse, avec toute l'assistance, se rend au grand Autel où le Prieur lui donne l'eau bénite. Après s'être un peu recueilli à son oratoire, il se retire au palais jusqu'au lendemain, qu'il vient, revêtu de ses habits royaux, ouïr la messe de son grand Aumônier ou celle du Prieur ; ses héraults le conduisent

(1) Dussieux, *Le château de Versailles*, t. II, 402.
(2) *Journal de Narbonne*, édition Le Roy, 413.

à l'offrande, après laquelle se fait le sermon sur la célébrité du jour, et à la fin de la messe, le roi communie *sous les deux espèces*, comme au jour de son sacre ; ensuite, le roi, s'étant rendu dans la nef de l'église ou en la cour du palais, touche les malades écrouellés avec les cérémonies décrites ».

Les rois faisaient ensuite une neuvaine auprès des reliques de saint Marcoul. « Si leurs affaires ne le leur permettaient pas », ils en donnaient commission à un de leurs aumôniers : Louis XIII, ne pouvant séjourner à Corbeny le temps nécessaire, chargea M. de Bouloigne, un de ses aumôniers et chapelains, de le suppléer, « lequel prit une attestation en bonne forme de s'en être acquitté. »

Louis XVI fit modifier légèrement le cérémonial en usage. Revêtu du manteau et du petit habit de l'Ordre du Saint-Esprit, pour suivre à la lettre les statuts, qui prescrivent de le porter quand on fait ses dévotions, le Roi alla faire ses prières devant la châsse, renfermant le corps de saint Marcoul, qu'on avait transportée, par son ordre, de Corbeny à l'Eglise de Saint-Remi-de-Reims (1), où était déjà conservée la sainte Ampoule.

(1) Louis XVI manda aux religieux de Corbeny, par une lettre de cachet : « Chers et bien-aimés, nous avions espéré nous rendre à Saint-Marcoul après la cérémonie de notre sacre, et remplir dans ce pèlerinage, à l'exemple des rois nos prédécesseurs, toutes les œuvres de piété accoutumées ; mais le sieur Rouillé d'Orfeuil, intendant de notre province de Champagne, s'étant rendu près de nous pour nous représenter, de la part de la province, que les chemins étaient impraticables et le passage de la rivière peu sûr, nous avons bien voulu nous rendre aux prières de la province sur les inconvénients du voyage. Cependant, ne voulant pas manquer à aucune des dévotions qui s'observent en cette occasion,

On avait disposé les deux châsses aux deux côtés de l'autel : celle de saint Marcoul, en or ; celle de saint Remi, plus grande, en argent.

La sainte Ampoule était alors retirée de son reliquaire et montrée par un sacristain en chasuble et étole. « Dans ce petit reliquaire carré, d'or, avec de vieilles pierres précieuses non taillées sur quatre faces, derrière une glace, on voit une petite bouteille d'un pouce de haut, et sûrement de la plus haute antiquité. Il y a, derrière le reliquaire, l'aiguille d'or qui sert à tirer, au sacre, la grosseur d'un grain de blé de la matière consacrée. » Mais le Père sacristain, ajoute le narrateur du fait (1), « nous dit qu'on y remet ce qui reste sur la patène après les onctions ; ainsi, si on en tire un grain, on peut en remettre deux, en sorte qu'il n'est pas étonnant qu'elle soit toujours pleine. C'est, du reste, du saint Chrême ; de sorte que c'est une espèce de baume ou poussière grasse, comme un onguent desséché. »

La tradition rapporte que « cette bouteille, après la conversion et le baptême de Clovis, la veille de Noël 496, fut apportée par une colombe, à la vue de tous les assistants, jusque sur l'autel où saint Remi

nous voulons et ordonnons que la châsse des reliques de Saint-Marcoul soit apportée dans l'église de l'abbaye de Saint-Remi de Reims, avec toute la décence convenable, ainsi qu'il en a été usé d'autrefois ; vous donnant avis que nous nous y rendrons le 14 de ce mois, pour remplir tous les exercices de piété et de charité pratiqués par les rois nos prédécesseurs ; car tel est notre plaisir. » LEBER, *op. cit.*, 447-448.

(1) Le Maréchal duc de CROY, dont les Souvenirs ont été publiés, en partie, dans la *Nouvelle Revue rétrospective*, de COTTIN (V. pour le détail rapporté, le n° du 10 mai 1896, 357.)

attendait le saint Chrême, qui ne pouvait arriver assez tôt pour le sacre, à cause de la foule qui remplissait l'église. Il est évident que ce petit reliquaire est très ancien, et que la fiole l'est encore plus ».

On sait que la sainte Ampoule fut brisée, en 1793, par un représentant du peuple, le citoyen Ruhl (1).

Après cette exécution, accompagnée de chants patriotiques, Ruhl fit ramasser les débris de la bouteille qu'il venait de casser, pour les envoyer à la Convention, qui les reçut avec des transports de joie. Le *Moniteur*, qui relate l'événement, ajoute ce détail : « Les débris de cette fiole ridicule *(sic)* étaient enveloppés dans une des chemises données par les fournisseurs aux volontaires de la République. Le représentant Ruhl avait profité de l'occasion, pour montrer à la Convention nationale comment on vêtissait les défenseurs de la patrie... »

La sainte Ampoule ayant été brisée, il semble que

(1) Ruhl, qui était un grand vieillard à barbe blanche, ami du solennel, voulut donner à la destruction de la sainte Ampoule un cachet de majesté qui pût frapper vivement l'esprit des populations. Il convoqua donc sur la place publique le peuple rémois, et, se mettant à la tête des vieillards, il s'avança en face du lieu où s'était réuni le groupe des enfants vêtus de blanc. Alors, il prit la parole au nom de la République, pour prêcher la haine des tyrans. Le discours de Ruhl, qui n'a point été conservé dans les journaux du temps, fut, à ce qu'il paraît, d'une grande éloquence, d'une grande élévation d'idées. Après avoir développé avec feu les principes du vrai républicanisme, Ruhl saisit la sainte Ampoule et la brisa contre la statue, monument de servilité publique, que l'on avait élevé au royal amant de la Pompadour et de la Du Barry (De Fonvielle, *La Physique des miracles*).

le sacre et la cérémonie du toucher des écrouelles
qui le suivait, ne dût plus avoir lieu; mais, grâce à
la protection du Ciel, des morceaux de la relique
devaient être miraculeusement retrouvés, sous la
Restauration.

Le curé de Saint-Remi (de Reims) et deux mar-
guilliers avaient eu la précaution, avant que l'ampoule ne tombât aux mains des vandales, d'extraire
quelques parcelles de l'huile qu'elle contenait;
d'autre part, au moment où le conventionnel Ruhl
brisait le saint récipient, des citoyens, animés d'un
zèle pieux, étaient parvenus à recueillir quelques
fragments du vase brisé.

L'orage révolutionnaire passé, on se réunit et on
mit en commun les débris de la relique; des pro-
cès-verbaux d'authenticité furent dressés, et une
supplique parvenait au roi régnant, qui demandait à reprendre la tradition un moment inter-
rompue.

Louis XVIII ne parut pas se soucier de s'exposer
aux fatigues d'une cérémonie qu'il avait jusqu'alors
réussi à éviter; il fallut l'avénement de CHARLES X
pour la voir se renouveler.

Le monarque de droit divin se soumit religieusement à tous les rites de la solennité, jusques et y
compris les onctions. Le cardinal consécrateur,
après avoir pris un peu de la matière grasse avec
son pouce sacerdotal, toucha sur le sommet de la
tête le roi agenouillé. Aussitôt après, le cardinal
faisant les fonctions de porte-coton essuya les
traces que le pouce sacerdotal avait laissées sur les
cheveux de l'Oint du Seigneur.

La deuxième onction avait lieu sur la poitrine, ce

qui nécessitait l'intervention de deux cardinaux assistants : l'un était chargé d'écarter la chemise, et l'autre, la camisole du Roi. Charles X dut encore subir cinq autres onctions : la première, entre les deux épaules ; la seconde, sur l'épaule droite ; la troisième, sur l'épaule gauche ; la quatrième, sur le pli du bras gauche ; la cinquième, sur le pli du bras droit.

Fort heureusement pour la décence, les onctions s'arrêtaient-là.

Conformément à l'immuable étiquette, S. M., après avoir ouï la messe, sortit à dix heures du palais archiépiscopal, précédée des hussards de la garde et de ses pages et, montée sur un cheval blanc, magnifiquement caparaçonné, le cortège se dirigea vers Saint-Marcoul (1), escorté d'une foule immense, qui faisait retentir l'air de ses acclamations.

Après avoir fait une courte prière dans la chapelle de l'hôpital, le roi monta dans les salles où l'on avait réuni un groupe de 121 écrouelleux.

Le premier médecin ordinaire, ALIBERT, et le premier chirurgien, DUPUYTREN, assistaient Charles X dans son opération.

On pouvait prévoir, dès ce moment, que c'en était fini de la cérémonie du *Toucher du Roy*. CHARLES X lui-même (2), en substituant à la formule sacramen-

---

(1) Sans doute l'hôpital où les scrofuleux étaient reçus gratuitement pendant quelques jours, en attendant la cérémonie ; ce fut vraisemblablement le premier hôpital d'isolement des tuberculeux, comme l'établit le professeur LANDOUZY, dans sa très remarquable monographie : *du Toucher des Ecrouelles* (Masson et Cie, Paris, 1907).

(2) CHARLES X a été le dernier roi qui ait usé du privilège de

telle : *Le roi te touche, Dieu te guérit*, celle de : *Le Roi te touche, Dieu te guérisse !* semblait douter lui-même de sa délégation divine. Comme l'écrit le professeur Landouzy, « le toucher n'est qu'un souvenir historique, reflet d'une foi, de croyances, de préjugés, de coutumes ayant vécu (1) ».

Comment s'est perpétuée, et d'abord comment est née cette coutume ? En faut-il rechercher l'origine et la raison dans une grâce singulière attachée au baume de la sainte Ampoule ? N'y faut-il voir que la survivance de préjugés communs au moyen âge ?

« Nos ancêtres, a-t-on dit (2), portaient beaucoup de respect au Saint-Chrême et, en général, à toutes les huiles préparées et bénies par l'Église pour l'observation de ses rites. Ils attribuaient à ces huiles différentes vertus ; et comme ils avaient plus

guérir les écrouelleux, ayant été le dernier monarque de droit divin qui soit monté sur le trône de France, et Henri V étant resté toute sa vie souverain *in partibus*. A propos de ce dernier, rapportons. d'après Philibert AUDEBRAND (*Un café de journalistes sous Napoléon III*, p. 166-7), une amusante anecdote, dont le héros est un médecin qui eut son heure de notoriété, comme... Directeur de l'Opéra.

« Le Dr VÉRON, faisant l'homme d'importance, racontait un jour avec emphase, vers 1849, au café Tortoni, qu'au cours d'un voyage en Allemagne, il avait poussé jusqu'au château de Frohsdorff, résidence des Bourbons proscrits. Là, il avait eu une audience et aussi une poignée de main d'Henri V. Roger de Beauvoir, présent à ce récit, l'interrompit brusquement : — « Comment ! s'écria le plaisantin, en montrant ironiquement « les écrouelles du conteur, le roi vous a reçu ? le roi vous a « touché ?... Eh bien ! en ce cas, vous êtes guéri !... » La moquerie était cruelle.

(1) *Le toucher des écrouelles, l'hôpital Saint-Marcoul, le Mal du Roi*, par le professeur L. LANDOUZY.

(2) LEBER, *Cérémonies du sacre.*

de foi que de lumières, leur croyance dégénéra en préjugé, en abus dans son action.

Nombre de chrétiens se servaient du Saint-Chrême comme d'un remède ordinaire contre diverses maladies ; il y en eut même qui l'employèrent dans les maléfices, faute grave que les conciles furent obligés de réprimer par les peines les plus sévères.

Les prêtres reçurent l'ordre de tenir le Saint-Chrême sous le sceau, et de n'en donner à aucun de ceux qui en demanderaient comme remède, sous peine de déposition. Il fut décrété, en même temps, que l'ecclésiastique qui fournirait l'huile sacrée, pour empêcher le jugement ou la recherche d'un crime, serait déposé et aurait la main coupée. C'est qu'on portait la superstition au point de se persuader que si un criminel trouvait le moyen de se frotter d'huile sainte, la justice ne pouvait découvrir ses crimes, quelques enquêtes qu'elle fît faire.

Cette étrange superstition ne s'était point encore effacée de l'esprit des peuples à la fin du XIe siècle. En Italie, notamment, on devait tenir sous clef l'huile sainte, dans un lieu spécialement destiné à ce dépôt, afin que personne n'en pût emporter pour l'employer à des enchantements. On a donc supposé que, partageant l'erreur de son siècle, le très dévot roi Robert aurait, le premier de nos rois, touché des plaies rebelles, non pas en tant que roi de France, ni parce qu'il reconnaissait à ce titre une vertu singulière, mais « parce que le préjugé dominant attribuait à toutes les huiles saintes la vertu de guérir...»

Ainsi, l'usage du toucher des écrouelles, considéré depuis longtemps comme dérivant d'une grâce toute particulière aux rois de France, n'aurait été, dans l'origine, qu'un acte commun à tous les chrétiens, qui avaient à cet égard, les mêmes principes de charité et de croyance.

On s'expliquerait, de la sorte, comment cette grâce était réputée s'attacher à l'attouchement de princes qui n'ont jamais régné sur la France, et même de personnes qui n'étaient revêtues d'aucune dignité officielle. Personne n'aurait songé à nier que les rois de Hongrie eussent le pouvoir de guérir la jaunisse, les rois de Castille, les démoniaques, et les rois d'Angleterre, les épileptiques ; mais ces derniers prétendaient encore avoir le privilège de guérir les écrouelles.

Pendant huit siècles au moins, souverains, souveraines et même prétendants d'Angletere ont pratiqué l'opération miraculeuse. Le *Kings Evil*, dont parle SHAKESPEARE, dans *Macbeth* (1), a désigné, depuis Edouard le Confesseur, la scrofule, chez nos voisins d'Outre-Manche.

Nous passons sur le cérémonial, dont on pourra lire ailleurs (2) les curieux détails. Nous ajouterons seulement aux renseignements donnés, ceux que nous avons pu nous-même recueillir.

Un vieillard, déposant comme témoin dans une affaire, où il était question de fixer la date d'un fait qui s'était passé à l'époque où la reine

(1) Acte IV, scène III (édition MONTÉGUT).
(2) Dans la plaquette du professeur LANDOUZY.

Anne était à Oxford, assura que, dans son enfance, il avait été touché pour les écrouelles, par cette reine, à Oxford où il se trouvait, et qu'alors il était fort jeune. Sur la demande qui lui fut faite de déclarer s'il en avait réellement guéri, il répondit qu'il croyait fermement n'avoir jamais eu aucune affection qui eut quelque analogie avec les écrouelles ; mais que ses parents, étant pauvres, n'avaient pas été fâchés de recevoir la pièce d'or que l'on donnait dans ce temps à chaque individu qui se présentait pour se faire guérir (1).

L'aveu avait le mérite d'être dépouillé de tout artifice.

Henri VIII, fort de la tradition, laissa croire qu'il tenait du Ciel le don surnaturel de guérir certaines infirmités. En vertu de cette tradition, il bénissait tous les anneaux qu'on lui présentait, s'imaginant en faire ainsi des talismans, infaillibles contre la crampe, suivant les uns (2) ; contre le mal Saint-Jean ou haut-mal, suivant d'autres (3).

Sous Henri VIII, chaque malade recevait 7 shillings 1/2 ; sous Elisabeth, 10 shillings.

Après la Restauration, l'affluence des scrofuleux devint telle, qu'il fallut frapper des médailles spéciales, appelées, en raison de la circonstance, « pièces de toucher. »

La scrofule était si répandue en Angleterre, que Charles II, en 15 ans, aurait touché plus

(1) *Choix de curiosités,* etc.
(2) Maison, *Nouveau voyage en Italie,* édition de 1698, t. III, 16, note.
(3) *Œuvres de Marot,* édition Guiffrey, t. III, 517.

de 67.000 malades et qu'il s'en serait présenté plus
de 90.000. En France, les scrofuleux n'étaient
pas moins nombreux et l'on peut dire que les
écrouelles constituaient jadis un mal endémique,
entretenu par les privations, la mauvaise alimen-
tation, suite des guerres civiles, si fréquentes dans
ces temps anciens.

On a, de bonne heure, su que la scrofulose était
maligne et qu'elle était *contagieuse;* qu'elle échappait, dans la plupart des cas, aux ressources ordinaires de la médecine ; et que, par suite, la guérison
ne pouvait s'opérer que par une force surnaturelle,
figurée en l'espèce par le Roi, le représentant le
plus autorisé de Dieu sur la terre.

Il y a cependant eu, nous l'avons vu, quelques
exceptions à cette règle générale. Le souverain avait
des concurrents. Outre saint Marcoul, qui opérait et opère encore des guérisons, et sous le
vocable duquel sont placés plusieurs églises, chapelles ou autels, des particuliers ont joui du même
privilège.

Sous Charles X, un prince de HOHENLOHE, trei-
zième ou quatorzième fils d'un seigneur de Bavière,
qui prétendait descendre des Carlovingiens, s'était
attribué le pouvoir mystérieux de guérir, par attouchement, non seulement les écrouelles, mais toute
espèce de maladie. On avait attribué jadis un semblable pouvoir à l'aîné de la maison d'Aumont, en
Bourgogne.

Ce seigneur d'Aumont, comte de Châteauroux,
guérissait les écrouelles non par attouchement,
mais avec du pain bénit, et sa puissance de guéris-

seur lui venait, prétendait-on, de la possession d'une fontaine, près de laquelle on avait déposé les reliques des trois rois mages.

On croyait encore — et ceci n'est pas le moins plaisant de l'histoire — que des jeunes filles avaient la vertu de guérir les écrouelles et les squirres, « pourvu qu'elles fussent réellement vierges, et qu'elles prononçassent à jeun et toutes nues, cette formule : *Negat Apollo pestem posse recrudescere quam nuda virgo restringat* (1) ».

Dans une bonne moitié de la France, le septième enfant mâle est encore guérisseur de naissance (2); mais la cure ne confirme pas toujours le préjugé. L'abbé Thiers prétend qu'il a connu trois privilégiés de cette classe, dont deux n'avaient jamais opéré de guérison, et dont le troisième lui avoua que, devant sa réputation à son adresse, il n'était pas plus expert que ses consorts (3).

Toutes ces circonstances donnent lieu de douter que le privilège de *toucher*, sinon celui de *guérir* les écrouelles, ait été considéré, dans son principe,

(1) Leber, *loc. cit.*
(2) En Vendômois, en Touraine, comme dans le Poitou, le peuple croit encore au pouvoir du *Marcoul* (nom donné, nous le rappelons, au 7e enfant mâle). Avec le temps, son pouvoir curatif a même augmenté, car il passe pour guérir, outre les écrouelles, les maladies de la peau. Il y a peu d'années, la ville de Chartres possédait presque à sa porte un vrai *Marcoul*. On trouvera, dans le *Moniteur universel*, du 23 octobre 1854, et dans le *Journal de Chartres*, du 3 décembre, un excellent article de M. Ernest Menault, sur ce Marcoul beauceron. (Cf. la brochure de Ad. Lecocq, *Empiriques, somnambules et rebouteurs beaucerons*; Chartres, 1862.)
(3) J.-B. Thiers, *Traité des superstitions*. Voir aussi, sur ce sujet, *Erreurs et préjugés*, par Salgues, t. Ier.

comme le partage exclusif des rois de France ou de tout autre prince souverain (1).

Mais si la fonction thérapeutique, si le pouvoir curatif des rois s'est perpétué à travers les âges, c'est, selon l'expression d'un ingénieux critique (2), comme « le geste ancestral du guérisseur, qui continue, à travers les générations, le geste divin qui faisait, il y a des centaines de siècles, trembler et s'extasier de respect, de terreur et de vénération, les peuplades quaternaires. C'est le simulacre de l'antique imposition des mains, c'est l'exercice d'une vertu merveilleuse attachée, de temps immémorial, à la dignité royale... »

De nos jours, le médecin est-il jamais plus puissant, que lorsqu'il donne à la pratique de son art toutes les apparences d'un sacerdoce ?

(1) On ignore généralement que les princes de la maison d'Autriche prétendaient posséder un pareil pouvoir, mais l'exerçaient d'une autre façon. « Ils ont reçu, écrit un auteur du xviie siècle, de grandes grâces de la nature et de Dieu : de la nature, en ce qu'ils ont le menton long et les lèvres grosses... de Dieu, en ce que, donnant de leur main un verre d'eau à un goitreux, ils le guérissent, et baisant un bègue, ils dénouent sa langue. » (Cf. *Intermédiaire*, 10 août 1887.) Il n'y a que l'empereur d'Allemagne qui ne songe pas à guérir les écrouelles ; sans doute n'a-t-il pas été touché de la grâce, car nous avons idée qu'il aurait depuis longtemps, s'il y avait ajouté foi, tenté sur lui-même une expérience profitable.

(2) M. André MARY (*Revue moderne de médecine et de chirurgie.*)

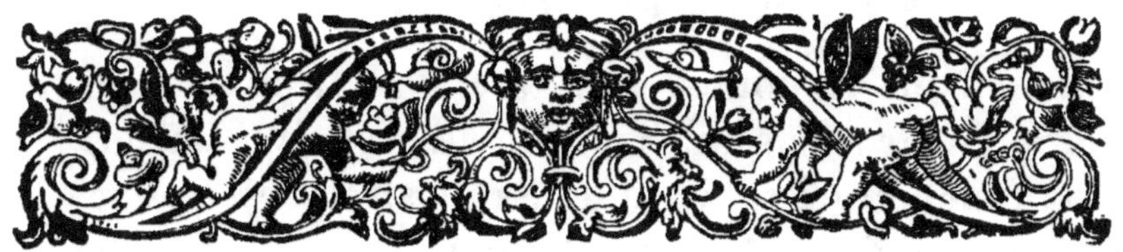

La Musique dans les Maladies

« L'esprit du Seigneur s'élant retiré de Saül, l'esprit mauvais le tourmentoit. Et les serviteurs de Saül lui dirent : Voicy le mauvais esprit de Dieu qui te trouble. Que nostre sire le Roy commande, et les serviteurs qui sont devant toy, chercheront un homme sachant jouër de la harpe, afin que quand l'esprit mauvais du Seigneur t'aura prins, qu'il jouë de sa main, et que tu le portes plus légèrement. Et Saül dist à ses serviteurs : Pourvoyez-moi donc de quelqu'un bien joüant de la harpe, et me l'amenez. Et l'un des serviteurs respondant dist : Voici, j'ay veu le fils d'Isay le Bethléhémite, qui sait bien jouër, et le Seigneur est avec luy. Saül envoïa donc des messagers à Isay, disant : Envoye-moy David, ton fils, lequel est ès pastures. Et ainsi Isay prist un asne chargé de pains et un flascon de vin, et un chevreau d'entre les chèvres, et l'envoya à Saül par la main de David, son fils. Et David vint à Saül, et se tint devant luy. Et Saül l'aima fort, et fut faict son escuyer. Et toutes fois que le mauvais esprit du Seigneur saisissoit Saül, David prenoit la harpe, et la touchoit de sa main, et Saül estoit récréé et se portoit mieulx, car l'esprit mauvais se retiroit de luy. »

C'est dans ces termes, d'une naïveté délicieuse, que « discrète et dévote personne, messire Pierre Frizon, chanoine et pénitencier de l'église primatiale de Reims », raconte, d'après la Vulgate, la cure musicale entreprise par le jeune vainqueur de Goliath. C'est à coup sûr, une des plus anciennes observations de musicothérapie que l'histoire nous ait conservées.

Si l'on n'avait égard qu'aux traditions grecques, il faudrait reporter l'origine de la musique à Hermès, le Mercure des Grecs, que les Égyptiens sous le nom d'Hermès Trismegiste, ont vénéré comme le père de toutes les sciences et de tous les arts. D'autres ont préféré attribuer la même origine au dieu Apollon, dont Esculape est le descendant direct, établissant ainsi, dès le principe, un lien de parenté entre la musique et l'art de guérir.

Pindare, le prince des poètes lyriques, nous a initié, dans l'une de ses odes, aux merveilles opérées par Esculape, appliquant au traitement des maladies des chants pleins de mollesse et de volupté.

Mais nous n'en avons pas fini avec les temps fabuleux. Qui ne connaît la légende d'Orphée, apprivoisant les animaux les plus féroces, en pinçant de la lyre, ou en chantant ? Qui n'a lu le récit, souvent relaté, de l'aventure d'AMPHION, bâtissant Thèbes de l'étrange façon que l'on sait : au son de sa lyre, les pierres venaient d'elles-mêmes se placer les unes sur les autres !

Il faut savoir dégager de ces mythes la part de vérité qu'ils renferment. La légende d'Orphée, est-ce autre chose que l'image poétique de l'effet civilisateur de la musique sur les peuples sauvages de son temps ?

Pour le cas d'Amphion, il nous paraît superflu de le soumettre à une analyse serrée ; n'y voyons qu'une métaphore, hardie autant qu'ingénieuse, qui exprime simplement la puissance de la musique, comme entraînement aux dures besognes manuelles. Qui n'a vu, dans les ports ou sur les chantiers, des hommes traînant un bateau ou soulevant un lourd fardeau, accompagner leurs mouvements de chants rythmés, qui rendent plus cohérent et par suite plus efficace leur effort commun ? C'est l'histoire d'Amphion dont ils nous donnent le spectacle, sans cesse renouvelé.

Certains chants mesurés et cadencés des matelots et des rameurs, des travailleurs en général, ne sont accompagnés que de paroles insignifiantes, que de mots ou de syllabes qui ne marquent que le rythme et la mesure ; et cette mesure et ce rythme aident puissamment au travail (1).

Les puiseurs d'eau et les bateliers du Nil ont conservé des chants traditionnels, qu'un observateur

_____

(1) *Spécification des diverses influences de la musique sur le physique et sur le moral*, par M. J. RAMBOSSON (Paris, Picard, 1877).

consciencieux (1) n'hésite pas à faire remonter à l'antiquité : ainsi s'expliquerait comment ont pu être accomplis, par les Égyptiens, les immenses travaux qui font notre admiration ; comment ils ont pu transporter au loin les masses énormes qu'ils ont extraites des carrières ou détachées des rochers, alors que la science de la physique et celle de la mécanique n'avaient pas atteint le degré de perfection qu'elles présentent aujourd'hui. La puissance des chants rythmiques a eu certainement une grande part dans la réalisation de ces merveilles de patience et de volonté.

Il y a donc une musique qui agit sur les nerfs conducteurs de la sensibilité ; une autre, sur les nerfs locomoteurs ; comme il en est qui impressionne les deux à la fois. C'est en se basant sur ces principes élémentaires, qu'on a tenté d'édicter une méthode pour le traitement des maladies par la musique.

En résumé, il convient de faire un choix intelligent et raisonné, entre les genres de musique qui agissent sur tel ou tel organe, qui influent sur telle ou telle puissance morale.

« Les sons violents grisent comme les sons capiteux, a écrit un musicographe (2)... Le peintre ou le poète, à l'audition d'une œuvre musicale, peut sentir se réveiller en lui toutes les forces créatrices de son imagination, et trouver un sujet de vers, un motif de tableau. Cette agita-

(1) VILLOTEAU, *De l'état actuel de l'art musical en Égypte.*
(2) *Philosophie de la musique,* par Ch. BEAUQUIER, ch. VII et VIII.

tion générale de la sensibilité joue pour lui le rôle de café, de vin, d'un excitateur quelconque, qui développe l'activité du système nerveux... C'est ce que l'on pourrait appeler *l'action alcoolique de l'art.* »

La musique peut, en effet, griser, enivrer, tout comme le vin ou l'absinthe, selon qu'elle est voluptueuse ou ardemment passionnée. Mais c'est de la physiologie élémentaire ; nous verrons plus loin comment les physiologistes de nos jours ont compris l'influence de la musique.

Au préalable, étudions la période, pour ainsi dire empirique, de la thérapie musicale; puis nous arriverons à la musicothérapie scientifique, à la médication musicale méthodiquement organisée.

On a dû s'apercevoir de bonne heure du pouvoir qu'exerçait la musique sur l'économie animale et, de fait, on lit déjà dans HOMÈRE que la musique fut prescrite à Ulysse, pour lui faire oublier la douleur consécutive à la morsure d'un sanglier.

La musique, sans détruire la cause de la douleur, ne peut-elle, en effet, en ôter le sentiment? Il n'y a là rien que de vraisemblable, puisque nous la verrons employer, par nos contemporains, comme anesthésique, ou plutôt comme auxiliaire de l'anesthésie.

CELSE qui, sans avoir jamais peut-être été médecin, a écrit sur notre art mieux que le plus habile et le plus expérimenté des professionnels (1),

(1) Cf. le *Dictionnaire historique de la Médecine,* par DEZEIMERIS, OLLIVIER (d'Angers) et RAIGE-DELORME, art. CELSE.

n'a pas manqué de mettre en lumière le parti que pouvait tirer la médecine de la musique, dans la cure de certaines affections; entre autres moyens d'agir sur l'esprit des aliénés, il conseillait le son des cymbales et autres instruments bruyants.

Cœlius Aurelianus nous entretient des bons effets que peut produire l'excitation de la musique, lorsqu'on en fait une judicieuse application (1). Le même parle d'un joueur de flûte qui, par « l'harmonie phrygienne », avait « enchanté la partie douloureuse, en lui imposant une espèce de palpitation, de sautillement (2) ».

Galien recommandait l'emploi de la musique contre la morsure des vipères et des scorpions.

Athénée, Théophraste et Aulu-Gelle l'ont mise en œuvre contre la sciatique et la goutte.

Démocrite assure gravement que la musique est un remède contre la peste ; et Thalès, de Crète, prétend avoir délivré les Lacédémoniens du fléau par ce même moyen : voilà un passe-temps tout indiqué pour les musiques militaires, en temps d'épidémie.

Dans la nuit du moyen âge, peu de faits précis à recueillir.

A la cour de la comtesse Mahaut d'Artois, au début du quatorzième siècle, les ménestrels

---

(1) *Revue britannique*, I, 1893, 56.

(2) *Effets et influence de la musique sur la santé et sur la maladie*, par le Dr Chomet (Paris, 1894, 211); cf. *Anecdotes historiques sur la médecine* (Bruxelles, 1879), t. I, 329.

sont mandés pour venir jouer de leurs instruments, afin d'apaiser les souffrances d'une sœur de la reine (1).

Plus tard, Philippe V, roi d'Espagne, ne pourra être distrait de ses accès d'hypocondrie que par les accents enchanteurs du célèbre Carlo Broshi, plus connu sous le nom de Farinelli.

Le prince était tombé dans une mélancolie qui non seulement lui faisait oublier les devoirs de son gouvernement, mais le soin même de sa personne. Farinelli venait d'arriver à Madrid ; la reine voulut essayer sur son époux l'effet de la musique, et la voix de ce chanteur merveilleux agit sur l'esprit du roi avec une telle puissance, qu'il parut sortir tout à coup d'un long rêve : il se laissa raser et habiller, et consentit à aller au conseil de ses ministres, ce qu'il n'avait pas fait depuis longtemps (2).

Il y a quelques années, en 1878, un peintre belge exposait une toile fort remarquable, tant par sa facture, que par le sujet dont l'artiste s'était inspiré. Le vieux peintre de Gand, Hugues Van der Goes,

---

(1) « L'une des deux sœurs, Jeanne, je crois, est gravement malade, en 1304, au bois de Vincennes ; Mahaut la fait soigner par Maître Girard de Haute-Oreille, physicien et homme de confiance d'Othon de Bourgogne : elle envoie en hâte un pèlerin à Saint-Jacques-en-Galice ; elle fait porter des cierges à Saint-Denis, à Notre-Dame, à Sainte-Geneviève, à Saint-Maur, à la chapelle du Roi ; elle fait distribuer d'abondantes aumônes aux pauvres et aux communautés de Paris « pour prier que Deix li donast santé » *puis elle entretient à l'hôtel pendant huit jours un ménestrel chargé de jouer de la harpe devant la jeune malade.* » *Mahaut, comtesse d'Artois et de Bourgogne,* par J.-M. Richard, 9 (Champion, éditeur).

(2) *Revue britannique,* loc. cit. (Cf. Fétis, *Curiosités hist. de la musique,* 443).

atteint d'aliénation mentale, vit tristement au fond d'un monastère, ainsi que languissait, dans le donjon du Louvre, ou dans quelque salle basse de l'Hôtel Saint-Pol, l'époux infortuné d'Isabeau de Bavière.

Les moines qui le soignent ont remarqué que, seule, la musique est capable de dissiper les hallucinations de son cerveau. Van der Goes, assis sur une cathèdre de bois sculpté, les mains croisées sur les genoux, les yeux perdus dans le rêve, dresse l'oreille, en entendant la voix angélique d'enfants de chœur, modulant un chant d'église, un de ces hymnes sacrés du quinzième siècle, qui constituaient toute la musique du temps ; et voilà que le front assombri du pauvre fou se déride ; que son regard, terne un moment auparavant, s'anime à ouïr cette mélodie qui paraît venir d'un autre monde.

Le prieur, debout derrière le malade, étudie les effets de ce remède d'un nouveau genre, sur le visage du malheureux confié à ses soins, et d'un geste il modère ou encourage les chanteurs. C'est d'un réalisme intense, d'une beauté tragique.

L'aventure de la princesse Belmonte Pignatelli peut être rapprochée de celle qu'on vient de lire.

La princesse venait de perdre son mari, et son désespoir était devenu de la stupeur. Cette inertie physique et morale allait s'aggravant de jour en jour ; l'affaiblissement de la raison amenait peu à peu l'anéantissement de la vie.

Tous les soirs, on portait la malade dans ses jardins, mais elle ne comprenait pas même où elle se trouvait. C'est alors que Rafl, le plus grand chanteur de l'Allemagne, qui passait à Naples, voulut visiter ces jardins, renommés pour leur beauté. Une des femmes de la princesse pria le grand artiste de chanter près du bosquet où la malade se trouvait étendue, Rafl y consent et chante un air simple, mais expressif et touchant. La mélodie et la voix de l'artiste se réunirent pour remuer profondément l'âme de la malade ; les larmes lui jaillirent des yeux ; elle pleura plusieurs jours et fut sauvée (1).

Encore un fait, emprunté par le Dr Masson (2) à la *Chronique portugaise*, et qui nous servira d'heureuse transition.

« Le roi Don Pedro, dans son terrible deuil d'Inès, qui lui dura jusqu'à la mort, éprouvait un besoin étrange de danse et de musique. Il n'aimait plus que deux choses, les supplices et les concerts, et ceux-ci, il les lui fallait étourdissants, violents, avec des instruments métalliques, dont la voix perçante prit tyranniquement le dessus, fit taire les voix du dedans et remuât le corps, comme d'un mouvement d'automate. Il avait, tout exprès pour cela, de longues trompettes d'argent. Quelquefois, quand il ne dormait pas, il prenait ses trompettes avec des torches, et il s'en allait dansant par les rues ; le peuple alors se levait aussi et soit compassion, soit entraînement méridional, ils se mettaient à danser tous ensemble,

---

(1) D'après les *Curiosités historiques de la musique*, par Fétis (1830).

(2) *Essai sur l'historique et le développement de la médecine légale*, par le Dr Masson (thèse de Lyon), 43.

peuple et roi, jusqu'à ce qu'il en eût assez et que l'aube le ramenât épuisé à son palais. »

Cette espèce de vertige collectif n'a jamais été plus manifeste que dans l'épidémie désignée dans l'histoire sous le nom de *tarentisme*.

On sait comment se déclara, parmi certaines populations d'Italie, cette singulière maladie : les personnes affectées tombaient bientôt dans un abattement extrême, accompagné de délire et d'un penchant insurmontable à se détruire.

Cette épidémie se répandit sur le peuple en masse, sans distinction de personnes. Une fin tragique était ordinairement le terme de ce désordre moral. C'est cette maladie qu'on a attribué longtemps (1) à la morsure de la tarentule, espèce d'araignée, fort commune dans le Midi de l'Italie.

L'unique remède consistait dans le jeu des instruments, suivant les goûts particuliers : c'était tantôt la guitare, tantôt la flûte, d'autres fois même les sons éclatants de la trompette ; toujours est-il que la musique seule opérait la guérison de cet état. Aux premiers accords, les malades se réveillaient de leur anéantissement, prêtaient une oreille attentive ; bientôt leurs membres se déliaient, ils marquaient la mesure, et suivaient toutes les modulations de l'instrument ; leurs mouvements devenaient de plus en

---

(1) « On a attribué très longtemps cette maladie à la morsure de la tarentule ; mais il est bien démontré aujourd'hui que la tarentule n'y a aucune part. Un Suédois, M. Kœler, est le premier qui l'ait prouvé, et M. Serao l'a confirmé avec plus de détails... » Tissot, *Des nerfs et de leurs maladies*, 1770 ; cf. Roger, *Traité des effets de la musique sur le corps humain*, 327 et suiv.

plus décidés, et les sujets finissaient par se livrer à la danse la plus passionnée. Suspendait-on les accords de l'instrument, toute cette agitation cessait, mais alors aussi l'affaissement et ses conséquences funestes ne manquaient pas de renaître. Il était indispensable de continuer la musique, jusqu'à ce que les malades, excédés, tombassent de lassitude. Dans cet instant, un sommeil délicieux les saisissait, et ils en revenaient parfaitement dispos (1).

On conçoit que la musique dansante puisse calmer les affections dans lesquelles l'exercice a son utilité ; aussi, lit-on, sans trop de surprise, l'observation, par C. Gessner, d'un Italien, souffrant de la sciatique depuis un an et qui, ayant dansé aux sons d'une musique entraînante, pendant une semaine, fut absolument guéri de sa maladie.

La cure, est-elle, en ce cas, attribuable à la musique, qui a chassé les préoccupations du patient, au point de lui faire oublier sa douleur, ou à la danse qui a provoqué une transpiration salutaire ? N'oublions pas que la danse, à elle seule, est un excellent agent de thérapeutique physique. Combien pourrait-on citer de jeunes personnes que le plus petit exercice fatigue et qui passent une nuit entière au bal à se trémousser et se balancer, sans trahir la moindre lassitude ?

Les faits que nous venons de relater sont moins problématiques que ceux dont se vante Porta,

____

(1) *Magasin pittoresque*, 1833, 141.

l'auteur du *Magia Naturalis* (1), qui vivait au temps de Louis XIII.

Porta était d'avis qu'on pouvait guérir toutes sortes de maladies par la musique, pourvu qu'on fît les instruments avec le bois des plantes passant pour efficaces dans la maladie qu'on avait à traiter : ainsi prétendait-il guérir les maniaques avec des flageolets de tige d'ellébore, de même qu'il restituait aux impuissants leur virilité avec des flageolets de roquette ou de satyrium (2).

Porta n'avait pas même le mérite de l'invention : Xénocrate avait songé, bien des siècles avant lui, à faire creuser des tiges d'ellébore, pour calmer ceux qui avaient l'esprit aliéné ; et Herménia, de Thèbes, employait un instrument, fait en bois de peuplier, pour dissiper la douleur de la sciatique (3).

Si la musique a eu quelque succès dans ces maladies, c'est que ceux qui jouaient de ces barbares instruments réussissaient à en tirer des sons harmonieux : la qualité du bois devait être de médiocre importance. Quoi qu'il en soit, le système de Porta paraît avoir joui d'une certaine vogue.

Au siècle suivant, à l'époque du Grand Roi, la musicothérapie devait être encore en faveur, si nous nous en rapportons à un passage de l'*Amour-Médecin*. C'est Clitandre qui parle : « Qu'on les fasse venir, s'écrie-t-il, parlant des musiciens ; ce sont des gens que j'amène avec moi, et dont je me sers tous les jours, pour pacifier avec leur harmonie et

(1) V. livre XXII (*Neapolis*, 1559, in-f⁰).
(2) ROGER, *infrà cit.*, 342.
(3) ROGER, *Traité des effets de la musique sur le corps humain* (Paris et Lyon, 1803), 126.

leurs danses les troubles de l'esprit ». Pour qui connaît le souci de documentation de Molière, nous avons là une indication.

Mais c'est au dix-huitième siècle que nous allons voir les premières tentatives de codification de la mélothérapie.

Le 1ᵉʳ avril 1769, la Faculté de médecine de Paris recevait en hommage le livre suivant : *Nouvelle méthode facile et curieuse pour connaître le pouls par les notes de la musique,* par feu M. F.-N. MARQUET (1).

Déjà, en 1758, Louis ROGER, médecin de Montpellier, avait donné une dissertation *De vi soni et musices iatricha,* dans laquelle il détaillait les différents secours que la musique fournit aux sciences médicales : le bruit d'un tambour avait guéri une fièvre rémittente ; à la suite d'un concert, un malade avait été soulagé d'une fièvre tierce, accompagnée de délire et d'insomnie, etc., etc.

DODART, membre de l'Académie des Sciences, ne craignit pas de relater l'histoire d'un musicien atteint de délire et dont la musique fut le seul remède. Voici comment les Mémoires de l'Académie rapportent le fait.

« Un musicien illustre, grand compositeur, fut attaqué d'une fièvre, qui devint continue avec des

____

(1) Seconde édition, augmentée de plusieurs observations et réflexions critiques et d'une dissertation en forme de thèse sur cette méthode ; d'un *Mémoire sur la manière de guérir la mélancolie par la musique,* et de l'*Eloge historique* de M. Marquet, par M. Pierre-Joseph BUCHOZ ; Amsterdam et Paris, 1769, in-12, P.-F. Didot.

redoublements. Le septième jour, il tomba dans un délire très violent, accompagné de cris, de larmes, de terreurs et d'insomnie. Le troisième jour de son délire, il demanda à entendre un petit concert dans sa chambre ; son médecin n'y consentit qu'avec beaucoup de peine.

On lui chanta les cantates de Bernier. Dès les premiers accords qu'il entendit, son visage prit un air sérieux, ses yeux furent tranquilles, les convulsions cessèrent absolument ; il versa des larmes de plaisir et fut sans fièvre pendant tout le concert ; mais dès qu'on eut fini, il retomba dans son premier état.

On ne manqua pas de continuer l'usage d'un remède dont le résultat avait été si inattendu et si heureux. La fièvre et le délire étaient toujours suspendus pendant le concert, et la musique était devenue si nécessaire au malade que, la nuit, il faisait chanter la personne qui le veillait. Enfin, dix jours de musique le guérirent complètement, sans autre secours qu'une saignée du pied, qui fut la seconde pendant sa maladie. »

Au commencement du dix-huitième siècle, Jacques BONNET avait édité l'*Histoire de la musique et de ses effets*, dont les matériaux avaient été recueillis par son frère, Pierre Bonnet (1), médecin de la duchesse de Bourgogne, et par leur oncle l'abbé Bourdelot. Il y raconte qu'étant à La Haye, en 1683, un écuyer du prince d'Orange lui fit entendre, dans la chambre du prince, un petit concert composé seulement de

____

(1) *Essai sur les maladies des artisans* (1777), 441.

rois excellents musiciens. Il lui dit que c'était la *potion cordiale* dont son maître se servait, pour dissiper la mélancolie ou pour se soulager quand il était malade.

GRÉTRY, dans ses *Mémoires*, a fait le récit d'un cas de folie guéri par la musique. « Le Hollandais qui m'a conté ce fait, dit Grétry en terminant, m'a assuré que le jeune homme guérit radicalement au bout de quinze jours. »

Un savant, membre de l'Académie des Inscriptions, BURETTE, dans une dissertation sur la musique des anciens, insérée dans le recueil de la docte compagnie, parle de plusieurs maladies que la musique est susceptible de guérir : de ce nombre sont la fièvre quarte, la peste, la syncope, l'épilepsie, la folie, la surdité, la sciatique, etc. ; et il cite à l'appui nombre d'auteurs grecs et latins (1).

La confiance des anciens dans les vertus de la musique allait très loin, nous l'avons déjà constaté, mais les modernes ont encore renchéri.

L'influence bienfaisante de la musique s'est surtout fait sentir dans les manifestations morbides du système nerveux et dans les affections mentales. On a pu avancer (2), sans risquer un paradoxe, qu'il n'est point de maladie où les remèdes ordinaires soient moins efficaces, et les effets de la musique plus certains que dans la mélancolie.

Wilh ALBRECHT a rapporté avoir guéri un mélancolique, qui avait pris un nombre considérable de

____

(1) *Anecdotes historiques sur la médecine*, t. II, 207 ; cf. *Curiosités de la littérature* (traduction de l'anglais), par M. T. P. BERTIN, sur la 5e édition, t. I (Paris, 1810), 232 et suiv.

(2) ROGER, *op. cit.*, 343.

remèdes sans succès, en faisant jouer devant lui un morceau qui eut le don de ramener ses esprits; c'était pourtant une phrase de plain-chant, très simple, presque sans intérêt (1).

On estimait jadis qu'il fallait s'attacher d'abord à découvrir l'instrument dont le timbre plaisait au malade ; et c'est à quoi s'employaient nos ancêtres, quand ils avaient recours à ce mode de thérapie.

Dans la mélancolie nerveuse, ils commençaient par des sons graves et lents, pour passer insensiblement à des sons plus animés. Le citoyen VÉRICEL, chirurgien aide-major de l'hôpital de Lyon, avait observé que les tons de basse convenaient généralement mieux aux mélancoliques ; d'autres avaient remarqué que les sons aigus portaient leur action sur les parties supérieures du corps ; tandis que les sons graves opéraient de préférence sur le bas-ventre.

Il existe des constitutions exceptionnelles auxquelles le sens musical fait défaut ; il en est d'autres, au contraire, qui ont une si grande passion pour cet art, qu'il faut se mettre en garde contre une excitation qui pourrait dépasser le but, en provoquant des sensations trop vives.

GRÉTRY se passionnait, s'exaltait tellement pour son art, qu'une fois au piano, on ne pouvait le détacher de sa partition. Il en oubliait le boire et le manger. Son inspiration et sa verve n'étaient

____

(1) On la trouve notée dans les *Mélanges des Curieux de la nature*, année 1682.

jamais si vives qu'au plus fort de ses souffrances.
Il crachait le sang, toussait d'une toux sèche, et
il fallait batailler pour le faire consentir au
repos.

Lagrange, le géomètre, éprouvait un tel ravis-
sement quand il entendait de la belle musique,
qu'il ne perdait aucune note du chef-d'œuvre
qui le charmait, tout en poursuivant la solution
des problèmes les plus ardus. Avec de pareils dilet-
tantes, il conviendrait de prendre quelques précautions, pour ne pas surexciter leur organisation
nerveuse.

Bellini, Donizetti, morts dans tout l'épanouis-
sement de leur talent, l'un phtisique et l'autre fou,
ne témoignent que trop des ravages de la surexci-
tation musicale.

Le *Stabat Mater* de Pergolèse, son plus beau
chef-d'œuvre, fut composé, dit-on, sur son lit de
mort : avec le dernier verset s'exhala son âme.
D'une complexion frêle et délicate, ce musicien
mourut prématurément, à l'âge de trente-trois
ans.

Mais la musique n'exalte pas seulement le système nerveux, elle excite encore l'activité de la
circulation. Grétry a signalé un effet surprenant
de la musique sur le cœur et le mouvement du
sang.

« Je mets, écrit-il, trois doigts de la main droite
sur l'artère du bras gauche, ou sur toute autre
artère de mon corps ; je chante intérieurement un
air dont le mouvement de mon sang est la mesure ;
après quelque temps, je chante avec chaleur un
air dont le mouvement est différent : alors je sens

distinctement mon pouls, qui accélère ou retarde son mouvement, pour se mettre à peu près à celui du nouvel air. Après cela, ajoute-t-il, dira-t-on que les Anciens avaient tort de dire que la musique rendait furieux ou calmait les individus bien organisés ou passionnés pour cet art ? »

Les mêmes effets ont été observés par BERLIOZ : « Rien au monde, dit-il, ne saurait en donner l'idée exacte à qui ne les a point éprouvés. Tout mon être semble entrer en vibration : c'est d'abord un plaisir délicieux où le raisonnement n'entre pour rien ; l'émotion croissant en raison directe de l'énergie ou de la grandeur des idées de l'auteur, produit successivement une agitation étrange dans la circulation du sang ; mes artères battent avec violence ; les larmes qui, d'ordinaire, annoncent la fin du paroxysme, n'en indiquent souvent qu'un état progressif, qui doit être de beaucoup dépassé. En ce cas, ce sont des contractions spasmodiques des muscles, un tremblement de tous les membres, un engourdissement total des pieds et des mains, une paralysie partielle des nerfs de la vision et de l'audition ; je n'y vois plus, j'entends à peine... vertige... demi-évanouissement...»

Berlioz n'est pas un cas isolé. Ne conte-t-on pas (1) que LA MALIBRAN, entendant pour la première fois, au Conservatoire, la symphonie en *ut mineur*, de Beethoven, fut saisie de convulsions telles qu'il fallut l'emporter hors de la salle ?

-----

(1) Dr H. CHOMET, *Effets et influence de la musique sur la santé et sur la maladie* ; Paris, 1874.

Le cas suivant est plus divertissant : c'est Bayle qui rapporte le fait, d'après Scaliger.

Un chevalier breton éprouvait un besoin si pressant, quand il entendait le son de la cornemuse, qu'il ne pouvait se soustraire à la nécessité absolue de le satisfaire. Un jour qu'il était au milieu d'une nombreuse compagnie, un de ses amis fit subitement entendre le son de l'instrument : le pauvre gentilhomme, pris à l'improviste, répandit dans ses chausses, en présence de toute la compagnie, témoin de sa honte et de sa confusion, le liquide qu'il n'avait pu retenir.

Les nourrices et les mères de famille sèchent souvent les pleurs de leurs enfants, en leur chantant des refrains gais ou monotones. Qui n'a vu des enfants pleurer sans qu'on pût deviner le motif de leurs larmes, se calmer subitement au son d'un instrument ? Comment agit, en ce cas, le fluide sonore ? Ne le recherchons pas pour l'instant ; continuons à relever des faits ; ces faits, nous essaierons de les interpréter un peu plus tard.

Bonnet, auteur précité, dit avoir connu plusieurs personnes atteintes de la goutte, qui parvenaient à apaiser leurs souffrances en entendant de la musique. Baglivi, qui n'était pas le moindre des praticiens, et dont le renom est parvenu jusqu'à nous, recommandait l'exercice et le mouvement aux goutteux qu'il traitait ; étaient-ils dans l'impossibilité de marcher, il leur prescrivait d'exercer au moins leur voix, soit en lisant tout haut, soit en chantant, soit même en conversant avec leurs amis.

Combien de troubles de l'estomac se trouvent soulagés par l'audition d'un morceau de musique ! Un médecin du siècle dernier demandait à ses malades, quand ils se plaignaient de digérer difficilement, s'ils mangeaient seuls ou en société ; s'ils étaient silencieux ou causaient durant le repas : c'est, qu'en effet, la parole, la conversation, donnent de l'activité aux organes, aident le sang à circuler, précipitent par suite la digestion. La musique concourt encore bien davantage à cet effet.

Les morceaux caquetés sont les mieux digérés, disait Mme de Sévigné ; quand on entend, pendant ou après avoir mangé, une bonne symphonie, on éprouve un bien-être particulier. MILTON, qui était aussi habile musicien qu'il était remarquable poète, ne manquait pas de chanter ou de jouer de quelque instrument, après son dîner ; BOERHAAVE prenait le même plaisir après chaque repas.

Un médecin qui fut — ce qui n'est pas banal — directeur de l'Opéra, et qui, de par ses fonctions, devait être pourtant blasé sur ce genre de spectacle, le Dr VÉRON, ne manquait pas d'occuper, tous les soirs, sa loge d'avant-scène du rez-de-chaussée.

— Quel plaisir pouvez-vous prendre, lui demandait un jour un confrère (1), à cet éternel spectacle ?

— Ce n'est pas mon esprit qui l'exige, répondit-il, c'est mon estomac : il ne peut digérer qu'en musique et en cadence.

Cette réponse du Dr VÉRON rappelle l'ordonnance fameuse de RÉCAMIER, qui, appelé auprès d'une du-

----

(1) Le Dr Amédée LATOUR, qui a conté l'anecdote, dans un de ses feuilletons de l'*Union médicale* (28 décembre 1872).

chesse du faubourg Saint-Germain, écrivit la prescription suivante :

L'estomac aime le rythme. Madame la duchesse prendra ses repas au son du tambour.

Pendant plusieurs mois, les habitants de la rue de Varennes purent entendre deux fois par jour, le matin à l'heure du déjeuner, et le soir à l'heure du dîner, deux tambours de la garde nationale, exécutant des *ra* et des *fla* sous les fenêtres de la salle à manger de Mme la duchesse.

C'était une longue observation qui avait conduit Récamier à cette pratique. A tous ses dyspeptiques qui n'avaient pas les moyens de se payer deux tambours de la garde nationale, il écrivait invariablement la même ordonnance :

L'estomac aime le rythme. Monsieur suivra pendant deux mois la retraite militaire, qui s'exécute tous les soirs sur la place Vendôme.

Et l'on voyait, en effet, tous les soirs, une interminable théorie de gastralgiques et de dyspeptiques, qui, en suivant les tambours et les clairons de la place Vendôme, suivaient religieusement l'ordonnance de l'original chirurgien.

Le professeur Rostan avait ordonné à une jeune femme, victime de l'abus des plaisirs du monde, une légère promenade pédestre, qu'elle avait grand-peine à faire. Cette dame rencontre un jour sur son passage un régiment précédé de sa musique, faisant entendre une marche guerrière, dont le rythme bien accentué lui facilita si bien sa prescription, qu'elle arriva, sans lassitude, jusqu'aux portes de la caserne.

Le régiment passant chaque jour devant son habitation, elle profita de cette circonstance pour allonger sa promenade et bientôt, sous l'influence de cette médication, ses forces épuisées reparurent avec la santé.

Dans la chlorose, l'action curative de la musique a été constatée par maints observateurs. Une jeune fille, que le moindre mouvement essouffle, qui ne peut faire un pas sans éprouver de violentes palpitations, fournira la carrière des plus intrépides danseuses, lorsqu'elle entendra les sons entraînants de l'orchestre.

Beethoven aurait guéri une phtisique, en composant la célèbre sonate du *Clair de Lune :* c'est, du moins, ce que raconte la légende.

Un soir d'été, Beethoven, déjà sourd, errait mélancoliquemont dans la campagne allemande. Au détour du chemin, une maison ; une croisée ouverte, une lumière vacillante. Deux pauvres paysans pleurent : leur enfant, une blonde Gretchen, de seize ans, pâle et belle, allait mourir. Il entre. La pauvre Gretchen soupirait sur son lit de douleur. Beethoven improvise, devant ce lit faiblement éclairé par les rayons de lune, une de ses plus belles œuvres. La jeune fille écoute, ravie et charmée. Elle respire... elle est sauvée !

Faisons la part de l'exagération et disons seulement que la musique a pu apporter un soulagement momentané chez certains phtisiques, ainsi que l'avait constaté le D\u02b3 Roger, qui en a tiré parti pour impressionner le moral, si souvent affecté, dans cette désespérante maladie.

Mais voici plus fort : l'auteur de la *Physiologie des Passions*, ALIBERT, aimait beaucoup la musique; il en connaissait toute la valeur comme agent curatif. Il fit un jour, de compte à demi avec BÉNAZET, le violoncelliste, une cure qui eut un grand retentissement en son temps. Des convulsions, des syncopes fréquentes, des crachements de sang, accompagnés de sueurs profuses, disparurent, chez une des poitrinaires qu'il traitait depuis déjà longtemps sans constater d'amélioration, et la convalescence revint, après huit ou dix séances.

Le Dr DESCURET a rapporté, de son côté, que Bénazet lui-même, dans son adolescence, atteint de fièvre typhoïde, avait été plongé dans une léthargie profonde, dont rien ne pouvait le sortir, lorsqu'un orgue de Barbarie, passant sous ses fenêtres, se mit à jouer la *Marche des Tartares*, de KREUTZER, pour laquelle le malade avait de la prédilection. La connaissance revint au moribond, et, plus tard, la santé (1).

Le Dr P. LACHÈSE, directeur honoraire de l'École de Médecine d'Angers, a conté comment CORVISART avait rappelé à la santé son fils aîné, qui présentait

(1) Sauvages a traité un jeune homme attaqué d'une fièvre intermittente, avec céphalalgie violente, au son du tambour : les amis du malade étaient obligés de battre de la caisse dans sa chambre, et ce bruit, étourdissant pour tout le monde, procurait au malade un soulagement merveilleux, quoiqu'il n'aimât pas la musique quand il se portait bien. (CHOMET, *op. cit.*, 213.) Bourdois de la Motte, qui fut médecin de Talleyrand, a signalé un cas à peu près analogue. (FÉTIS, *Curiosités historiques de la musique*; Bruxelles, 1830, 444.)

des symptômes analogues à ceux du précédent malade.

Il était médecin des troupes légères de la garde impériale ; son fils, âgé de trois ans, vif, sanguin, était choyé par tous les militaires, et souvent il se trouvait au milieu des musiciens. Vers la mi-vendémiaire an XII, il fut pris de fièvre typhoïde à marche rapide. Toutes les médications avaient été employées sans succès.

Corvisart eut l'idée de faire venir deux cors, deux bassons, deux clarinettes et un trompette. Ce dernier sonna vivement, dans un appartement éloigné du petit malade. Les sons aigus que l'enfant entendait presque journellement, produisirent bientôt un commencement d'action sur les paupières ; la musique se rapprochant, les lèvres se contractèrent. La déglutition fut plus facile, la respiration redevint normale.

Pendant quatre ou cinq jours, une demi-heure, matin et soir, on renouvela l'expérience. MM. Hallé, Leroux et Husson furent appelés par Corvisart à constater la résurrection.

Les fameuses cures, opérées par le *baquet mesmérien*, qui avait l'heureux privilège de distraire les fainéants de la cour et de la ville, trouvaient encore, dans le secours de la musique, un adjuvant précieux, dont l'habile jongleur ne manquait pas de tirer profit.

C'était toujours aux sons d'une harmonie vaporeuse et suave que commençaient les séances du baquet à la mode ; des flûtes et des hautbois cachés faisaient entendre leurs accords mélodieux pendant les passes magnétiques — et les malades en oubliaient momentanément leurs souffrances.

C'est surtout dans ce que nos médecins du siècle galant appelaient si joliment les *vapeurs*, que l'action des sons a pu se montrer efficace. POMME, l'auteur du *Traité des affections vaporeuses*, a cité nombre de guérisons opérées par ce moyen.

ROGER a rapporté le cas d'une demoiselle du département de la Drôme, présentant des symptômes nerveux rappelant la *catalepsie* : le son du violon la soulageait, et prévenait le plus habituellement l'accès.

L'histoire suivante, qui offre tous les caractères de l'authenticité, tendrait à démontrer que la léthargie serait, elle aussi, justiciable de la médication musicale.

En 1786, a conté Champfleury (1), dont nous abrégeons le récit, on voyait, près de la ville de Châteaudun, un couvent de récollets, jadis fort populaires dans la contrée et qui ne trouvaient plus guère de néophytes à recruter. L'un d'eux, nommé BÉRARD, vicaire de la paroisse Saint-Lubin, d'Isigny, avait un véritable talent comme organiste.

Un jour, le récollet, cloué dans son lit par une maladie subite, ne put se rendre aux orgues. La maladie se prolongeant, on fit appel à un habile praticien de Châteaudun, M. DESTRÉES, médecin du Roy. Celui-ci fut d'avis qu'il s'agissait de troubles spasmodiques de nature purement nerveuse et qu'il n'y avait pas lieu de s'inquiéter.

(1) *Histoire de l'imagerie populaire* (1886), 231 et suiv.

Mais un beau matin, voici qu'on vient apprendre au docteur que son malade a brusquement passé de vie à trépas. Le praticien va aussitôt s'assurer que son infortuné client a bien réellement cessé de vivre. S'emparant de la main du récollet, il colla quelques minutes l'oreille contre sa poitrine et présenta une glace devant les lèvres, sans constater aucun signe de vitalité.

Le corps devant rester exposé deux jours, il vint une singulière idée au médecin : celui-ci s'avisa d'aller trouver le chef de musique d'un régiment de dragons en garnison à Châteaudun, et lui demanda de mettre son orchestre à sa disposition.

Aussitôt dit, aussitôt fait. Le cortège traverse toute la ville, précédé par le médecin, qui prescrit aux musiciens de prendre place autour du cercueil, et de jouer de toute la force de leurs poumons, tandis que les frères récollets, agenouillés sur les dalles de la chapelle, feront retentir les voûtes de leurs chants funèbres.

Peu à peu le prétendu défunt se réveille d'un long assoupissement ; un imperceptible clignotement des paupières indique le retour à la vie; on renvoie la fanfare et on ne conserve que le chef d'orchestre, qui jouait à merveille du violon ; on va ensuite chercher un maître de danse, qui, sur l'invitation du docteur, se met à danser le menuet, qu'accompagne le violoniste. Au menuet succède la gavotte, puis la gigue... le récollet rouvre les yeux... il est ressuscité !

Cette guérison miraculeuse fit en son temps un bruit énorme; tous les journaux la relatèrent. L'image même la consacra. Enfin, le récollet

lui-même reconnut publiquement que c'était à
M. Destrées et à ses violons, qu'il devait sa résurrection.

L'hypocondrie, l'hystérie, l'épilepsie même ont
été modifiées sous l'influence d'une musique ap-
propriée. QUARIN a relaté une observation d'épilepsie guérie dans ces conditions, et par le fait seul
du hasard.

Un jour, la malade, ayant entendu de la musique, au moment où elle ressentait les signes pré-
curseurs d'un accès, n'en éprouva que le prélude.
Toutes les fois que l'accès devait avoir lieu, on mit
la jeune fille dans les conditions où elle s'était
trouvée une première fois, et « la nature, dit QUARIN,
contrariée dans ses dispositions vicieuses, perdit
enfin l'habitude des mouvements convulsifs (1) ».

Cette observation a été confirmée, en ces dernières années, par le professeur TARCHANOW, de
Saint-Pétersbourg, qui, au cours d'une conférence
traitant de l'*Influence de la musique sur l'organisme
humain*, déclarait que les malades du système
nerveux, et *principalement*, les épilectiques, ressen-
taient un certain adoucissement par la musique ;
mais que le remède devait être employé avec discer-
nement, pouvant parfois, s'il est mal appliqué,
produire des désordres pires que le mal.

Il y a bien longtemps que la musique a trouvé
son application dans la thérapeutique des maladies
mentales. Sans remonter aux époques mytholo-

____

(1) CHOMET, *op. cit.*, 223 ; cf. ROGER, *op. cit.*, 349.

giques, nous citerons seulement un passage d'un auteur du quinzième siècle, qui, à cet égard, est particulièrement explicite. Voici ce qu'écrit Ferrari da Grado (1), dans le chapitre qui a trait à la *frénésie* :

« Lorsqu'on attachera le malade, il faudra le faire aussi doucement que possible; on sera bon avec lui ; on s'efforcera de ne pas le mettre en colère ou de ne pas l'inciter à la tristesse ; on lui racontera des histoires amusantes, mais sans parler trop haut; il faut, comme le dit Mesué, le divertir sans trop de bruit, par exemple *en lui faisant entendre une musique douce, mais non pas éclatante comme celle des trompettes et autres instruments bruyants.*

« Les sons des trompettes et des orgues agitent les humeurs et ébranlent le cerveau. Mon fils à moi, J. Mathieu, tomba dans une attaque d'épilepsie, en entendant tout à coup des éclats de trompettes, un jour qu'il y avait une cérémonie de doctorat; en moins de deux heures, il était mort. »

C'est, hâtons-nous de le dire, une terminaison exceptionnelle.

De nos jours, on a essayé, dans les asiles d'aliénés, de ce moyen curatif et on ne s'en est pas trop mal trouvé. Dès 1840, Leuret inaugurait, à Bicêtre, les re-présentations dramatiques; il avait organisé, avec le concours de compositeurs et d'artistes, des séances

____

(1) Ferrari da Grado, *Une Chaire de médecine au XV* siècle* (thèse de Paris, 1899), 242 (note).

lyriques. Il publia même un recueil de chants pour les aliénés.

Le 15 août 1841, eut lieu à Bicêtre une grande fête. Trévaux, chef des chœurs de l'Opéra, et Mme Wartel firent entendre le *Gloria* et le *Credo* de Courtin, l'*O Salutaris* et l'*Ave Maria* de Cherubini. On joua aussi de petits vaudevilles, tels que *l'Ours et le Pacha*, l'amusante piécette de Scribe.

Les pièces gaies, les bouffonneries, et par dessus tout, les tours de prestidigitation, divertirent fort les spectateurs.

La tentative de Leuret n'était pas nouvelle : avant lui, Esquirol avait songé à utiliser le même moyen ; mais il n'avait pas eu lieu de s'en applaudir.

« On jouait, dit-il, une fois par mois, des comédies, des opéras et des drames, ordinairement deux pièces ; on ajoutait quelquefois un ballet.

« A la fête du directeur, on chantait des couplets inspirés par la circonstance et l'on tirait un feu d'artifice.

« Ce spectacle fut un mensonge, les fous ne jouaient point la comédie, le directeur se jouait du public, tout le monde y fut pris ; grands et petits, savants et ignorants, voulurent assister au spectacle donné par les fous de Charenton.

« Tout Paris y courut pendant plusieurs années. Les uns par curiosité, les autres pour juger des effets prodigieux de cet admirable moyen de guérir les aliénés ; *la vérité est que ce moyen ne guérissait pas*.

« Les aliénés qui assistaient à ces représentations théâtrales étaient l'objet de l'attention, de la curiosité d'un public léger, inconséquent et quelquefois méchant.

« Les attitudes bizarres de ces malheureux, leur maintien provoquaient le rire moqueur, la pitié insultante des assistants : en fallait-il davantage pour blesser l'orgueil et la susceptibilité de ces infortunés, pour déconcerter l'esprit et la raison de ceux qui, en petit nombre, conservaient la faculté d'être attentifs ? La faveur désignait ceux qui devaient assister au spectacle, elle excitait les jalousies, les querelles et les rancunes ; de là, des explosions subites de délire, des retours de manie et de fureur (1). »

Il faut lire, dans l'ouvrage d'Esquirol, les pages qu'il consacre à la musique, appliquée à la cure de l'aliénation et des affections qui s'en rapprochent ; il n'est pas de condamnation plus nette de cette méthode, bien qu'il ne nie pas qu'elle ait réussi parfois à soulager certains sujets.

« J'ai dû essayer, écrit-il, de la musique comme moyen de guérir les aliénés. J'en ai essayé de toutes les manières, et dans les circonstances les plus favorables avec succès. Quelquefois elle a irrité jusqu'à provoquer la fureur, souvent elle a paru distraire, mais je ne peux dire qu'elle ait contribué à guérir. »

Il reconnaît, toutefois, qu'elle a été « avantageuse aux convalescents ; elle apporte quelque allègement à la douleur physique et morale... il ne faut donc pas en repousser l'usage ».

(1) Esquirol, *Maladies mentales*, t. II, 579-580.

Les aliénistes de nos jours (1), conformément à l'opinion d'Esquirol, estiment qu'en prenant certaines précautions, on peut tirer parti de la musique, dans le traitement palliatif des affections mentales, mais il y faut beaucoup de doigté.

« Rien de plus simple, écrit le Dr P. DHEUR (2), que de jouer de la musique devant un aliéné, pour le guérir ; mais aussi rien de plus absurde, si l'on ne sait pas au juste quel genre de malade on a devant soi, quelles sensations il va éprouver, quelles idées vont éclater chez lui à la suite de cette intervention, en un mot quel bénéfice il doit en tirer. Ce serait mal connaître l'histoire clinique de l'aliénation mentale, que de croire que l'effet physiologique et le résultat thérapeutique seront les mêmes chez un homme sain et chez un aliéné. »

C'est, en somme, une récréation dérivative, mais non un agent curatif dont on puisse faire sérieusement état.

Si la musique ne paraît pas avoir produit des résultats très encourageants dans les affections mentales, il semble que, dans les affections morales, il n'en soit pas de même ; mais là encore les succès de la musique seront sous la dépendance de la main plus ou moins habile qui la mettra en œuvre.

« Dans les agitations et les tourments de l'âme,

<hr>

(1) V. le très intéressant article de Richard LEGGE, sur « la musique et la faculté musicale dans la démence », dans le *Journal de médecine de Paris*, 28 octobre 1894.

(2) Extrait de *La maison de santé d'Esquirol*, publié dans le *Journal d'hygiène*.

dans les orages du cœur, dans la perversion des idées et des facultés intellectuelles et morales, soyez prudents, conseille le Dr Chomet; et prenez garde d'aggraver le mal, au lieu de le guérir. En voulant inspirer l'espérance, ne provoquez pas le désespoir et, pour dissiper les nuages de l'esprit, n'allez pas y porter les ténèbres. »

Un exemple célèbre de maladie morale, guérie par la musique, est celui de George SAND.

« Il y a deux ans, écrivait-elle à MEYERBEER, j'allai au milieu de l'hiver, passer à la campagne deux des plus tristes mois de ma vie. J'avais le spleen, et dans mes accès je n'étais pas très loin de la folie...

« Quand les crises, suivant la marche connue de toutes les maladies, commençaient à s'éclaircir, j'avais un moyen infaillible de hâter la transition et d'arriver au calme en peu d'instants: c'était de faire asseoir au piano mon neveu... A un signal qu'il comprenait, il jouait ma chère modulation d'Alice au pied de la croix, image si parfaite et si charmante de la situation de mon âme, de la fin de mon orage et du retour de mon espérance....

« Comment ne vous bénirais-je pas, mon cher maître, qui m'avez guéri tant de fois mieux qu'un médecin, car ce fut sans me faire souffrir et sans me demander de l'argent; et comment croirais-je que la musique est un art de pur agrément et de simple spéculation, quand je me souviens d'avoir été touchée de ses effets et plus convaincue par son éloquence que par tous mes livres de philosophie (1)? »

____

(1) CHOMET, *loc. cit.*, 231.

Est-il une cure plus remarquable ? Et combien elle doit rendre fiers tous ceux qui jouissent de ce privilège, quasi divin, de rendre aux désespérés la foi dans l'existence, quand, sur le bord de l'abîme, ceux-ci sont pris du vertige qui, souvent, leur fait perdre l'équilibre ?

La musique a bien d'autres miracles à son actif ; mais il nous faut nous borner.

Nous avons fait connaître les principaux effets de la *mélothérapie;* nous ne ferons que signaler quelques singularités de cette thérapeutique, dont, par une exagération en sens inverse, on n'apprécie peut-être pas suffisamment de nos jours l'utilité.

Et d'abord, sait-on que la musique sert à dissiper les *terreurs nocturnes?*

D'après BETSCHINSKY et BERBEROFF, la thérapeutique musicale aurait une remarquable efficacité, aussi bien chez les jeunes enfants que chez les personnes âgées. Une boîte à musique débitant des airs joyeux procure, à l'égal des autres procédés hypnotiques, un sommeil paisible et calme aux neurasthéniques agités.

C'est chez une fillette de trois ans qu'a été faite l'application de ce moyen, aussi original que neuf. Le Dr Bestchinsky pensa qu'une pièce de musique, écrite en mineur et de caractère mélancolique, serait seule capable de donner les résultats cherchés.

Son choix s'arrêta à une valse de Chopin (le n° 2, des *Trois valses brillantes*). Le soir, avant que l'enfant se couchât, la mère lui joua cette valse et l'enfant resta très tranquille.

Pour juger de la valeur de son choix, l'auteur fit jouer une marche bruyante et aussitôt l'enfant qui, jusqu'alors, écoutait avec attention et avec plaisir, devint agitée et pria de cesser de jouer. On répéta alors plusieurs fois la pièce précédente et on coucha ensuite la fillette, redevenue tranquille.

Le résultat fut remarquable : le sommeil de l'enfant fut calme, sans qu'il y eût la moindre ébauche d'accès. Les séances furent répétées chaque soir et toujours avec le même résultat satisfaisant.

Pour se rendre un compte plus exact de ces résultats, l'auteur fit supprimer la séance musicale au bout de quatre soirs, et, la nuit où cette séance n'eut pas lieu, l'accès de peur nocturne revint, quoique moins intense qu'avant le traitement. Aussi renouvela-t-on ces séances, d'abord tous les soirs pendant cinq jours, puis tous les deux jours, en les espaçant de plus en plus, et les accès de terreur ne revinrent plus.

Au bout d'un mois de ce traitement, la guérison fut complète et définitive, ainsi que l'auteur a pu s'en convaincre une année plus tard.

La musique a encore réussi à soulager les douleurs d'une paralytique; celle-ci était une admirable chanteuse, passionnée de musique, avant de tomber frappée de paralysie : il s'agit de Sybil SANDERSON, qui eut ses jours de triomphe sur la scène de l'Opéra-Comique, il y a quelques années à peine.

Voici comment un de nos confrères de la grande presse, M. de NORVINS, a conté les péripéties de ce drame émouvant. Pour comprendre la suite de ce récit, il faut savoir que Sybil Sanderson avait épousé un riche Cubain, Antonio TERRY, qui, fortement épris d'elle, s'ingéniait à satisfaire tous ses caprices.

« Dès le début du mariage, dans les premiers jours de la lune de miel, miss Sybil Sanderson, devenue Mme Antonio TERRY, fut subitement atteinte par une terrible attaque de paralysie. Depuis ce jour, aucune amélioration sensible ne se manifesta, et la pauvre femme est demeurée immobile, sans qu'aucun mouvement dénote chez elle la persistance de la vie.

« C'est dans une villa de Saint-Germain que se réfugièrent le jeune milliardaire et son infortunée compagne. Il va sans dire que tous les spécialistes des maladies nerveuses, en Angleterre, en Allemagne, en France, furent appelés par M. Antonio Terry. Outre ces sommités, quatre médecins s'installèrent à demeure à Saint-Germain et se relayèrent pour passer les nuits au chevet de la malade. Ils étaient assistés de six gardes-malades, qui demeuraient toujours de service deux à deux.

« La passion intense que la brillante cantatrice éprouvait pour la musique, avait pris chez la pauvre paralysée une acuité maladive. Seule, la musique apportait à ses souffrances un léger soulagement. Aussi ses désirs furent-ils scrupuleusement comblés. Un jeune violoniste de grand talent, qui recevait de M. Terry des appointements princiers, fut attaché à la villa de Saint-Germain, d'où il ne s'absenta jamais.

« Un jour, la malade manifesta le désir d'entendre

l'opéra dans lequel elle eut jadis le plus de succès, *Esclarmonde*. Sans perdre un instant, M. Terry rassembla une troupe composée des artistes les plus célèbres de la capitale, et une audition d'*Esclarmonde* fut donnée dans la chambre même de Mme Terry.

« Mais, et c'est ce qui donne à ses attentions le plus touchant caractère, M. Antonio Terry ne se contenta pas de dépenser des sommes énormes au soulagement des souffrances endurées par sa compagne, il se condamna lui-même à la réclusion la plus absolue, ne quittant la malade ni jour, ni nuit, toujours empressé à deviner les souhaits qu'elle pouvait former et à les satisfaire. »

De quelle nature était cette paralysie, c'est ce qu'il serait peut-être intéressant de connaître.

Il y a quelques années, des médecins anglais prétendaient apporter une nouvelle et importante contribution à la mélothérapie : ils se faisaient forts de rendre la mémoire à ceux qui l'avaient perdue ! Grâce à une cure musicale, le pire amnésique retrouvait d'un seul coup le souvenir de faits qui lui avaient jusqu'alors échappé.

C'est encore un médecin anglais qui avait remarqué ou cru remarquer, que la musique, qui adoucit les mœurs, fait repousser le poil sur les crânes les plus glabres.

Chez les compositeurs, la calvitie serait aussi fréquente que dans les autres professions ; il n'en serait pas de même chez les instrumentistes. Le piano ou le violon — le piano surtout — préviendrait ou arrêterait la chute des cheveux. On serait tenté de le croire, à considérer les photographies de Paderewski, Borwich, Bird, etc.

Les violonistes n'échappent pas à la calvitie, mais celle-ci est partielle. Le violoncelle, la contre-basse, l'alto, la harpe, conservent encore assez bien les cheveux ; mais on aurait tort de se confier absolument au hautbois, à la clarinette, à la flûte, qui ne garantissent plus guère au-delà de la cinquantième année. Par contre, les instruments de cuivre exercent une influence fatale sur le cuir chevelu, notamment le cornet à piston, le cor d'harmonie, et surtout le trombone qui, paraît-il, déplume un crâne en cinq ans.

Pourquoi le trombone à coulisse aide-t-il à la chute des cheveux, tandis que le piano nous en préserve ? Cruelle énigme, dirait Bourget.

On n'a pas, du reste, étudié — et c'est une lacune que pourra combler quelque chercheur, qui voudrait occuper ses loisirs, — on n'a pas, disons-nous, étudié les effets comparatifs des divers instruments, et le pourquoi de leur action.

Ainsi le piano serait un sport dangereux, viennent de proclamer quelques médecins allemands, fondateurs d'une Ligue contre l'abus dudit instrument de torture ; par contre, l'accordéon exercerait une influence favorable sur l'organisme, par suite des mouvements musculaires qu'il provoque, notamment dans le bras gauche qui, manœuvrant le soufflet, est toujours en activité et cela sans fatigue, car le mécanisme est léger et cède sous la moindre pression.

La même action hygiénique s'exerce aussi sur les doigts de la main droite, dont cet instrument conserve et développe l'utile agilité. Que de vieillards se plaignent que leurs articulations se rouillent et s'ankylosent ! Qu'ils essaient de l'accordéon, et ils verront combien cet exercice leur sera salutaire.

La flûte a le don d'exaspérer certains tempéraments sensibles à l'excès. Hippocrate a rapporté l'observation d'un de ces phobiques de la flûte, le nommé Nicanor, qui était pris d'une émotion allant jusqu'à la terreur, lorsque les sons de la flûte parvenaient à son oreille après le coucher du soleil.

Dans un mémoire fortement étayé de faits (1), le Dr Gordon y de Acosta, professeur de philosophie à l'Université de la Havane, a fait une étude de chaque instrument, au point de vue thérapeutique.

D'après lui, le violon conviendrait aux hypocondriaques et aux mélancoliques ; la contrebasse réussirait à merveille dans les atonies nerveuses ; la harpe serait utile dans l'hystérie ; le hautbois rendrait le calme à un organisme désemparé. Le cor anglais apaise la colère ; la trompe dissipe le délire de la persécution ; le cornet combat l'obésité, et le trombone, la surdité. Quant au tambour, il convient indifféremment à toutes les affections nerveuses, mais principalement à celles de la moelle.

Le Dr Gordon ouvre aux praticiens des horizons insoupçonnés jusqu'à lui.

Mais revenons à la musicothérapie en général et achevons de dénombrer ses plus singuliers effets.

____

(1) *La Havane*, 1899.

Dans les *Archives italiennes de biologie*, le Dr Uberto Dutto a publié un gros mémoire, relatif à l'*influence de la musique sur la thermogénèse* : de nombreuses expériences lui ont permis d'établir que, chez les lapins, les poules, mais surtout chez les cochons d'Inde, la température du corps baisse tant que dure la musique, puis remonte aussitôt qu'elle cesse ; chez les pigeons, au contraire, et chez les oiseaux chanteurs, la musique déterminerait une élévation de température. L'auteur pense que la musique agit ici comme un stimulant augmentant l'activité du métabolisme cellulaire.

Voilà une conclusion inattendue et qui demanderait à être vérifiée par des expériences plus précises.

Quelle influence la musique exerce-t-elle sur la grossesse et sur l'accouchement? De patients expérimentateurs vont nous l'apprendre.

Pour Bordot, la musique étant capable, chez les personnes très sensibles, de développer telle ou telle passion, même violente. « On sent, dit-il, combien une femme enceinte doit être prudente sur l'emploi de cet exercice, et ne pas avoir recours à toute espèce de musique. »

D'après Delacoux, l'abus de la musique et... de la tragédie serait une cause d'accouchement prématuré.

« Il est à ma connaissance, dit-il, que plusieurs femmes avec le goût de la musique, n'ont pu arriver au terme de leur grossesse sans de nombreux accidents. »

Delacoux déconseille surtout l'usage « des instruments avec lesquels il faut être en contact immédiat : la harpe, la lyre, la guitare, par exemple, dont, par leur contiguïté, les vibrations « se communiquent facilement. ». Il est probable que, dans ces cas, de même que pour les pianistes, c'est bien plus la fatigue physique que l'influence émotionnelle de la musique qu'il faut incriminer (1).

« J'avoue, dit M. de Soyre, n'avoir jamais rencontré de femme ayant fait une fausse-couche pour abus de piano ; mais j'en connais quelques-unes qui ne pouvaient, étant enceintes, jouer de cet instrument que pendant très peu de temps. Elles sentaient rapidement des douleurs de reins apparaître. Je suis bien convaincu que, si elles avaient persisté, il en serait résulté des contractions utérines douloureuses avec toutes leurs conséquences. »

Mais il faut reconnaître qu'une pareille action ne peut guère se rencontrer que chez des femmes extraordinairement délicates.

Il y a quelques années, le Directeur de l'Assistance publique en Russie, le comte Patrassoff, racontait au Directeur de l'Hôpital Boucicaut, qu'il avait fait installer, à la Maternité de Saint-Pétersbourg, des orgues dont on tournait la manivelle, quand la femme commençait à ressentir les premières douleurs. Cela ne l'empêchait pas de souf-

(1) Bouchacourt, *La Grossesse*, 168-171.

frir, mais cela empêchait, du moins, les assistants d'ouïr les cris de la patiente. Pourquoi ne pas recourir au phonographe ? Ce serait, moins encombrant que l'orgue.

Rassurez-vous, on y a pensé.

Consultez le compte-rendu de la séance de l'Académie de médecine, du 14 mai 1901, et vous y lirez qu'un M. Drosner, dentiste de son état, avait imaginé, pour pratiquer une avulsion dentaire, sans trop faire hurler son patient, de placer à côté du sujet un phonographe, dont les deux récepteurs étaient fixés sur les oreilles dudit sujet.

Au moment où celui-ci commence à respirer du protoxyde d'azote parfaitement pur, au moyen d'un masque soigneusement adapté, il entend un air de musique, qui nécessairement attire et fixe son attention et, après inhalations, au bout d'un temps qui varie de une minute à deux minutes et demie, il est complètement endormi ; la conjonctive même est insensible et, pourtant, le sujet n'a respiré que 18 à 20 litres, en moyenne, de protoxyde d'azote.

Le masque est alors enlevé et l'opérateur a de une minute à une minute et demie pour pratiquer n'importe quelle intervention.

Si alors on interroge le malade, la réponse est toujours la même : il n'a absolument rien ressenti. il a perçu la musique, puis s'est endormi, et souvent l'air de musique est devenu le thème d'un rêve qui a occupé tout le temps du sommeil provoqué.

La musique a, du reste, parfois été utilisée comme adjuvant des hypnotiques, et cela dans les conditions suivantes.

J. Léonard CORNINO (1) fit construire, il y a quelques années, une sorte de capuchon acoustique, enveloppant la tête du malade, et qu'on mettait en communication avec un phonographe Edison. Le malade, coiffé du capuchon, était étendu sur son lit, et la tendance au sommeil était provoquée chez lui, soit par de légers hypnotiques, soit par la fixation d'un objet brillant tournant rapidement. L'auteur constata les plus heureux effets de ces vibrations musicales, pendant le sommeil, sur des personnes atteintes d'atonie physique et mentale.

Après la clinique, nous devrions étudier la physiologie, mais cela nous entraînerait beaucoup trop loin : nous préférons renvoyer aux travaux spéciaux (2).

En réalité, la musique ne paraît exercer aucune action *appréciable* sur les fonctions physiologiques (3), à moins que le bruit ne soit d'une inten-

---

(1) *Revue internationale d'électrothérapie*, 1899, 210.

(2) V. la communication de M. FERRAND à l'Académie de Médecine (séance du 13 août 1895), ayant pour titre : *Essais physiologiques sur la musique* ; le très important travail de MM. BINET et COURTIER (*Influence de la musique sur la respiration, le cœur et la circulation capillaire*), paru dans la *Revue scientifique* du 27 février 1897 ; DESTOUCHES, *La musique et quelques-uns de ses effets sensoriels* (thèse de Paris), etc., etc.

(3) M. BINET a rapporté, dans un de ses ouvrages (*Le Fétichisme*), un fait qui semblerait attester que la musique, ou plutôt une phrase musicale, comme nous l'expliquons un peu plus loin, peut avoir un effet physiologique : il s'agit d'une personne qui n'entendait jamais jouer au piano l'air du ballet de *Faust* (la nuit de Walpurgis), « sans éprouver des phénomènes d'excitation génitale ». Or, voici comment le physiologiste explique cette particularité :

« Le caractère voluptueux attaché à ce morceau de musique

sité exceptionnelle : coup de cloche, coup de gong, etc. On peut alors observer des troubles circulatoires ou respiratoires, analogues à ceux que provoquerait le choc subit et inattendu d'une forte détonation.

Il n'en est plus de même avec des phrases musicales, des airs déterminés : l'effet varie avec le caractère de la musique. « Cette différence entre la musique émotionnelle et la musique sensorielle atteste que les sentiments éveillés, les idées inspirées par une phrase musicale, jouent un rôle au moins aussi considérable, au point de vue qui nous occupe, que les sons plus ou moins harmonieusement combinés dont la phrase musicale se compose » (1). C'est « une sorte d'auto-suggestion ou plutôt de mimétisme, qui adapte l'émotion engendrée par la musique à la nuance cérébrale et à l'état d'âme de l'auditeur ». Que tel air ait été

tient évidemment au ballet qui l'accompagne, ballet où l'on voit un essaim de danseuses, belles, brillantes, décolletées, entourer Faust et lui faire mille agaceries. Lorsqu'une personne assiste à ce spectacle, il se fait une association inconsciente dans son esprit entre l'audition de la musique et la vue des danseuses.

« Supposons qu'il s'agisse d'une personne hyperexcitable. Si on joue devant elle au piano le ballet de la nuit de Walpurgis, l'air lui rappellera complètement ce qui se passait sur la scène, et ce souvenir sera assez intense pour lui donner une impression de plaisir génital. Ici, ce n'est pas la musique qui directement produit la réaction sexuelle, c'est le souvenir visuel suggéré ; mais supposons que ce souvenir visuel disparaisse même complètement et que l'audition du morceau continue à produire la même impression sensuelle, on pourra dire, dans ce cas, que cette musique a acquis la propriété d'agir directement sur le sens génital du sujet... »

(1) Emile GAUTIER, *Sur la musique* (Tablettes du Progrès, dans *La Lanterne*, 27 avril 1900).

entendu par un malade dans telle cirsconstance, vous pouvez, en rappelant cet air à son oreille, réveiller de bienfaisantes et curatives associations d'idées (1).

En attendant plus de précision, concluons que la musique est le plus souvent un *antispasmodique* ou plutôt un modificateur des impressions nerveuses ; elle est, en outre, nous l'avons vu, *antidyspeptique*, en ce qu'elle aide à la digestion ; elle facilite les fonctions secrétoires. Elle est aussi *sédative*, bien qu'il soit des instruments qui aient le don de provoquer une excitabilité dont s'accommodent mal certains tempéraments.

Ne réaliserait-on qu'une partie de ce programme, que nous serions autorisé à ranger la musique au nombre de nos agents de thérapie physique les plus actifs, les plus dignes de retenir l'attention.

Pour tout dire, les avantages de la musique en médecine sont supérieurs, sans conteste, à ses minimes désagréments, et cette constatation valait bien d'être faite.

(1) *Névropathes,* par le Docteur MONIN, 240.

Ces Processions dansantes

Il existe, au Rijks Museum, d'Amsterdam, dans la collection d'estampes de ce Musée, un très curieux dessin à la plume, attribué à Pierre Breughel le Vieux, et dont l'artiste a eu le soin d'établir lui-même la légende. « Voici, écrit-il, les pèlerins qui, le jour de la Saint-Jean, doivent danser à Muelebeek, près de Bruxelles ; quand ils ont dansé ou sauté sur un pont, ils sont guéris du *mal de Saint-Jean* pendant une année entière. »

L'image porte la date de 1569. Son auteur avait été, certainement, le témoin de la scène qu'il rend avec tant de fidélité et dont les personnages sont croqués sur le vif.

« Une série de femmes, soutenues chacune par deux hommes et précédées par des joueurs de cornemuse, soufflant à pleins poumons dans leurs instruments, se dirigent, en dansant, sur une seule file, vers une chapelle qu'on aperçoit dans le lointain et où se trouvent sans doute déposés

les restes du saint. Ce sont des gens du commun,
car leur mise est à peu près celle des paysans qui
figurent dans les tableaux de Teniers et de
Brouwers.

L'ordre de la procession se trouve de temps en
temps troublé; plusieurs pèlerins, en effet, en proie
aux tourments d'attaque dont le caractère ne peut
être méconnu, gesticulent, se contorsionnent et se
débattent sous l'étreinte de leurs compagnons;
ceux-ci — c'est là peut être leur principale fonction
— font tous leurs efforts pour les contenir et les
empêcher de tomber à terre.

La scène est, on le voit, fort animée; elle devait
être aussi fort bruyante, car quelques-uns des énergumènes semblent crier à tue-tête.

Sur le second plan, se voit un ruisseau, où des
serviteurs empressés vont puiser à l'aide d'écuelles.
L'eau qui y coule est douée peut-être de propriétés
curatives; en tout cas, elle pouvait servir à étancher
la soif dont souffraient les principaux acteurs (1)...»

Cette procession dansante, dont Breughel nous a
laissé une reproduction, pleine de caractère et de
vérité, et les professeurs Charcot et Paul Richer
une description si précise, existe encore à l'heure
actuelle, mais sous une forme légèrement différente: on la retrouve, le mardi de la Pentecôte, dans
une bourgade du grand-duché de Luxembourg, à
Echternach.

Le spectacle attire, chaque année, une foule considérable de touristes, accourus des cantons voisins

____

(1) *Les Démoniaques dans l'art*, par J.-M. Charcot (de l'Ins-
titut) et Paul Richer. Paris, 1887.

du Grand-Duché, de la Belgique, de la Hollande et surtout de la Prusse rhénane. Quelques rares Français s'y rendent aussi, soit dans un but de reportage pittoresque (1), soit par simple curiosité. Il y a, assez clairsemés, quelques médecins désireux de voir une manifestation collective d'hystérie ou d'hystéro-épilepsie qui, à vrai dire, ne se produit pas, parce que les épileptiques ou les hystéro-épileptiques qui assistent à la cérémonie sont en nombre relativement restreint et que, si une attaque survient, on s'empresse d'isoler le sujet, afin d'éviter la contagion par imitation.

Il n'est pas, d'ailleurs, indispensable que ceux qui ont participé ou participent encore à ces manifestations soient des psychopathes ou des névropathes. Si l'on s'en tient, cependant, à la tradition, le saint que l'on prétend honorer, en processionnant, à Echternach, avait la bienfaisante spécialité de guérir la danse de Saint-Guy, les convulsions et autres affections trépidantes.

Dans l'église paroissiale du lieu, saint Willibrord — tel est le nom du canonisé, qui n'est pas un des plus connus du calendrier — saint Willibrord est entouré de pèlerins et de malades en prières, qui l'invoquent à genoux.

A l'arrière-plan, on distingue un groupe de quatre danseurs, paraissant âgés, qui s'avancent en gesticulant et en fléchissant sur les jambes. C'est, comme le remarque très judicieusement le D^r H.

(1) *Magasin pittoresque*, 1er juin 1903 ; *Monde moderne* (article de M. EDGAR TROIMAUX) ; *Le Ménestrel* (article signé O. Bn.), etc.

MEIGE (1), un témoignage intéressant de l'ancienneté de la *procession dansante*, sous la forme qu'elle affecte encore aujourd'hui et dont notre distingué confrère nous a donné le tableau très habilement brossé.

« A l'ordinaire, conte-t-il, Echternach est une ville morte, dont les tranquilles habitants ont la lenteur et la placidité des gens de Flandre ; mais, aux abords de la Pentecôte, la vie renaît comme par enchantement... A Echternach, il n'y a guère que trois jours de travail : la veille, le jour même et un peu le lendemain de la procession. Aussi les mendiants se recrutent-ils surtout parmi les infirmes nomades... On voit surgir... tout un peuple de boîteux, d'amputés, de délabrés, qui se répandent dans la ville, en quête du bon coin pour le lendemain.

Aux alentours de l'église sont les postes de choix : chaque pilier du porche est bientôt flanqué d'une cariatide murmurante, ornée d'une pancarte explicative en plusieurs langues, afin que nul n'en ignore. Et l'on voit là, en de certains moments, d'étranges spectacles. Sans pudeur se font les comptes de la journée ; des poches trop pleines les pièces de billon débordent, tintent sur les dalles et, dans les gestes hâtifs pour les rattraper, des segments de membres insoupçonnés se révèlent... »

Les pèlerins sont, pour la plupart, arrivés la veille de la procession et se sont logés dans les hôtels ou chez l'habitant. La procession ne doit

(1) *Nouvelle Iconographie de la Salpétrière*, t. XVII, 1904.

commencer qu'à sept heures du matin; mais, dès quatre heures, on perçoit le brouhaha que produit la foule grouillante.

Les femmes sont presque toutes en noir, enfouies dans de lourdes jupes, plissées et bouffantes sur les hanches, figures austères enserrées d'épais bandeaux de cheveux plaqués et coiffées, souvent par-dessus un bonnet blanc, d'affreux petits chapeaux noirs, hérissés d'aigrettes vacillantes, fixés par des brides larges et raides nouées sous le menton.

Peu de bijoux, sauf quelques chaînes d'or, où ballottent de vieilles croix : mais beaucoup de parapluies de la plus respectable envergure et un accessoire qui semble obligé : le « cabas » de tapisserie, orné de rayures, de carreaux ou de fleurs, aux teintes criardes. Hormis le cabas, pas de couleurs : du noir qui bientôt vire au gris sous les flots croissants de poussière; ou bien, pis encore que le noir, le vert, ce vert sale, qui n'est ni le vert olive, ni le vert bouteille, mais un peu ce vert que les oies ont le privilège de fabriquer tout naturellement. C'est la couleur favorite des hommes, parés d'épais costumes verts, aux plis raides, ou de courtes blouses, vertes aussi, le cou ceint d'une cravate d'un vert plus vif, et quelquefois coiffés d'un feutre vert ... mais d'un autre vert encore.

La coiffure la plus commune est une haute casquette de soie noire, à visière, qui certainement a plus de trois ponts.

Quelques-uns portent une sacoche de cuir fauve, tenue par une large courroie en bandoulière.

Quant aux enfants, engoncés dans des complets

solides, choisis à dessein trop amples et trop longs, les épaules carrées, les jambes raides, ils ont l'air d'embryons de soldats allemands.

Bientôt éclatent le fracas des cuivres, le grincement des violons, le bruit strident des fifres, le son nasillard des clarinettes.

Voici, dans le lointain, poindre les premiers figurants de la cérémonie : les bedeaux, graves et dignes, les suisses, majestueux, qui précèdent une longue théorie de prêtres en surplis, entourant, sur deux files, la grande bannière, frangée d'or, laquelle porte, imprimée sur l'étoffe, l'image du saint révéré, que suit, abîmé dans sa dévotion, le respectable curé-doyen d'Echternach. Le cortège comprend ensuite les enfants des pensionnats, avec leurs oriflammes multicolores ; enfin, les fidèles.

C'est aux bords de la Sûre, verdoyante rivière qui marque la séparation du grand-duché de Luxembourg et de la Prusse rhénane, au pied d'une croix banale, dans une chaire dressée en plein air, au lieu où, dit la légende, saint Willibrord avait planté un tilleul, que le prêtre adresse à la foule recueillie un court sermon, qu'il termine par le *Veni Creator*, entonné en chœur par tous les assistants.

Le cortège se reforme ; après s'être arrêtés et inclinés devant l'effigie de Johannes Bertels, l'un des derniers abbés du monastère d'Echternach, bienfaiteur du pays, les « processionnants » arrivent au pied des premières maisons du village ; c'est la grande rue de la ville qui commence, en cet endroit, par une petite place irrégulière : place et rue sont noires de monde.

Dès ce moment, on peut braquer l'objectif.

Au dire d'un témoin, ce spectacle, impressionnant d'abord, stupéfiant ensuite, devient à la longue franchement attristant. Après le clergé et une masse de choristes, qui psalmodient les litanies du saint que l'on fête, s'aperçoivent les premiers danseurs, par rangées de six à dix.

D'abord les enfants, garçons et fillettes, les premiers nu-tête, en manches de chemise, sans col ni cravate, se trémoussent avec conviction, mais ne paraissent guère prendre souci de la mesure, en dépit des efforts de leurs maîtres, qui essaient vainement de les diriger. Les fillettes sont plus respectueuses de la cadence.

Très disciplinés se montrent les adultes. Les femmes, jeunes et vieilles, pauvres paysannes ou demoiselles de villages, en chapeaux à fleurs ou en bonnets, s'avancent sur une même file, liées les unes aux autres, soit par leurs jupes, soit par leurs tabliers, soit par leurs mouchoirs roulés autour de leurs poignets ; les hommes, la veste jetée sur le bras, le chapeau à la main, se tiennent coude à coude.

Au départ, malgré la longue marche, ils bondissent sans peine, presque avec légèreté, mais de la chaire rustique au tombeau du saint, il y a plus de douze cent cinquante mètres, un kilomètre et quart de polka !... Les plus robustes arrivent exténués (1).

Heureusement, la musique est là pour réveiller leur lassitude, et quelle musique !

(1) *Les Saints dansants d'Echternach*, par Edgar TROIMAUX.

Malgré tout, il est entraînant en diable cet air de polka ou de pas redoublé. Ce qui frappe l'auditeur, au dire des professionnels, ce sont les grandes variétés de mouvements dans lequel ce *leitmotiv* est joué : « tantôt c'est un *andante commodo*, comme pour notre vieille sarabande; tantôt, un véritable temps de polka ; tantôt même, ce temps de galop que les Viennois appellent *schnell-polka*. »

On peut juger de la cacophonie qui déchire les oreilles d'un musicien, quand il entend ce motif de danse répété sans trêve par une douzaine de petits orchestres et joué avec une vitesse très différente ; car la procession dansante est sans unité : chaque groupe musical exécute la danse selon ses idées, avec une vitesse véritable ; très peu observent le rythme traditionnel. On retrouve, néanmoins, le thème original : trois pas en avant et une légère génuflexion pour rester dans la mesure, puis deux pas en arrière et une pause.

C'est, en somme, un pas de polka, mais d'une polka que les femmes dansent lentement et régulièrement ; tandis que les hommes la dansent plutôt avec une vitesse qui exclut toute régularité.

Les vieux et les vieilles restent fidèles à une sorte de bourrée, telle qu'on la dansait encore il y a quelques années dans le Bourbonnais et en Auvergne, en levant haut les genoux et en tapant fort des pieds, avec des déhanchements de corps et des balancements de bras.

De temps à autre, un arrêt soudain se produit dans le remous de la procession. La musique cesse de se faire entendre. Danseurs et danseuses font une pause ; mais si les jambes ne fonctionnent plus, les bras ne restent pas inactifs : il en est plus d'un et plus d'une qui ne se font scrupule de les lever jusqu'au coude, avec une bouteille à la hauteur de leur bouche. Nombre de danseurs ne sont plus de la première jeunesse et ont grand besoin de ce réconfort. Ils ont beau être entraînés, les forces humaines ont des limites. Il est vrai que ceux qui appréhendent la fatigue ont la faculté de se faire remplacer. A la procession dansante d'Echternach, le système du « remplacement » est en vogue, comme au pèlerinage de la Mecque. Les personnes pieuses qui ne se sentent pas capables de se tenir sur leurs pieds, et le plus souvent à cloche-pied, pendant les deux ou trois heures que dure la procession, ont la ressource de louer, moyennant espèces monnayées, des remplaçants de leur sexe, qui s'offrent à des prix variables, mais généralement très abordables, en raison de la concurrence.

Le parcours n'est guère que de trois kilomètres, mais presque toujours il s'effectue en plein soleil, la tête nue, et ceux qui l'accomplissent se donnent un mouvement !...

Quand ils arrivent au sanctuaire, les pèlerins sont pour la plupart, à bout de souffle. Beaucoup restent en route, et on doit, parfois, leur porter secours. Il n'est pas rare, au dire d'un magistrat du pays, de voir de pauvres diables pris tout à coup, au milieu de la procession, d'une crise épileptique et qu'on est obligé d'emporter.

Quelques-uns même de ces malades ne peuvent assister à la cérémonie. Venus la veille de très loin, et exténués de fatigue, on les voit couchés au coin des rues, incapables de marcher, quelques-uns en proie aux crises de leur mal. Et l'on est obligé de les reconduire chez eux, sans qu'ils aient pu remplir le but de leur pèlerinage (1).

Mais ces cas pathologiques sont l'exception ; sur une dizaine de mille pèlerins (2), qu'il a vu défiler, et dont il a parcouru les groupes avant et après la procession, Meige assure qu'il a pu à peine entrevoir « deux petites choréiques et peut-être un tiqueur, mais de la grande chorée, de la chorée hystérique saltatoire, pas le moindre spécimen ».

Sans doute voit-on plus d'un masque extatique, plus d'une face grimaçante, plus d'un crâne bizarrement conformé, plus d'un sujet gesticulant à l'excès ; mais de véritables crises hystériques ou épileptiques ne s'observent plus... parce que la police est mieux faite.

A vrai dire, ce ne sont point, on en a fait la juste remarque, des convulsionnaires, puisque c'est une fois seulement par an, *à jour fixe*, qu'ils se livrent à leurs bizarres contorsions ; ils ne sont point en proie à un accès de frénésie pieuse, puisque leur chant et leur mimique commencent et cessent au gré de leur volonté : ils accomplissent un devoir, ils exécutent un vœu.

Quelle est l'origine de ce singulier pèlerinage ?

(1) *Les Démoniaques dans l'art,* par J.-M. Charcot et P. Richer, 36, note 1.

(2) Il y en a eu jusqu'à 15.000 et plus, certaines années. (Cf. *Intermédiaire des chercheurs,* ann. XIX, XX et XXI.)

Les uns le font remonter au xv° siècle, époque à laquelle aurait sévi, à Echternach, un mal étrange, une épizootie meurtrière. Les cultivateurs, atterrés, seraient venus processionnellement invoquer saint Willibrord, qui aurait conjuré le fléau. Dès ce jour, le pèlerinage aurait été institué, afin de prévenir le retour de pareils accidents.

D'autres ont rattaché la procession d'Echternach aux processions de flagellants et aux nombreuses épidémies de danse de saint Guy qui se multiplièrent au xiv° siècle. L'an 1374 vit surgir une véritable armée de danseurs frénétiques, qui traversèrent l'Allemagne, inspirant à tous une sainte terreur. Le clergé avait beau exorciser ces énergumènes, ils recommençaient plus loin leur folle sarabande et leurs gesticulations désordonnées. L'épidémie dura près de deux ans. Les mêmes faits se reproduisirent une quarantaine d'années plus tard. Le culte de saint Willibrord, saint Weitt, ou saint Witt, fut alors en très grand honneur. Les femmes surtout venaient implorer le saint, qui passait pour guérir les névropathies convulsives.

A tout prendre, les manifestations chorégraphiques unies au culte de la divinité se retrouvent dès les temps les plus anciens.

Dans l'antiquité hellénique, c'est Dionysos, le dieu des ivresses furieuses, toujours accompagné d'un bruyant cortège de Ménades et de Satyres, qui est l'objet de ce culte.

Les Curètes et les Corybantes, prêtres de Cybèle et de Rhéa, dansaient, aux fêtes de la déesse, au son des tambours, des trompes et des boucliers heurtant l'un contre l'autre.

Dans l'antiquité romaine, les prêtres saliens continuèrent la tradition des Corybantes ; les Bacchanales furent la suite des Dionysées.

De nos jours la chorégraphie religieuse ne subsiste pas qu'à Echternach (1): dans certains coins de Bretagne, ont encore lieu des danses processionnelles. Dans un petit village montagnard de Serbie, à Duboka, commencent, le lundi de la Pentecôte, des cérémonies chorégraphiques et musicales qui durent toute une semaine; le Dr Sabotic, de Belgrade, a rapporté y avoir assisté à de véritables attaques hystériformes (2).

Beaucoup plus connue que ses similaires, la procession des « saints dansants d'Echternach » est à peu près le dernier vestige d'un rite chorégraphique et thérapeutique, dont l'origine se perd dans la nuit des temps.

Ce n'est pas une manifestation du délire des foules, comme étaient dans le principe les cérémonies païennes dont il semble dériver ; on ne saurait y reconnaître les signes de la manie contagieuse ou de la névropathie collective. A l'heure actuelle, si l'on observe des cas d'hystérie ou d'hystéro-épilepsie, ils ne font pas la « tache d'huile », parce qu'on a soin de faire de la prophylaxie par l'isolement.

Il n'en reste pas moins que beaucoup de ceux qui

(1) *Intermédiaire*, 25 mai 1885.
(2) *Revue neurologique*, 30 avril 1904, 389.

participent à ces cérémonies d'un autre âge, gardent
la persuasion qu'ils peuvent être soulagés de leur
mal, en s'associant au culte rendu au saint guérisseur ; et, pour qui connaît l'influence de la psychothérapie, il n'y a pas lieu de s'étonner que d'aucuns
puissent tirer bénéfice d'une de ces ressources
que la thérapeutique classique dédaigne trop d'exploiter.

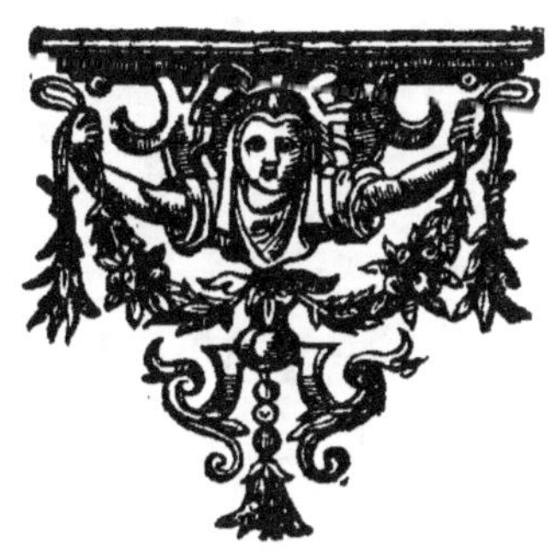

La Médecine vibratoire

On s'est souvent demandé, depuis que la traction mécanique a presque partout remplacé la traction animale, quels avantages on retirait de cette invention due au progrès (!) En attendant les conséquences à longue échéance, nous pouvons constater les effets immédiats, en montant dans un de ces véhicules dont un diminutif populaire a tôt fait de consacrer la fortune.

Selon la vitesse de « l'autobus », on est ou fortement secoué, ou simplement ébranlé. Que les trop fortes secousses aient de sérieux inconvénients sur la santé, surtout sur les sujets nerveux et particulièrement impressionnables, c'est un fait d'évidence que nous ne nous attarderons pas à démontrer.

Les premières voitures, on doit s'en souvenir, avaient été plutôt fraîchement accueillies, en raison même des malaises qu'elles occasionnaient. Ceux qui, par métier, comme les conducteurs, les watmen, etc., étaient tenus de rester plusieurs heures debout, se plaignaient, le soir venu, d'une fatigue extrême, de crampes dans les jambes, etc.

Des réclamations nombreuses se produisirent ; on réunit le conseil d'hygiène d'une part, les techniciens d'autre part ; des modifications furent apportées dans la construction des voitures, et les vibrations qui, au début, étaient intolérables, devinrent plus supportables. Notre éminent maître et ami, Lucas-Championnière, concluait son rapport, très étudié, par cette constatation consolante :

« Nous avons pu nous rendre compte que les trépidations sont largement atténuées avec le nouveau dispositif, dans la cour même du dépôt de la Compagnie, cour dont le pavage est fort défectueux ; ayant pris place successivement dans un autobus et sur un omnibus à trois chevaux, nous avons pu constater que ce dernier donnait des secousses bien plus accentuées que l'autre. »

On est, en effet, plus cahoté peut-être dans une hippomobile, mal suspendue, sur un sol raboteux et inégal ; mais les trépidations continues de l'autobus sont-elles préférables ? C'est, croyons-nous, affaire de mesure. D'une façon générale, tout remède est favorable à la santé, mais à la condition qu'il soit approprié au tempérament de celui qui y est soumis, ou qui s'y soumet ; car, ou l'on a besoin de recevoir le mouvement sans dépenser ses forces ; ou l'on peut être obligé de dépenser ses forces, sans recevoir de mouvement.

Nous n'entendons nous occuper, pour l'instant,

que de la première catégorie de ceux que leur état contraint à ménager leurs forces, et qui doivent s'en tenir à des mouvements passifs, sans que les membres aient à entrer en jeu.

Cet effet peut s'obtenir aisément, en se plaçant sur quelque chose de mobile : une balançoire ou une voiture, quel que soit le moteur. Dans le premier cas, on obtient un déplacement de tout le corps à la fois, un balancement ; quand le corps est secoué, il reçoit, en outre, un choc, qui ébranle ses parties et produit un mouvement de friction, lequel vient se joindre au mouvement de transport.

Si les secousses sont modérées, elle ne sauraient évidemment être que salutaires ; une fois que le mouvement est devenu insensible à l'œil et que les petits chocs se suivent rapidement, il ne se produit plus que ce que les physiciens appellent des vibrations ; dès lors, le mouvement qui ne peut plus donner de fatigue est arrivé au point où il peut être utilisé comme procédé curatif. C'est en s'appuyant sur ces données théoriques, qu'on peut expliquer les heureux résultats obtenus par une médication qui jouit, à l'heure actuelle, d'un certain crédit et qui, si elle est plus scientifiquement mise en usage que jadis, n'en dérive pas moins d'une méthode empirique, dont, il y a près de deux siècles, la vogue fut rapide.

Il y a vingt ans, nous exhumions, pour la première fois, un curieux document, que nous eûmes la satisfaction de voir faire le tour de la presse, le plus souvent, comme d'usage, sans indication d'origine. Nous avions découvert, là où nous ne songions guère à le rencontrer, que le véritable inventeur de la médecine trépidante, dont Charcot venait de lancer à nouveau la mode, n'était autre qu'un idéologue, dont quelques-uns des rêves les plus utopiques sont à la veille de devenir des réalités (1), j'entends parler de l'abbé de SAINT-PIERRE.

Chirac, premier médecin du roi Louis XV, venait de guérir un Anglais du spleen, par un voyage en chaise de poste, et il était d'avis que beaucoup de maux, attribués à la mélancolie, aux vapeurs, aux obstructions du foie et de la rate, pouvaient être traités de la même façon.

Mais, pensa le brave abbé, la chaise de poste n'est pas un remède à la portée de toutes les bourses ; comment y suppléer? C'est alors qu'il conçut l'idée d'un fauteuil à ressort, dont le jeu secouerait celui qui y serait assis, tout comme une chaise de poste en action.

Ce fauteuil était affermi sur un châssis, destiné à causer des secousses fortes et vives (2). Le nouvel instrument fut baptisé *trémoussoir* ; d'autres l'appelèrent *fauteuil de poste*.

Voici l'explication que donnait du néologisme l'*Encyclopédie*, de Diderot.

Dans une foule de circonstances où le mouvement paraît être le moyen le plus propre à guérir certaines affections, on a imaginé d'imiter à l'aide d'une machine celui que peut faire éprouver une voiture mue avec plus ou moins de rapidité. Cet appareil, nommé *trémoussoir* ou *fauteuil de poste*,

---

(1) Tel que le projet de paix universelle, que le Congrès de La Haye devait reprendre, et dont a bien pu s'inspirer le généreux philanthrope Alfred NOBEL.

(2) *Mercure de France*, décembre 1734.

peut être construit de diverses manières : en général, il faut que l'étendue, ainsi que la nature des mouvements qu'il communique et la durée du temps pendant lequel on en fait journellement usage, soient toujours réglées sur la disposition actuelle des malades.

Le 31 décembre 1734, fonctionnait le premier trémoussoir ; en faisant glisser le fauteuil, à des distances convenues, sur le châssis mobile dont on l'avait pourvu, et en augmentant la vitesse de la roue qui servait à l'actionner, on pouvait obtenir plus ou moins de « trémoussement ».

Mais il subsistait une imperfection : la machine faisait du bruit, pas assez toutefois pour empêcher celui qui était dans le fauteuil d'entendre ce qui se disait autour de lui. On fit donc appel au constructeur pour corriger ce défaut.

Celui-ci était un excellent machiniste, nommé Du Quet ou Duquet (et non Duguet)(1), qui, grâce à son ingéniosité, parvint à « diminuer le bruit de plus de moitié. » A dater de ce moment, le trémoussoir fit fureur.

Il faut dire que l'abbé de Saint-Pierre s'entendait mieux que personne à prôner son invention. Le malin abbé recommandait surtout son fauteuil aux

(1) Les Mémoires de Trévoux contiennent plusieurs travaux de ce machiniste, entre autres : *Lettre sur la manière de faire aller les vaisseaux contre le vent; Mémoire sur la possibilité de faire servir le courant des rivières pour remonter les bateaux,* etc. Ce fut lui qui exécuta, pour un Suédois, nommé Gunterfield, à qui un boulet de canon avait fait perdre les deux mains, deux mains artificielles, que le P. Sébastien Truchot, Carme Lyonnais, avait imaginées et commencées, mais qu'il ne put achever, ayant dû interrompre sa besogne pour se rendre, sur les ordres du Roi, à Orléans, où il devait construire un canal.

gens riches et sédentaires, plus sujets que d'autres aux engorgements. Ceux-là pouvaient avoir la machine chez eux. Quant à ceux qui disposaient de moins de moyens, ils en trouveraient toujours chez les apothicaires et les chirurgiens.

Les personnes saines, comme les mal portantes, devaient recourir au fauteuil : « les premières, afin de conserver leur santé », les secondes, « pour éviter des saignées de plénitude ».

Ce remède était un préservatif pour quantité d'incommodités. Il convenait « aux gens qui, pour leur santé, ont besoin d'aller à la chasse et se trouvent mal dans les lieux où ils ne sauraient chasser » ; et, aussi, aux « personnes infirmes ou âgées, qui n'ont pas la force de marcher assez longtemps pour faire un exercice suffisant pour leur santé ».

Les goutteux ne sauraient en éprouver que de bons effets, puisque leurs accès viennent « ou faute d'exercice suffisant, ou faute d'assez d'air dans le sang et de respiration assez fréquente et assez forte. » Cette machine ne serait pas moins nécessaire dans les communautés religieuses et « aux gens d'étude, qui n'ont point d'exercice corporel suffisant ».

Mais il est des services, ceux-là inattendus, que la machine était en mesure de rendre ; écoutons son inventeur nous les exposer.

Comme cette machine, écrit-il, fera moins de bruit qu'une chaise de poste sur le pavé, un ministre indisposé, assis sur le fauteuil, pourra facilement se faire lire les lettres, les placets, les mémoires ; ou s'en faire rendre compte par des commis, et leur dicter les réponses et les autres dépêches.

Il retrouvera ainsi un mouvement de stimulation nécessaire
à son sang et à ses autres liqueurs, que le repos excessif
de la chaise lui aurait peu à peu fait perdre.

Mais entendez la suite :

Le grand âge de nos ministres ne leur laisse pas souvent
assez de force, ni le ministère assez de loisir pour aider la
transpiration par la promenade à pied ou à cheval ; or, la
machine suppléera avantageusement ou au manque de
force ou au défaut de loisir, et fera ainsi durer la vigueur
du corps et de l'esprit dans les ministres âgés et les rendra
plus longtemps plus sains et plus utiles à leur patrie.

Il y avait bien d'autres bénéfices à retirer de la
nouvelle découverte, par exemple :

On pourrait placer deux fauteuils sur la machine, afin que
deux personnes pussent avoir le plaisir de converser en
prenant le même remède ; on pourra du fauteuil faire un lit,
en baissant le dossier et en élevant le marchepied. On pourra
faire mouvoir la machine par un poids, comme celui qui
fait tourner la broche et suspendre même le poids dans une
chambre voisine.

Il est vraisemblable, disait en terminant le bon
abbé, que « la machine se perfectionnera de jour
en jour, tant pour la santé que pour la commodité. »

La réclame porta ses fruits ; chacun voulut avoir
son « trémoussoir ». Voltaire, l'éternel hypocondriaque, ne fut pas le dernier à s'engouer de cette
nouveauté : écrivant au comte d'Argental, il lui
mandait, joyeusement, qu'il venait de se mettre dans
le fauteuil de l'abbé de Saint-Pierre et qu'il s'en
était fort bien trouvé.

On fit même, à cette occasion, un Noël, sur l'air

des *Bourgeois de Châtres* (1), qui ne fut pas imprimé, mais dont deux couplets nous sont parvenus :

> La Poste est chose chère,
> Tous n'ont pas de l'argent :
> Comment donc pourrait faire
> Un malade indigent ?
> A force de rêver, à la fin, j'imagine
> Certaine invention
> Dondon ;
> Duquet me construira
> La la
> Fort bien cette machine.

> A l'aide d'une chaise
> Mouvante par ressorts,
> On peut tout à son aise
> Se trémousser le corps.
> Cela fera filtrer plus aisément la bile ;
> Pour l'opération
> Don don
> Le patient aura
> La la
> Un trémousseur habile.

Comment, dans le monde médical, avait été accueillie l'innovation ? Mais, apparemment, avec une certaine faveur. Astruc, l'oracle de la Faculté de Montpellier, ne manqua pas de lui consacrer

(1) CHATRES (et non Chartres), gros bourg près Montlhéry, érigé en 1650 en Duché-Pairie, sous le nom d'Arpajon. Dans un Recueil de poésies françaises, imprimé à Paris (1562, in-16), sous le titre de : *Recueil de tout soulai et plaisir et parangon de poësie*, on trouvera une description (en vers) de la ville de Chastres, qui peut servir à faire connaître la situation ancienne de ce lieu, le nombre de ses églises, ses bâtiments, son commerce (note de MERCIER DE SAINT-LÉGER, manuscrit inédit).

une longue étude, dans une gazette répandue de l'époque (1).

Et d'abord, il entrait dans les plus minutieux détails, sur les sensations particulières qu'éprouve le patient qui s'assied dans le fauteuil mécanique.

On est exposé, dans ce fauteuil, aux mêmes secousses qu'on éprouve dans une chaise de poste, de devant en derrière, de droite à gauche et de haut en bas. Tantôt ces différents mouvements se succèdent de différentes façons, et tantôt ils concourent plusieurs à la fois.

On peut à son gré les rendre plus brusques et plus doux, plus prompts ou plus lents, plus violents ou plus faibles.

On peut donc, par le moyen de cette machine, dont la construction est simple et le mouvement aisé, faire un exercice raisonnable sans sortir de sa chambre, et un exercice d'autant plus utile qu'il réunit tous les avantages des exercices les plus vantés, surtout si la machine est dans un air ouvert ; car, d'ailleurs, toutes les parties du corps et surtout les viscères du bas-ventre se trouveront successivement exposés à des trémoussements, des compressions et des secousses fréquemment répétés, dont on peut régler la vivacité à son gré, qui sont assez longues et assez promptes pour procurer les mêmes effets que la chaise de poste, qu'on peut varier à l'infini selon les besoins et qu'on peut enfin se procurer avec facilité à peu de frais et sans se déranger du soin de ses affaires, auxquelles on peut vaquer dans le temps même qu'on est dans le fauteuil.

Avec son érudition coutumière, Astruc passe en revue tous les auteurs qui ont traité de la gymnastique et cite les principales machines qui ont précédé le trémoussoir.

1° *L'escarpolette,* connue autrefois sous le nom de *Petaurum* ou *Doscellœ,* dont il paraît, par quelques passages des anciens

---

(1) *Mercure de France,* avril 1735.

auteurs, qu'on se servait souvent, par principe de santé;

2° Les lits mobiles en forme de berceaux, connus dans les ouvrages des anciens (1) sous le nom de *Cunœ*;

3· Les lits suspendus par les quatre angles, *lecti pensiles*.

Hippocrate avait parlé d'une machine approchante, dont il recommande l'usage. Mais l'invention de ces lits suspendus doit être rapportée à Asclépiade de Pruse, qui faisait de la médecine à Rome avec éclat du temps de Pompée....

4° Cœlius Aurelianus, célèbre médecin du iv° siècle, fait mention d'une autre machine plus compliquée, employée de son temps pour faire faire de l'exercice... mais dont il n'a donné aucune description, quoiqu'il en désigne suffisamment l'usage.

5° Enfin... les différents moyens que Bernard de Gordon, professeur fameux de la Faculté de Montpellier, dans le xiii° siècle, propose pour faire faire de l'exercice dans la chambre aux personnes qui y sont retenues pour leurs affaires. Quelques-uns de ces moyens paraîtront peut-être puérils, mais ils prouvent du moins de quelle importance le médecin croyait qu'il était de tâcher de suppléer, en quelque façon que ce fût, à l'exercice qu'on n'avait pas la commodité de faire d'une manière plus utile...

En dépit de ces références multiples, le trémoussoir n'eut qu'une vogue éphémère ; il était venu au monde deux siècles trop tôt !

L'abbé de Saint-Pierre en fut pour ses frais d'invention et l'ingénieur Duquet, pour ses frais de fabrication, bien qu'il eût baissé ses prix et perfectionné ses appareils (2). L'abbé eut beau

---

(1) Oribase, Celse.

(2) Voici le prospectus du sieur Duquet. « M. Duquet, auteur de la Machine, demeure rue de l'Arbre-Sec, au *Vase d'Or*.

« Les malades qui voudront essayer chez eux l'effet de la machine pendant quelques jours, donneront 3 livres pour le premier jour et 25 s. pour chacun des autres jours qu'ils la garderont.

« On donne 12 s. pour voir la machine, et pour en faire l'essai.

« L'auteur a trouvé le moyen d'ajouter aux nouvelles machines

faire savoir *urbi et orbi* que la machine avait obtenu le plus grand succès, qu'on en avait construit d'analogues à la Haye, à Berlin, à Bruxelles et à Londres ; le trémoussoir n'en fut pas moins relégué, pendant cent cinquante ans et plus (1), dans la galerie d'archéologie médicale, d'où Charcot devait, si opportunément et si bruyamment, l'exhumer.

Mais, avant Charcot, il convient de le mentionner, un médecin du xviiie siècle, habitant Bordeaux, avait reconnu l'utilité, dans le traitement de la phtisie, de l'exercice, notamment de l'équitation — ce en quoi il ne faisait qu'imiter Sydenham — et, à son défaut, de la voiture, voire même de la navigation.

Selon Pierre Desault, tel est le nom du praticien bordelais, l'effet de la cure était exclusivement dû aux secousses ; il se montre là-dessus des plus explicites.

Quelle concrétion dans le poulmon, quel tubercule peut-on imaginer, qu'un million de secousses excitées par le mouvement du cheval dans un même jour ne seraient capables de briser et de détruire, surtout quand elles sont redoublées le lendemain et jours suivants, sans relâche ?

___

qu'il a envoyées dans les pays étrangers, le mouvement vertical de haut en bas au mouvement horizontal de droite à gauche, ce qui les rend beaucoup plus commodes et plus utiles à la santé. »

(1) Cependant, on relève, dans une lettre écrite, vers 1750, par Mme de la Condamine à M. de la Beaumelle, un passage où il est question d'un « chariot semblable à ceux des enfants », dans lequel se promène son mari, le célèbre astronome la Condamine, alors affligé de la goutte. Elle dit encore que, « pour se faire circuler le sang », la Condamine se sert parfois « d'une balançoire suspendue à la porte de sa chambre. » Ne serait-ce pas là un ressouvenir du fameux trémoussoir ?

Le poulmon peut recevoir plus d'utilité de cet exercice que pas un autre viscère, la nature qui met tous ses mouvements à profit, semble l'avoir suspendu dans la cavité de la poitrine comme un battoir de cloche prêt à girouetter, pour ainsi dire, aux mouvements ordinaires et extraordinaires du corps, pour accélérer dans ce viscère la circulation des liqueurs et prévenir aussi la génération des concrétions ou tubercules, ou les détruire dans leur naissance.

Guérir la phtisie par l'exercice, après tout, cela n'était pas si déraisonnable.

Mais ce n'est pas le poulmon seul qui profite dans cet exercice ; l'obstruction du foyer qui accompagne la phtisie s'enlève en même temps ; l'estomac et les autres viscères sont rétablis dans l'intégrité de leurs fonctions...

L'exercice recommandé était celui du cheval. Mais comme tout le monde n'est pas en état d'en faire la dépense, à ceux-là, Desault recommande le lit ou fauteuil suspendu à des ressorts, « dans lesquels on mettrait le malade pour l'agiter et pousser d'un bout de la chambre à l'autre... » Et, comme Astruc, il cite ses références (1).

Asclépiade guérissait les maladies, en plaçant les malades dans un lit suspendu, et les agitant... Les peuples de Dalmatie ont encore jusqu'à ce jour retenu l'usage du lit suspendu pour la guérison de leurs maux... L'expérience de toutes les nations prouve que cette agitation continuelle est un remède réel, puisque dans tous les païs du monde les nourrices ont trouvé l'usage du berceau, pour faire taire leurs enfants, en calmant par cet exercice soit leurs coliques, leurs inquiétudes, les douleurs que peuvent causer la sortie des dents, etc., sans qu'on puisse dire que ce soit l'effet de

---

(1) *Dissertation sur les maladies vénériennes, la rage et la phtisie*, par P. DESAULT, docteur en médecine, etc. Bordeaux, 1738.

l'imagination, car les enfants à cet âge n'en sont point susceptibles.

Il est naturel de penser que les percussions de l'air frappent mollement la surface de nos corps, et accélèrent la circulation du sang et des autres liqueurs... Outre cet avantage, on peut trouver, par le moyen des ressorts, auxquels le lit ou le fauteuil seront suspendus, l'utilité de la secousse analogue à celle que produit le mouvement du cheval... On ne doutera pas un seul moment des bons effets que les percussions alternatives de l'air peuvent produire, si l'on donne un peu d'attention aux grands effets que la musique opère. On ne peut point nier que son action ne dépende des percussions de l'air et de ses vives ondulations.

Desault a-t-il connu le trémoussoir de l'abbé de Saint-Pierre, en tout cas, il n'en fait nulle mention ; et il faut bien dire aussi qu'il étendait singulièrement les applications du système. Desault était, du reste, nous dit M. Hector Grasset, « un esprit éminemment scientifique ; c'est un précurseur des théories pastoriennes, et c'est lui qui donna le premier le tubercule comme cause efficiente de la phtisie. »

La méthode vibratoire, actuellement mise en pratique, diffère notablement, il convient de le spécifier, de celle dont se servaient nos pères.

Dès 1880, Vigouroux et Boudet, de Paris, se sont occupés des vibrations rapides dans les maladies nerveuses : ils employaient le diapason. Thure Brandt, en 1882, se servait uniquement de la main ; il en était de même de Kellgren, qui recourait au même procédé, pour diminuer la douleur et faire résorber les exsudats. Mais les vibrations manuelles sont fatigantes ; de plus, elles n'ont ni la vitesse ni la régularité des vibrations mécaniques.

Liedbeck (de Stockholm) employa le premier un

vibrateur mû par un moteur à main. Bourcart (de Genève) le remplaça par un moteur électrique, donnant 1.500 vibrations à la minute et qu'il utilisait dans le massage de l'utérus et de ses annexes (1).

En 1890, Braün, de Trieste, présentait au Congrès de Berlin un travail sur la thérapeutique vibratoire dans les affections des muqueuses du nez, de l'oreille et du larynx. Deux ans après, Charcot faisait connaître son fauteuil trépidant et Gilles de la Tourette son casque vibrant (2).

Ayant depuis longtemps observé que certains malades se trouvaient soulagés par un voyage prolongé en voiture ou en chemin de fer, Charcot fit construire un fauteuil, mis en action par un moteur électrique et qui, par des mouvements d'oscillation assez énergiques, donnait au patient la sensation qu'il était assis sur la banquette d'un wagon fortement cahoté : d'où le nom de *fauteuil trépidant*, dont on gratifia ce délicieux instrument de torture.

Le professeur de la Salpêtrière pronostiquait que ce procédé thérapeutique ne tarderait pas à prendre rang parmi les médications les plus répandues et les plus salutaires. Charcot n'a pas, à ce qu'il semble, été trop mauvais prophète, car depuis lors, il n'est guère de maladies qui ne se soient montrées justiciables de la vibrothérapie.

En 1894, le Dₐ Oulmont en signalait les bons

---

(1) Nous tenons à dire combien, pour l'historique moderne de lavibro thérapie, nous sommes redevable à **MM**. le Dₐ Saquet (de Nantes) et Mengeaud (de Nice), dont les travaux nous ont été précieux.

(2) Cf. la *Chron. méd.*, 1ⁿ octobre 1912, 608.

effets dans la thérapeutique des névroses ; en 1897, Stapfer, à la clinique Baudelocque et Jayle, en 1898, à l'hôpital Pascal, l'ont employée dans les déviations utérines, les constipations opiniâtres, etc.

En Autriche, en Allemagne, en Suisse, en Angleterre, partout enfin la médecine vibratoire revient en faveur.

Au Congrès de l'Association française, tenu à Nantes en 1898, le Dr Saquet a rapporté de nouvelles expériences, destinées surtout à éclairer l'action physiologique de cette médication. Il a rappelé, entre autres choses, que tous les gymnastes suédois connaissent l'action analgésiante des trépidations locales, action quelquefois immédiate et durable, comme dans le lumbago musculaire, la migraine, la gastralgie ; d'autres fois incomplète et momentanée, comme dans les névralgies, l'hémiplégie avec contracture, la maladie de Little, le rhumatisme chronique.

On a crié récemment au miracle, parce qu'un habile homme, qui a fait retentir à grand fracas tous les gongs de la publicité, prétendait faire marcher les estropiés de toute nature à l'aide de son instrument ; on voit, par l'aperçu historique qu'on vient de lire, qu'il n'a rien inventé, pas même l'exploitation des gogos.

Deuxième Partie

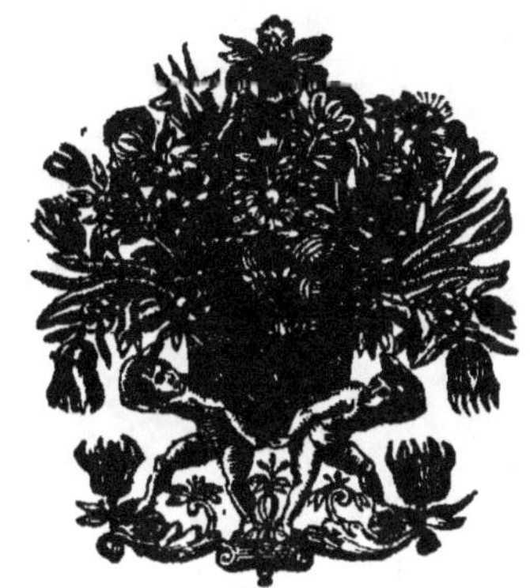

La Santé par le Rire

On ne suit plus les prescriptions de l'École de Salerne et c'est un tort : ce traité de médecine, en vers aphoristiques, mérite mieux que le dédain dont l'accablent nos contemporains. Dans le *Régime de santé* se rencontrent, à côté de préceptes que ne désavouerait pas la science la plus autorisée (1), des règles d'hygiène générale, dictées par l'expérience et qui sont de tous les temps et de tous les pays. Entre cent, choisissons celles-ci :

Veux-tu jouir en paix d'une santé prospère,
Chasse les noirs soucis, puis tout emportement ;
Ne bois que peu de vin, soupe légèrement ;
Souviens-toi de marcher quand tu quittes la table ;
Du sommeil en plein jour crains l'attrait redoutable ;
Crains en toi le séjour de l'urine et des vents :
Fidèle à ces conseils tu vivras de longs ans.
Es-tu sans médecin ? Les meilleurs, je l'atteste,
Ce sont, crois-moi, repos, gaîté, repas modeste.

(1) V. l'étude du Dʳ Blind, dans la *Chron. méd.*, 15 sept. 1912, 563.

Sans doute, il dépend de l'homme, de sa raison, de sa volonté, d'éviter les excès, d'être sobre, de faire de l'exercice, de ne pas dormir dans la journée : c'est de l'hygiène et, par suite, c'est là sagesse ; mais est-il toujours en notre pouvoir de chasser les « noirs soucis », les maux et les chagrins ; de s'abandonner à la joie, quand on a mille motifs d'être triste ?

C'est, assurément, un état heureux pour qui en jouit ; et celui-là peut se féliciter, que la nature a doté d'un pareil tempérament. Car la gaîté est, comme on l'a dit, « fille et mère de la bonne santé, » et qui est naturellement gai n'a pas souvent besoin de recourir au médecin.

Mais ne peut-on faire naître les occasions de se réjouir ; dissiper la mélancolie chez les neurasthéniques, en leur prescrivant des spectacles divertissants, des conversations joyeuses, des lectures amusantes ? Il est vraiment surprenant qu'il ne se soit pas encore établi des marchands de gaieté.

Détrompez-vous, cette profession existe et ceux qui l'exercent sont, nous assure-t-on, des mieux achalandés.

Il existe, en effet, à Londres, dans un quartier des plus élégants, une dame qui apprend à rire à ses clientes, qui enseigne le moyen de faire naître les jolies fossettes au milieu des joues et de montrer une belle rangée de dents blanches. Les leçons sont chères ; mais, comme elles sont profitables, nul ne songe à se plaindre.

Voici, d'autre part, qu'une gazette de Boston nous apprend qu'un homme d'esprit inventif s'engage, pour la modique somme d'un écu, à faire rire les sujets les plus moroses. Feu Brisson lui-même aurait perdu toute sa gravité, s'il avait pu le consulter et qui sait, peut-être Caron ne l'eût-il pas embarqué de sitôt pour l'ultime voyage. Ne raillons pas ce spécialiste qui, dans son genre, est un grand philanthrope. Remercions-le au contraire de nous fabriquer du rire, d'en débiter à un prix modique, car c'est une denrée qui devient de plus en plus rare.

Que sont, après tout, les théâtres de comédie, sinon des boutiques où se vend le rire ? Et les écrivains humoristes, et toute cette floraison de journaux qui s'appellent le *Rire*, le *Sourire*, ne répondent-ils pas aux besoins d'un temps où les occasions de s'égayer se recherchent, sans que toujours on les trouve ?

Qui nous donnera les recettes du rire ? Qui mettra le rire en pilules ? Car qui ignore encore que le rire possède des vertus hygiéniques et curatives ?

L'excitation du rire est surtout utile à l'enfant ; c'est un des instincts qui s'éveillent d'abord chez lui, avant même celui de la parole. Il semble que les enfants manquent d'air respirable, s'ils ne peuvent rire à l'aise. De quoi s'amusent-ils ? De tout et de rien : de la lumière, qui les met en joie ; de l'air frais qui les caresse ; du sourire qui se penche sur eux : ils rient spontanément, comme ils reposent. C'est pour eux un besoin aussi nécessaire que le boire et le manger.

Un pédiatre fameux, Baumes, n'a-t-il pas écrit : « On s'est bien convaincu que le ris est une espèce d'exercice très salubre dans l'enfance ? » Il faut donc s'attacher à amuser les tout petits ; ils grandiront et pourront conserver cette propension à la gaieté que, dès le jeune âge, on aura développée.

La bonne santé, nous ne saurions le trop répéter, est liée à la bonne humeur. Nous prescrivons avec succès le chant, la déclamation, pour fortifier ou développer les organes respiratoires et vocaux ; pourquoi ne recommanderions-nous pas le rire, exercice utile autant qu'agréable, en ce qu'il aide au jeu de nos principales fonctions, la respiration, la digestion et parfois même la miction ?

C'est, comme on l'a bien dit, le plus doux assaisonnement de l'appétit, ce que Plutarque appelle en quelque endroit le dessert des gens studieux et doctes : il n'est auxiliaire plus efficace pour l'élaboration des substances alimentaires, dont il favorise et accélère le cours dans le trajet tortueux des voix digestives.

Existe-t-il des règles en l'art d'exciter le rire ? Vous les chercheriez vainement dans nos classiques, et cependant, il y a de nombreuses observations qui attestent les propriétés curatives du rire. Des malades, restés rebelles aux médications les plus savantes, ont guéri contre toute espérance, grâce à un accès de rire opportun.

Il est incontestable que le rire peut agir mécaniquement d'une manière favorable. Pechlin (1) a rapporté l'histoire d'un jeune homme qui, dans un éclat de rire, évacua un épanchement traumatique

____

(1) On a vu, écrit cet auteur (*Obs.*, cent. III, obs. 28), des femmes accoucher fort heureusement, lorsqu'on les excitait à rire.

de poitrine qui menaçait sa vie ; n'a-t-on pas conté qu'Erasme rejeta dans les mêmes circonstances, une vomique qui le suffoquait (1) ?

Ce qui a été une cure accidentelle, on a tenté de le réaliser systématiquement. Le 17 février 1899, un praticien italien faisait part, à la *Société médico-chirurgicale de Bologne,* des résultats qu'il avait obtenus, en se servant du rire comme moyen expectorant. Dans cinq cas, notre confrère avait eu recours au rire convulsif ; et il avait réussi à provoquer la toux et l'expectoration, toutefois seulement lorsqu'un produit morbide encombrait les bronches et les alvéoles pulmonaires.

Mais c'est une arme qu'il faut manier avec précaution, et la prudence exige qu'on y renonce dans les cas de lésion cardiaque, de péritonite, et chez les sujets trop nerveux. On s'en serait bien trouvé, au dire du Dr Roy, dans le catarrhe bronchique ; et, s'il faut en croire le Dr Thomas, médecin de la marine, dans la pleurésie, lorsqu'après la thoracentèse, le poumon refoulé par l'épanchement contre la colonne vertébrale ne revient pas occuper son siège primitif : l'air, alors, qui ne peut plus s'échapper de la poitrine que par brusques saccades, dans le phénomène du rire, à cause de l'occlusion convulsive de la glotte, cherche une issue vers les extrémités terminales des bronches, et force ainsi peu à peu les alvéoles à se déplisser (2).

Un cas qui rentre à peu près dans le même ordre

(1) Féré, *Pathologie des émotions,* 301.
(2) Cas cité dans une allocution du Dr Brémond, au 131e banquet de la *Presse scientifique.*

de faits est celui qu'a rapporté Richerand, qui vit s'échapper par jets rapides, pendant les secousses du rire, le pus provenant d'un abcès par congestion situé dans la région lombaire.

On a souvent reproduit le conte de ce cardinal se mourant d'un abcès de la gorge, qui risquait de l'étouffer. Déjà ses serviteurs, le croyant irrémédiablement perdu, s'emparaient de ses effets les plus précieux. Un singe, dont les gambades amusaient le prélat, voulut imiter ce qui se passait sous ses yeux. Campé vis-à-vis de son maître, il coiffa la mitre de l'agonisant, qu'il plaça sur sa tête le plus drôlement du monde. A cette vue, le moribond fut pris d'un tel fou rire, que l'abcès se rompit, un flot de pus s'échappa et celui qu'on avait condamné sans ressources revint à la santé.

Barthez, le savant professeur de Montpellier, a cité une observation qui a de l'analogie avec la précédente : celle d'un nommé Asti, chez lequel une vomique s'ouvrit et s'évacua au dehors, à la suite d'éclats de rire provoqués par la lecture d'un livre plaisant.

La provocation du rire peut également faire cesser le hoquet ou l'éternuement ; on a même observé qu'un vomissement, causé par un spasme du pylore, a cédé à l'émotion d'une joie subite.

Si la fièvre peut être produite par une gaieté excessive, il n'est pas rare de la voir tomber sous l'influence des mêmes circonstances.

Quand on annonça à Lady Hamilton la nouvelle de la victoire d'Aboukir, elle écrivit à l'ami de son cœur, l'amiral Nelson, cette épître exubérante :

Mon cher, cher Sir. Comment vais-je commencer ? Que vais-je vous dire ? Il m'est impossible d'écrire ; car depuis lundi dernier, je délire de joie et je vous assure que *j'ai eu la fièvre causée par l'agitation et le bonheur...* Je me suis évanouie quand j'ai appris cette heureuse nouvelle ; je suis tombée sur le côté et me suis blessée, mais maintenant je suis guérie, et je considérerais comme glorieux de mourir en pareille circonstance (1).

Mais si la joie donne la fièvre, elle peut aussi la faire disparaître : ne conte-t-on pas que le professeur Coringius fut guéri d'une fièvre tierce, par le plaisir qu'il éprouvait à causer avec le célèbre anatomiste Meibomius ? Alexandre de Palerme traita Alphonse-le-Sage, en lui lisant Quinte Curce (2) ; la lecture de Tite-Live aurait produit le même effet sur Ferdinand-le-Catholique. Ce ne sont pas, nous direz-vous, des livres bien folâtres ; mais de même qu'on peut rire sans être en joie, il est bien permis d'éprouver du plaisir sans démonstrations extérieures. Quoi qu'il en soit et pour reprendre le fil de notre discours, la fièvre est justiciable de la médication que nous préconisons, et un exemple, historique celui-là, est là pour le confirmer.

C'était au moment où Henri IV était occupé à réduire les Ligueurs. Un fils naturel de Charles IX, le duc d'Angoulême, qui suivait l'armée royale, fut contraint de s'arrêter à Meulan, retenu par une fièvre opiniâtre.

Les médecins qui le soignaient désespéraient ; quand tout à coup, l'un d'eux s'avisa de ce stra-

(1) A. Fauchier-Magnan, *Lady Hamilton*. Paris, 1910.
(2) V. R. Giganon, *Dissertation sur la gaité dans ses rapports avec la médecine* (Paris, 1818), 21.

tagème. Il fut convenu que le secrétaire du duc, son intendant et son capitaine des gardes, se présenteraient ensemble devant le lit du prince, entièrement vêtus de blanc.

Le capitaine des gardes, qui était au milieu, frappait alternativemement sur la joue de ses deux voisins, qui avaient, chacun sur la tête, un bonnet rouge orné de plumes de coq et qui, de leur côté, s'efforçaient d'enlever au capitaine sa coiffure non moins grotesque que celle dont ils s'étaient affublés.

A la vue de cette scène, le malade se soulève sur sa couche et est pris de tels transports qu'un saignement de nez abondant se produisit, qui le soulagea et fit tomber la fièvre qui le tourmentait depuis plus de trois semaines. Un séjour à la campagne acheva sa convalescence.

Vous connaissez au moins de nom le Dᵣ Dumont, de Monteux ; peut-être avez-vous lu son curieux *Testament médical ?* Dumont, qui était un hypocondriaque obstiné, écrivait, en 1876, à notre ami Brémond, qu'il avait connu dans sa jeunesse un vieux monsieur de Dunkerque qui avait été atteint d'une fièvre intermittente, qu'aucun remède ne pouvait soulager. En désespoir de cause, notre homme part pour Paris, pour y consulter Antoine Dubois. Le jour de son arrivée, on le conduit au Théâtre-Français, où l'on jouait le *Mariage de Figaro*. Il se divertit tant à ce spectacle, qu'à partir de ce moment, il ne se ressentit plus de ses accès fébriles.

Cela nous rappelle une anecdote qui, je crois, a été déjà relatée par Astruc.

Astruc donnait ses soins à une dame, atteinte de

la plus sombre mélancolie, contre laquelle tout son art avait échoué. Pendant qu'il écoutait ses doléances, il lui vient une inspiration : si vous alliez ce soir au Théâtre-Italien ? Elle suit le conseil que lui donne l'Esculape. C'était le fameux Dominique, surnommé *Carlin*, qui jouait le rôle principal ; à voir ses contorsions et ses grimaces, elle rit de si bon cœur qu'elle voulut le revoir, et peu à peu son caractère se modifia et reprit son équilibre.

Mais voici qu'à son tour Dominique, l'acteur, se présente dans le cabinet du docteur qui avait traité la dame. Astruc, qui ne le reconnut pas, lui fit la même prescription qu'à sa cliente, il l'engagea à aller voir Carlin.

— Mais alors, s'écria l'Arlequin, je suis perdu, s'il n'y a pas d'autres ressources à mon mal ; car Dominique-Carlin, c'est moi !...

Si l'on voulait établir un dossier complet de toutes les affections justiciables du rire, les vieux auteurs, notamment Amb. Paré, Morand, Tissot, etc., nous apporteraient leur contribution. Mais il n'est pas que les traités scientifiques pour se documenter, les écrivains profanes peuvent aussi nous renseigner (1) : n'est-ce pas Voltaire qui a conté le trait suivant ?

(1) Ecoutons le récit de Palaprat, un auteur dramatique dont les productions ont sombré dans un injuste oubli : « J'étais, dit-il, depuis dix ou douze ans, nouveau Sisyphe, condamné à rouler une grosse pierre, quand M. Maréchal, ce prince des chirurgiens, me fit l'opération. Et je suis persuadé que si son habileté et la légèreté de sa main commencèrent ma guérison, sa douceur et la gaîté de son humeur la perfectionnèrent. Il ne s'approchait jamais de moi qu'avec un visage riant, et moi je le reçus toujours avec un nouveau couplet de chanson sur quelque

La Maréchale de Noailles était un jour au chevet de Mme de Gondrin, l'une de ses filles, en péril de mort, et que toute la famille entourait, fondant en larmes.

« Mon Dieu ! s'écrie à un moment la maréchale, rendez-la moi et prenez tous mes autres enfants. »

Le duc de la Vallière, qui avait épousé une autre de ses filles, s'approche de sa belle-mère et la tirant par la manche :

« Madame, lui dit-il, les gendres en sont-ils? »

La gravité comique avec laquelle il avait prononcé ces mots fut telle, que la maréchale, toute affligée qu'elle fût, ne put s'empêcher d'éclater de rire devant la malade qui, apprenant ce qui venait de se passer, rit plus fort encore que les autres. Nous ignorons si le mal disparut du même coup. Ce fut, en tout cas, une diversion salutaire.

Que le rire favorise la circulation générale, la transpiration cutanée (1), l'expectoration bronchique, voire la sécrétion des larmes, ce n'est pas pour nous surprendre; mais qu'on en ait constaté les heureux effets dans la jaunisse (2), dans le scorbut (3), dans certaines affections

sujet réjouissant. » Préface de la comédie des *Empiriques*. C'est le même Palaprat qui disait : « Parlez-moi d'un médecin de bonne humeur ! Volontiers je lui passerais une drachme d'ignorance pour une once de gaieté. »

(1) Sanctorius, *Aphorismes*, section VII.

(2) Pechlin, cent. III, obs. 20.

(3) Milmann trouve que la tristesse et le chagrin sont une des causes les plus susceptibles de favoriser la formation du scorbut; il en donne pour preuve Vandermine, qui vit cette maladie sévir sur les habitants avec beaucoup plus d'intensité,

chroniques et réputées presque incurables, comme la paralysie ou la goutte, nous en témoignerions plus de scepticisme.

On a rapporté que Claude Peiresc, cet émule de La Mirandole, que Bayle appelait « le procureur général de la littérature », éprouva tant de plaisir en recevant une lettre du président de Thou (1), qu'il fut subitement guéri d'une paralysie qui affectait surtout la langue, et il recouvra si bien l'usage de cet organe, qu'il put chanter un hymne plaisant renfermé dans la lettre. Après tout, n'y a-t-il pas des cas de mutisme hystérique qu'a fait disparaître un fort saisissement ?

Pour la goutte, l'explication serait plus laborieuse. Quoi qu'il en soit, voici le fait.

Delille, tourmenté par un accès, avait appelé le célèbre Portal. Celui-ci, qui était homme d'esprit (2), engagea la conversation sur un sujet qu'il savait devoir plaire au traducteur des *Géorgiques* : il s'entretint avec le poète, non de son propre mal, mais des auteurs de l'antiquité. Il lui demanda

pendant le siège de Bréda et, quand celui-ci fut levé, diminuer dans de notables proportions (*Recherches sur le scorbut*, ouvrage traduit de l'anglais par VIGAROUX).

(1) ETTMULLER assure, dans sa *Pratique de médecine* (t. II, par. II, 95), qu'un jeune homme fut délivré d'une maladie très grave, en recevant une lettre qui lui apprenait une bonne nouvelle ; mais, ayant appris ensuite que celle-ci était fausse, il retomba dans son premier état et ne tarda pas à succomber.

(2) BOUFFLERS, étant dans le cabinet de Portal, écrivit ce quatrain sur un des livres de ce médecin :

> La malice, qui rit sous cape,
> En fait le plus gai des docteurs.
> On trouve en lui le serpent sous les fleurs
> Mais c'est le serpent d'Esculape.

quelques explications sur certains passages de l'*Iliade* et de l'*Énéide*, et provoqua le commentateur de Virgile et d'Homère à un débat sur ses écrivains favoris. Ce qu'avait prévu Portal ne manqua pas de se produire : Delille se dressa sur son lit et développa avec chaleur le sens et la poésie des morceaux dont Portal venait de lui donner lecture. Alors, dans un mouvement d'enthousiasme, il se prit à réciter les vers où le chantre d'Enée peint Cacus saisi, enlacé, étouffé par Hercule.

Après cette déclamation enflammée, une détente heureuse se produisait et le malade avouait à son médecin qu'il lui avait procuré une des joies les plus pures qu'il eut ressenties depuis longtemps. L'accès de goutte s'était dissipé (1).

« Mieux vaut de rire que de larmes escripre », a dit notre glorieux ancêtre Rabelais (2); avant lui, Sénèque n'avait-il pas écrit : « La gaieté est le premier bien »; comme après lui, un de nos meilleurs hygiénistes édictera : « La gaîté est le levier le plus puissant de la santé ? »

Qui songerait à mettre en doute la puissance curative du rire ? Nos médecins d'asiles ne l'ontils pas mise depuis longtemps à profit ? Esquirol et Leuret n'avaient-ils pas déjà remarqué que les représentations théâtrales, surtout comiques, amenaient,

---

(1) Van Swieten raconte qu'un goutteux, condamné à mort, guérit en apprenant qu'il était gracié !

(2) Seul, un Anglais pouvait écrire que le rire n'est pas naturel à l'homme, et que cet acte décèle une infirmité inhérente à notre espèce. Mais Hobbes, à qui on attribue le propos, avait le spleen, c'est là son excuse.

chez les malheureux déments, une amélioration manifeste? La tradition s'en est heureusement conservée et, à la Salpêtrière notamment, la fête qu'organisent, tous les ans, des artistes dont la charité va de pair avec le talent, est toujours impatiemment attendue.

C'est encore le meilleur remède qu'on ait trouvé contre la mélancolie; s'il ne guérit pas, du moins dissipe-t-il, pendant quelques heures, les papillons noirs qui font la nuit dans tant de cerveaux.

Comme l'a dit l'auteur du poème de la *Pitié*, en parlant des fous :

Adoucissons leur sort, traitons avec bonté
Ces malheureux bannis de la société ;
De ces mânes exclus des scènes de la vie
Laissez errer en paix la libre fantaisie ;
Par de durs traitements ne l'effarouchons pas,
Que des objets riants se montrent sous leurs pas !
Entourez-les de fleurs ; que le cours des fontaines
Roule, nouveau Léthé, l'heureux oubli des peines;
Et, dans des prés fleuris, sous des ombrages verts,
Offrons-leur l'Elysée, et non pas les enfers.

Le Mal d'amour et ses Remèdes

Les traités de pathologie ont des lacunes inexplicables. Croiriez-vous qu'il n'en soit pas un qui ait consacré seulement quelques lignes à la maladie d'amour ?

Mais, d'abord, l'amour est-il un besoin naturel ou un état morbide ?

« L'amour est purement physique, a écrit Alex. Dumas fils ; voilà le vrai du vrai. » Le célèbre moraliste aurait dit : *physiologique*, la définition était bien près d'être exacte ; car l'amour ne devient une maladie que quand il s'exaspère, qu'il franchit les barrières que délimite la raison.

Les poètes, ces devins, n'ont-ils pas chanté de tout temps les blessures d'Eros et du dieu malin ?

Ces blessures ne sont, heureusement, pas toujours mortelles ; n'empêche que l'amour produit, chez certains, des ravages sensibles. C'est une intoxication, au même titre que la morphinomanie, l'éthéromanie et autres manies. Hâtons-nous de dire que si on souffre de ce terrible mal, on en guérit aussi.

Il existe toute une thérapeutique de l'amour et une thérapeutique singulièrement offensive. N'allez pas croire, au moins, que nous plaisantions sur un sujet grave entre tous.

Très sérieusement, l'amour a été regardé comme une affection morbide — et ce n'est pas d'hier que l'on a songé à envisager ce phénomène affectif sous cet aspect imprévu.

Jacques FERRAND, l'auteur de la *Maladie d'amour* ou *Mélancolie érotique*, n'était pas le premier venu des praticiens. Avant de porter le titre de médecin ordinaire du prince Claude de Lorraine, il avait exercé la médecine à Castelnaudary, vers 1606.

En 1612, il avait occupé la charge de deuxième consul et, six ans plus tard, de premier consul de la Cité carcassonnaise. Les biographes étant muets sur le personnage, force nous est de reconstituer sa vie.

Ferrand paraît avoir cumulé les fonctions de médecin et d'avocat : il s'intitule, dans la première édition de son livre, *Docteur en droit et en la faculté de médecine.*

La première édition de son traité avait eu l'honneur d'être condamnée par l'Inquisition de Toulouse. Défense avait été faite de vendre, distribuer ou imprimer la *Maladie d'amour*, sous peine d'encourir les rigueurs de la loi. Le livre était tenu pour « très pernicieux, impie et entaché d'astrologie judiciaire. »

Les inquisiteurs relèvent le délit de magie, mais ils notent surtout que l'auteur donne « des remèdes damnables pour se faire aimer des dames, enseigne des outils d'abomination... et donne des mémoyres des plus damnables livres et des plus damnables inventions qui ayent esté jamais escripts et donnés pour la lubricité et pour les sourceleries d'amour, ce qui est d'autant plus périlleux qu'il est escript en langue vulgaire. »

Le reproche n'était pas sans fondement ; mais on a, tout de même, lieu d'être surpris que le jury, chargé de décider en dernier ressort, ne fût composé que de gradués en droit et en théologie, appartenant à des ordres monastiques et, par suite, incapables de juger un tel débat.

Sans prononcer sur le fond même de l'ouvrage, nous pouvons dire que la forme en est remarquablement déliée. Le livre de Ferrand, écrit M. Letourneau, est « une œuvre originale s'il en fut, écrite avec une verve fringante, dans cette belle langue française du temps de Montaigne, si pleine d'arome, de naïveté et de finesse pittoresque et point prude, disant les choses tout à trac, mais juvénile toujours et se moulant, pour ainsi dire, sur les faits, les idées, pour en faire admirablement ressortir les plus légers reliefs, les nuances les plus fines ».

Ferrand escomptait, d'ailleurs, le suffrage des gens de goût, ainsi qu'en témoignent ses dédicaces.

La première édition, l'édition de Toulouse, est, en effet, dédiée « à très haut et très puissant prince

Claude de Lorraine, duc de Chevreuse, prince de Joinville, pair de France, etc. ».

La seconde est offerte en hommage « à Messieurs les étudiants en médecine de Paris ».

On ne voit pas que notre auteur se soit beaucoup soucié de l'opinion du public ordinaire. Aussi ne doit-on pas s'attendre à le voir user de ces artifices de langage qu'ont coutume d'employer ceux qui ont traité du même sujet.

Comment naît l'amour ou plutôt la mélancolie amoureuse ? Ferrand n'a aucun embarras à l'expliquer. Les causes efficientes de l'amour sont les cinq sens, les « cinq flèches dorées de Cupidon », pour parler le langage des poètes.

Pour s'aimer, il faut se voir, encore que ce ne soit pas tout à fait indispensable ; mais alors ce sont des amours exceptionnels. Juvénal parle d'un aveugle amoureux, comme d'un prodige. Pâris aima la belle Hélène avant de la voir ; tout comme Pétrarque, sa Laure. Mais ce sont « événements rares ou singuliers ».

On comprend assez comment l'amour peut venir par l'ouïe. « A l'ouïe il faut rapporter la lecture des livres lascifs, déshonnestes et qui discourent de la semence, génération de l'homme et plusieurs maladies secrètes concernant l'impuissance de l'homme et infertilité de la femme, que les médecins ont accoustumé de traiter en termes assez déshonnestes, mais nécessaires... »

Les lettres et « les poulets farcis de termes attrayants » ne sont pas moins redoutables.

Du reste, la nature, qui pourvoit à tout, n'a pas seulement appris aux hommes ce moyen de correspondance amoureuse. Voyez plutôt les petits oiselets qui, « picquez de l'amour, pour exciter leurs compagnes, s'efforcent de rendre leur chant et jargon plus plaisant et plus mélodieux que l'ordinaire ». Voyez la perdrix, « qui devient amoureuse et conçoit par la seule voix du mâle, si nous voulons ajouter foy à ce qu'en escrit le génie de la nature ».

Le sens de l'odorat est aussi une des portes de l'amour. De tout temps, les médecins ont ordonné des parfums, pour ragaillardir ceux qui sont froids, maléficiés ou inféconds. Il y avait surtout certain parfum, composé de bois d'aloès, de roses rouges, de musc oriental et de corail rouge, le tout confit avec la cervelle d'un moineau et le sang d'un jeune pigeon qui, au dire de Ferrand, faisait merveille.

La recette est de celles qu'on peut essayer : il n'est pas donné à tout le monde d'avoir de la « sueur odoriférante », comme le grand Alexandre qui, grâce à ce privilège, fut fort aimé des dames, au rapport de Justin et de Plutarque.

Ce qui est particulièrement dangereux en amour, ce sont les conversations fréquentes, les rencontres dans les bals, les mascarades où l'on rit, où l'on s'embrasse à bouche que veux-tu. Notre auteur semble également attacher grande importance au climat, à certains aliments, à l'oisiveté, « cette mère de l'amour impudique », à la funeste habitude de dormir sur le dos, « qui provoque à luxure » ; à la continence.

Sur le siège de la maladie d'amour, Ferrand émet diverses hypothèses, toutes plus incertaines les unes que les autres. Le cœur serait-il le siège du mal, ou le cerveau ; ne serait-ce pas plutôt le foie ? Ferrand n'ose se prononcer.

La « mélancolie érotique » est-elle héréditaire ? C'est plus que probable.

Beaucoup plus attrayant est le chapitre relatif à la façon d'aimer des divers peuples. C'est un morceau très poussé d'ethnologie passionnelle.

« Les Orientaux sans mesure et sans discrétion courent servilement avec toute lasciveté à la chose désirée. Ceux qui habitent les contrées méridionales aiment avec impatience, rage et furie ; les Occidentaux sont industrieux en leur poursuite et les Septentrionaux tardifs à s'amouracher. L'Italien rusé poursuit celle qu'il aime, en dissimulant son ardeur avec de plaisantes et industrieuses façons de faire, comme par sonnets et stances, composés à la louange de sa Dame.

« L'Espagnol, prompt et impatient de l'ardeur qui le pique, se rue furieusement sur l'amour, folastrant sans se donner aucun repos et, par pitoyables lamentations, se plaint du feu qui le consomme, invoque et adore sa Dame ; mais quand il l'a gagnée par voyes illicites, la tue, transporté de jalousie ou la prostitue pour le gain.

« Mais le folastre et lascif François faict le bon valet envers celle qu'il aime, essaye d'acquérir sa bonne grâce par honnesteté, l'entretient de chansons et plaisans devis ; s'il devient jaloux, il s'afflige et pleure ; si on luy donne congé et qu'il ne puisse jouïr, il brave avec injures et menace de se vanger, voire souvent veut user de force ; s'il jouït de sa Dame, il la mesprise tost après et recherche nouvelle amie.

« Au contraire de l'Espagnol, le froid Allemand s'eschauffe d'amour peu à peu ; estant espris, il poursuit avec art et jugement et s'efforce d'attraire sa Dame par dons ; s'il entre en jalousie, il retire sa libéralité ; est-il déceu ? il en faict peu de cas ; jouït-il ? son amour se refroidit.

« Le François dissimule en aimant ; le Tudesque cache son amour ; l'Espagnol se persuade d'être aimé, et l'Italien est en perpétuelle jalousie... »

N'est-ce pas un tableau achevé de psychologie amoureuse ?

L'amour peut-il être reconnu à certains signes et la confession du malade à son médecin est-elle indispensable pour permettre à celui-ci d'établir un diagnostic ? Des exemples, et des exemples historiques, sont là pour témoigner qu'avec de la perspicacité, le médecin devinera aisément le mal.

Hippocrate a-t-il eu de la peine à reconnaître les amours de Perdicca pour la concubine de son père ? Erasistrate n'a-t-il pas révélé, sans le secours de personne, à Seleucus, les amours d'Antiochus pour sa marâtre Stratonice ? Galien n'a pas eu le jugement moins pénétrant, quand il découvrit les amours du serviteur d'un chevalier romain, qui avait fait enfler son genou avec le suc de Thapsia, « pour ne suivre son maistre aux champs et par ce moyen jouïr de sa garce ».

L'amoureux véritable a le teint pâle, les yeux enfoncés et secs ; il soupire fréquemment, plus rarement il se lamente, montrant ainsi quelle douleur il éprouve à ne pas posséder l'objet de son désir.

Le mal peut se manifester à tout âge, principalement au moment de la poussée de la sève, ce que nous nommons aujourd'hui l'âge de puberté.

Cet âge est variable, suivant les contrées. Les rois Salomon et Achab eurent des enfants à dix ou onze ans. Pline assure, avec son assurance habituelle, que, « parmi les Indes », les Mandres et Calinges enfantent à cinq et six ans. Par contre, les Allemands défendaient autrefois « la copule charnelle » avant l'âge de vingt ans.

Généralement, quand la voix de l'enfant devient plus grave ; quand, chez la jeune fille, les « tétins » enflent, c'est l'indice qu'elle peut engendrer. A ce moment, les pères doivent soigneusement garder leurs filles « de la conversation des courtisans », car il se fait « un merveilleux orgasme par tout le corps à cet âge. »

J. Ferrand raille avec beaucoup d'à propos les astrologues judiciaires et les physionomistes, qui se font forts, à la simple inspection des traits du visage ou à l'examen des astres, de dépister la folie d'amour.

Un mal qui produit de tels ravages ne saurait être qu' « un venin », spontanément engendré dans l'intérieur du corps, à moins qu'il ne s'insinue par la vue ou par des médicaments qu'on appelle des *philtres*, ces poisons qui « égarent le jugement et consomment le bon sang ».

L'origine et les symptômes du mal étant déterminés, quel traitement adopter ?

Celui-ci doit être, à la fois, *diététique*, *chirurgical* et *pharmaceutique*.

Les moyens diététiques, qu'on devrait plutôt appeler hygiéniques, ne sont pas à négliger : le malade choisira un air froid et humide. Sa chambre sera médiocrement chaude et claire.

Il doit bannir de sa toilette les parfums odoriférants, tels que le musc, l'ambre, la poudre de Chypre et leur substituer le camphre qui apaise les désirs. Surtout, ni peaux, ni houssines, ni velours, qui « eschauffent le sang ».

De l'eau aux repas et suppression complète du vin, « pour ce qu'il rend enclin à l'amour ». On n'a pas oublié l'ingénieuse fiction des poètes, que « le vilain Priape » était fils de Bacchus. Les lois des Douze Tables infligeaient à la femme qui buvait du vin les mêmes supplices qu'à la femme coupable d'adultère.

Des viandes peu nourrissantes et rafraîchissantes ; les salades de pourpier, d'oseille, d'endive, de chicorée, de laitue, sont des plus salutaires. La laitue surtout est si souveraine, « que Vénus, voulant oublier ses amours illicites, ensevelit son cher Adonis sous une laitue ».

On dit la conserve de roses rouges ou de roses de Provins très efficace. Nous serions plus sceptique à l'égard de la menthe, également très recommandée.

Bien préférables seraient les melons, les raisins frais, les cerises, les prunes, pommes, poires et autres fruits analogues.

La chair du pigeon ramier aurait une action particulière.

Le pain bis, le pain de seigle, le millet, trouveront aussi leurs indications.

Mais qu'on proscrive de la table les sauces au vinaigre et surtout les épices et condiments excitants.

Le sel, particulièrement, « provoque à luxure » et produit à la longue des chatouillements aux parties génitales. Il a une vertu générative bien connue ; c'est ce qui explique pourquoi les poissons sont si prolifiques.

Si l'on a un tempérament porté aux plaisirs, qu'on s'abstienne de viandes trop chaudes, de pigeons, de perdrix, de cailles, de moineaux.

La chair de l'oie est fort indigeste ; de même, les artichauts, les choux, les navets et les carottes.

Les truffes, la roquette, les huîtres, sont des aphrodisiaques redoutables. Mais si ces aliments sont dangereux, bien autrement néfaste est l'oisiveté, la mère des vices : un exercice modéré, la chasse, l'équitation, préserveront de bien des tentations.

Quelques médecins ont conseillé d'emprisonner les amants trop passionnés, ou de leur donner la discipline, Gordon va plus loin ; il recommande de les fesser et de les flageller, *donec totus incipiat fœtere*, jusqu'à ce que le coupable exhale une mauvaise odeur par tout le corps *(sic)*.

La méthode est, au moins, bizarre. Reste l'ultime ressource : attacher aux « jeunes muguets » qu'on veut préserver de la paillardise, « un anneau ou boucle au prépuce » ; il y a, là-dessus, un passage de Martial dépourvu d'ambiguité.

Ferrand est pour les pratiques douces et s'en tient aux précautions hygiéniques.

Ne dormez pas sur le dos, recommande-t-il, pour ne pas provoquer une dilatation veineuse.

N'usez pas de matelas de laine ou de plume, mais plutôt de matelas de paille, feuilles de saule, rue, roses, nénuphar, pavot ou *agnus castus*, « duquel les licts des femmes antiques estoient tapissez aux Thesmophores, afin qu'elles gardassent leur pudicité ».

Et si tout cela ne suffit pas ? Alors, ayez recours aux grands moyens, aux « remèdes chirurgiques ».

Puisque la cause de la maladie est « la semence », et que la semence n'est « qu'un sang blanchy par la chaleur naturelle », on pratiquera chez le malade la saignée de la basilique du bras droit, trois ou quatre fois par an, si le remède paraît réussir.

Si le malade « est travaillé de satyriase », on saignera la veine du jarret ou, à défaut, la saphène de l'un des pieds.

On appliquera, s'il est nécessaire, des ventouses scarifiées sur les cuisses, « près des parties honteuses ».

Les caustiques aux jambes sont anodins.

Quant à imiter les Scythes qui, selon Hérodote, sectionnaient les veines et artères situées derrière les oreilles et, par ce moyen, se rendaient efféminés et impuissants, c'est une pratique dangereuse et qu'on fera sagement de ne pas imiter.

La thérapeutique médicamenteuse donnera de bien meilleurs résultats. Et Ferrand énumère les clystères mêlés de grains de chanvre, les bols de casse et de catholicum, le petit-lait, le camphre, les eaux de laitue, de pourpier et de nymphéa, voire même de morelle et de ciguë, à l'exemple des prêtres d'Athènes et de Saint-Basile lui-même, docte médecin autant que savant théologien, lequel assure avoir vu des femmes « qui amortissaient leurs cupidités enragées par la boisson de la ciguë ».

Arnauld de Villeneuve avait la simplicité de croire qu'il suffisait de porter sur soi un couteau « manché de bois d'agnus castus » pour être garanti du mal. « Il vaudrait mieux, s'écrie sur un ton de raillerie l'auteur de la « Maladie d'amour », tremper les parties honteuses dans l'oxycrat, suc de morelle, plantain, nombril de Vénus, joubarbe ou liqueur semblable, surtout si c'est une personne qui ne se soucie de se marier »; ou mieux, de se baigner dans l'eau froide, à l'exemple des filles de Lyon, qui se précipitèrent dans le Rhône, pour calmer leur fureur utérine.

Si les « malades d'amour » sont mariés et qu'ils vagabondent en dehors de l'alcôve conjugale, il y a une raison à l'éloignement du mari pour sa femme et réciproquement.

La femme est-elle imperforée, comme le fut jadis Cornélie, mère des Gracques, « on ouvrira le passage avec un rasoir », selon l'enseignement d'Albucasis, Paré et autres chirurgiens.

Si l'un des deux conjoints est ensorcelé, rendu impuissant par quelques maléfices ou sortilèges, les prières, les jeûnes et les oraisons seront plus efficaces que les remèdes physiques.

Ce sont là autant de sornettes, comme le nœud de

l'aiguillette et autres pratiques superstitieuses, si longtemps en usage dans nos campagnes, et qui n'ont, peut-être pas, encore à l'heure actuelle, complètement disparu.

Laurent Joubert et Liébaut ont rapporté que « des femmes, en plusieurs lieux, commandent aux matrones, lors des accouches, leur garder la vedille, ou nombril de leurs filles, pour leur faire des amoureux en temps et lieu, croyant superstitieusement que si on donne de ceste poudre à un homme, qu'il deviendra dès aussi tost amoureux de la fille ». Rien ne coûte d'essayer, dit Jacques Ferrand, mais notre auteur n'y ajoute guère foi, quant à lui.

Les philtres les plus efficaces sont encore « la beauté, la bonne grâce et le doux entregent »; et surtout, « les prières, les lectures de tous livres et autres exercices sérieux ».

On y joindra le changement d'air et de lieu, la solitude, à l'imitation des saints personnages qui se sont retirés dans des thébaïdes désertes ; le jeûne et l'abstinence, si le malade est de forte complexion ; un régime substantiel, s'il est au contraire maigre et décharné.

Si le mal est invétéré, les « remèdes chirurgicaux » trouveront alors leur indication. Si le clitoris est anormalement développé, « il le faudra couper » : voilà une opération qu'on n'aurait pas cru d'origine si ancienne.

Lorsque la maladie empire de telle façon, « qu'on doute que le mélancolique érotique devienne loup-garou, alors il le faut saigner des veines du bras jusqu'à la syncope ». Mais il est rare qu'on soit contraint d'en arriver à cette extrémité. L'arsenal pharmaceutique suffira dans la plupart des cas.

Les tablettes, les opiats, le bégonia, l'antimoine « et un million de semblables remèdes » se trouvent dans les ouvrages de médecine et c'est pourquoi Ferrand n'y insiste pas. Et pourtant, à combien de formules complexes ou bizarres n'accorde-t-il pas créance !

Nous pourrions poursuivre cette analyse ; mais, d'après cet exposé, nos lecteurs jugeront que l'ouvrage de Ferrand n'est pas sans attrait et qu'il valait peut-être la peine d'être exhumé des rayons poussiéreux où le hasard nous le fit jadis découvrir.

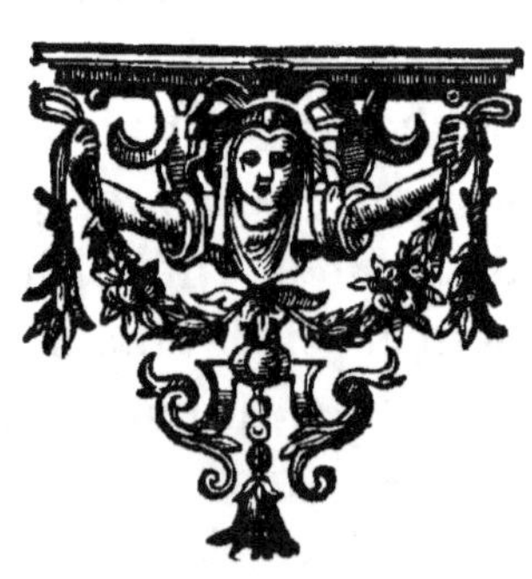

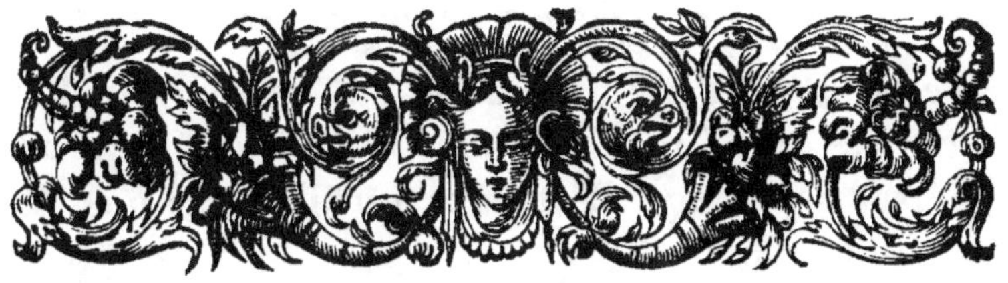

La Poudre de sympathie

On croit communément (1) que c'est le chevalier Digby qui fit connaître en France ce singulier remède. La vérité est que, dès 1647, un traité

(1) La *médecine sympathique* peut être considérée comme la première donnée pratique du magnétisme médical. Dans la matière médicale de jadis, figurait l'onguent des armes (*unguentum armarium*), dont Paracelse lui-même composa la formule, et plus tard l'onguent vulnéraire. « Ils étaient fabriqués au moyen de substances les plus étranges, par exemple : de l'*usnée* ou mousse du crâne humain, de la graisse d'une femelle d'ours, tuée pendant le travail de la parturition, du miel, de la graisse de taureau, du bol d'Arménie, de l'huile, du sang, et avant tout de la *mumie*. Les propriétés de l'*onguent armaire* consistaient à guérir les plaies les plus graves par le frottement pur et simple de cet onguent sur l'arme, cause de la blessure ; la vertu de l'onguent vulnéraire se manifestait en le touchant avec le sang du blessé, sans se préoccuper de la distance qui séparait le médecin du malade. » *Etude philosophique, historique et critique sur le magnétisme des médecins spagyristes*, par le Dr Postel ; Caen, 1860.

spécial, dû à la plume d'un oncle de Denis Papin, avait été publié à Paris (1). Mais nous pouvons préciser davantage l'introduction de cette médication en France.

« Il faut savoir, écrit l'auteur d'un *Discours sur la poudre de sympathie*, qui porte la date de 1644 (2), qu'*il y a quelque deux ou trois ans* que cette poudre commença d'avoir cours en ce royaume ; mais elle se donna ouvertement à connaître en l'année 1642 (3), en l'armée du Roussillon. »

(1) En voici le titre : Nicolaï PAPINII... *De pulvere sympathetico dissertatio.* In-8.

(2) *Abrégé chirurgical,* d'Honoré LAMY, augmenté d'un *Discours de la poudre de sympathie,* par M. G. SAUVAGEON (édit. de 1644).

(3) Il est cependant fait mention de la poudre de sympathie, dans un livre du médecin Ericius MOHY, écrit en 1639, que VAN HELMONT, dans le *De sympatheticis mediis,* etc., apprécie en ces termes: « ...Ericius MOHY (*), dit-il, a fort bien prouvé que, lorsqu'on en met sur le sang sorti des blessures, elle les guérit : mais il n'a point connu la force directrice qui fait que la vertu de la poudre, mise sur le sang, agit sur le blessé dans un lieu éloigné. Le sang qui est sur le linge reçoit de la poudre les vertus balsamiques qu'elle contient ; cela est tout simple ; mais cette vertu balsamique ne se porte point sur le blessé par l'influence des astres, et encore moins par un mouvement spontané. L'idée de celui qui applique le remède s'attache à ce remède et en dirige la vertu balsamique sur l'objet de ses

(*) MOHY, *Pulvis sympatheticus, quo vulnera sanantur absque medicamenti ad partem affectam applicatione,* in-4, 1639. — PAPINUS, *Dissertatio de pulvere sympathetico,* traduction française, Paris, in-8, 1751. — SAINT-GERMAIN, *La poudre de sympathie prouvée naturelle et exempte de magie diabolique,* in-8. — *Mémoires des curieux de la nature,* Miscellan. Academ. natur. curiosor., 11 déc. 1685, ann. IV. — EWALDT, *Dissertatio de pulvere sympathetico ;* Regiomontis, 1762. (POSTEL, *loc. cit.*)

Le secret avait été acheté une cinquantaine de pistoles d'Espagne (1). Voici la recette de la *poudre de sympathie*, telle que la donne un *Dictionnaire de médecine* du xviii⁰ siècle (2) :

« Prenez du meilleur vitriol, par exemple du vitriol de cuivre ; purifiez-le par deux ou trois dissolutions, filtrations et cristallisations. Exposez les cristaux au soleil, dans un vaisseau bien net, pendant les mois de juin, de juillet ou d'août, jusqu'à ce qu'ils soient calcinés et blancs. Lorsqu'ils seront calcinés d'un côté, tournez-les de l'autre, et en très peu de jours ils tomberont en poudre. S'ils résistent, il faudra les broyer, les exposer au soleil et les remuer trois ou quatre fois par jour. On en fera ensuite une poudre très fine, qu'on exposera derechef au soleil, observant de la remuer deux ou

désirs. Mohy croit que la puissance sympathique émane des astres : j'en vois la source dans un sujet plus rapproché de nous. Ce sont des idées qui la dirigent, et ces idées sont produites par la charité ou par une volonté bienveillante. C'est pour cela que la poudre opère avec plus ou moins de succès, selon la main qui en fait usage. J'ai toujours observé que ce remède réussissait, lorsqu'il était employé avec un désir affectueux et des intentions charitables ; il n'a presque aucune efficacité, si celui qui l'administre y met de l'insouciance ou n'y pense pas. Aussi, dans l'action sympathique, je mets ces astres de notre intelligence (l'attention et la charité) bien au-dessus des astres des cieux. Les idées excitées par le désir de faire du bien s'étendent au loin, à la manière des influences célestes, et elles sont dirigées sur l'objet que la volonté leur désigne, à quelque distance qu'il soit. » Dʳ Postel, *op. cit.*, 66.

(1) OEuvres de P. Corneille, édition Hachette (*Grands écrivains*), t. IV.

(2) *Dictionnaire universel de médecine*, traduit de l'anglais de M. James, par MM. Diderot, Eidous et Toussaint, t. VI.

trois fois par jour pendant deux ou trois jours. Ce temps suffira pour la rendre plus blanche.

« Prenez cette poudre pendant que le soleil brûlant donnera dessus à plomb ; enfermez-la bien dedans un vaisseau de verre, et tenez-la dans un lieu sec pour l'usage. »

On obtient de la sorte un « styptique tempéré et énergique », dont on se sert avec succès contre les hémorragies par le nez ou consécutives à des blessures.

« Elle (cette poudre) fera renaître les chairs et guérira, si l'on n'est point attaqué » ; lisez : si on a une bonne constitution.

On a fait, dit l'auteur de l'article, sur l'efficacité de ce remède quantité d'histoires romanesques. On lui a attribué des guérisons singulières : d'où son nom de *poudre de sympathie*. Mais, se hâte-t-il d'ajouter, « les praticiens d'aujourd'hui ne donnent point dans ces relations chimériques (1) ».

C'est le chevalier irlandais Kinelm Digby (2), qui

------

(1) Lémery, dans son *Cours de Chimie*, édition de 1690 (p. 408), met en doute la valeur de la poudre de sympathie :

« Je ne conseillerais point à un blessé, écrit-il, de faire fond sur un remède de cette nature, car pour une personne qui en aura reçu du soulagement, il y en aura cent qui n'en auront pas aperçu l'effet. »

Baron se montre encore plus sceptique, dans la nouvelle édition qu'il donne, en 1756, de l'ouvrage de Lémery (p. 525).

Baumé, en 1773, déclare, sans ambages, que l'action de la poudre de sympathie est « absolument illusoire ». (*Chimie expérimentale et raisonnée*, t. II, 575.)

(2) Kinelm Digby (1603-1665) fut un des favoris de Charles Ier. Après la mort du roi, il fut emprisonné par ordre du Parlement anglais et ne recouvra sa liberté que sur les instances d'Anne d'Autriche. Il vint alors en France et se fixa à Paris, où il devint chancelier de la reine d'Angleterre. Il se lia avec Des-

contribua, plus que tout autre, à mettre à la mode la poudre merveilleuse. Il avait acheté, prétendait-il, le secret de sa composition d'un moine italien.

Cette poudre avait, à l'entendre, le privilège de guérir les plaies, sans qu'il fût besoin de la mettre en contact avec elles, sans même qu'on vît le malade qui en était atteint.

Primitivement, on se servait du vitriol commun, tel qu'on le trouve chez les droguistes ; on le faisait dissoudre dans de l'eau de source ou de pluie, « en quantité telle, qu'en y jetant un morceau de fer poli, ce fer en reçût la couleur de cuivre (1).

Voici comment on s'en servait : « on y trempait un morceau de linge sec et teint du sang de la personne qu'on voulait guérir. Si le sang dont le linge était teint était récent et fluide, il ne s'agissait que de répandre un peu dessus de la poudre de vitriol, de manière qu'elle en fut imprégnée et qu'elle prît le sang répandu sur le linge ; et de garder l'un et l'autre dans un lieu où la chaleur fût tempérée. On mettait, par exemple, la poudre dans la poche. Quant à l'eau, qu'on ne pouvait point porter de cette manière, on la tenait dans une chambre où la chaleur fut tempérée. Toutes les fois que l'on voyait de cette eau ou que l'on répandait de la poudre sur du linge ensanglanté, le malade se sentait soulagé, comme si on eût appliqué sur la blessure quelque remède souverain. C'est pourquoi l'on

cartes et les principaux savants de l'époque. (Sur les relations de Descartes avec Digby, v. La Place, *Hermippus redivivus*, t. I, 147 et suiv.)

(1) *Dictionnaire de James*, article *Sympatheticus pulvis*.

réitérait ce pansement singulier soir et matin (1). »

La formule, de simple qu'elle était au début, ne tarda pas à devenir de plus en plus complexe : au vitriol commun, on substitua du vitriol de Rome ou de Chypre, qu'on faisait calciner et blanchir au soleil.

Les uns y ajoutaient de la gomme adragante (2) ; d'autres, des matières plus ou moins bizarres, tel que des ongles, des cheveux, des os calcinés et pulvérisés. Digby, lui, prétendait garder le secret de son remède, dont le succès, du reste, était tout entier dans son application.

Pour répondre à la curiosité générale, il consentit, toutefois, à s'expliquer devant une assemblée de savants et de gens du monde, « des personnes de qualité », réunis à Montpellier.

(1) *Dictionnaire de James*, traduit par DIDEROT, *loc. cit.*

(2) Voici la recette que donne VALLANT, « pour faire la poudre de sympathie » :

« Prenez vitriol romain et gomme adragant lesquelz on calcine, on les étend sur du papier fort épais et met-on au soleil durant la canicule et quand le soleil est fort ardent environ un mois, et elle est faite.

« Pour s'en servir quand quelqu'un est blessé, on presse la plaie en le rejoignant, et du dernier sang qui en sort on en imbibe le linge blanc sur lequel on met une pincée de ladite poudre, et sur la blessure un autre linge blanc de la grandeur de celuy qui aura esté mis sur la playe qu'on bande simplement et qu'on renouvelle de vingt-quatre heures comme celuy aussy où est le sang où l'on met de nouvelle poudre jusqu'à parfaite guérison. Ce qui se peut faire quand on seroit à cent lieues de la personne. Il faut que celuy qui pense le linge ensanglanté prenne garde de le mettre en lieu qui ne soit ni trop chaud ni trop humide, de peur d'enflammer la playe ou rendre trop visqueuse. » (*Le Monde médical parisien sous le grand Roi, suivi du Portefeuille de Vallant*, par le Dr P.-E. LE MAGUET ; Paris, Maloine, 1899, 470-471.)

C'est en présence de cette élite qu'il prononça son fameux *Discours de la poudre de sympathie.* Il ne s'y embarrasse pas de relater de nombreux cas de guérison. Il en rapporte un seul, mais celui qui en était l'objet était sujet d'importance ; de plus, sa guérison avait été contrôlée par un des plus grands rois de l'Angleterre, Jacques Ier, par son fils, le roi Charles, et par leur premier ministre, le duc de Buckingham. On ne pouvait exiger de meilleures autorités.

Nous nous contenterons de résumer cette « observation » capitale, renvoyant à l'ouvrage original de Digby (1) ceux qui voudraient la connaître dans toute sa teneur.

Un gentilhomme anglais, ayant voulu intervenir entre deux de ses amis qui se battaient en duel, fut assez grièvement blessé à la main. On lui banda le membre avec des jarretières, pour arrêter l'hémorragie, et on envoya quérir un chirurgien pour examiner la blessure.

Quatre ou cinq jours après l'accident, le blessé se rendait lui-même chez le chevalier Digby, dont il avait entendu vanter les prouesses. « Peut-être, lui dit le chevalier, aurez-vous de la peine à accorder quelque confiance à un homme qui prétend vous guérir sans vous voir et sans vous toucher, et serez-vous tenté de traiter mon remède de chimère ? Mais confiez-vous à moi et je vous promets de vous guérir. »

____

(1) *Nouveaux secrets expérimentez,* etc. *Avec son discours touchant la guérison des plaies par la poudre de sympathie.* La Haye, M.DCC.XV.

Le chevalier demande alors à son client, s'il
n'a rien qui soit teint du sang qu'il a répandu ;
celui-ci envoie chercher une des jarretières qui
avaient servi à bander sa main.

Digby plonge la jarretière dans un bassin d'eau,
contenant une pincée de vitriol, en même temps
qu'il observait le blessé, en train de causer, à
l'extrémité de la pièce où ils se trouvaient, avec
une autre personne. « Je le vis, narre le chevalier,
tressaillir subitement, comme s'il se passait quelque chose d'extraordinaire en lui. Je lui demandai
comment il se portait. — Je n'en sais rien, me
répondit-il, mais je ne souffre plus ; je viens de
sentir une fraîcheur douce se répandre sur toute
ma main, comme si on y avait appliqué une serviette mouillée et l'inflammation qui me tourmentait ne subsiste plus. »

Mais laissons le chevalier poursuivre son récit :
« Je tirai l'après-midi la jarretière de l'eau, écrit
Digby, et je la fis sécher devant un grand feu : à peine
fut-elle sèche, que je vis arriver le domestique de
M. Howell (c'est le nom du blessé), qui me dit, tout
hors d'haleine, que son maître se sentait brûller a
main, ni plus ni moins que s'il l'avait entre des
charbons, et avec une violence qu'il n'avait jamais
éprouvée. Je dis à ce domestique que je le savais,
que cela ne me surprenait point, que je connaissais
la raison de cet accident ; que j'allais y pourvoir
sur-le-champ, et que je comptais que son maître
serait soulagé avant son retour ; mais toutefois que,
si les choses n'étaient pas comme je m'en flattais,
il revint promptement et qu'au contraire il restât,
si son maître ne se sentait plus brûler. Il partit, et

je remis sur-le-champ la jarretière dans l'eau ;
aussitôt la douleur cessa. Enfin, il ne ressentit
aucune douleur dès le jour ; et il s'en était à peine
écoulé cinq ou six, que ses blessures cicatrisè-
rent et qu'il fut parfaitement guéri. »

Le bruit de cette cure ne tarda pas à venir aux
oreilles du premier ministre, le duc de Buckingham,
et, bientôt après, à celles du roi. Jacques Ier
voulut savoir de qui Digby tenait le secret de
son remède. Celui-ci lui répondit d'une manière
évasive, mais consentit néanmoins à remettre
au souverain une certaine quantité de sa poudre,
en lui indiquant la manière d'en faire usage. Sa
Majesté se livra à plusieurs essais qui, toujours
au dire de Digby, « réussirent d'une manière surprenante ».

Ce fut ensuite au tour du premier médecin du
roi, le docteur MAYERN, de vouloir connaître la
recette de la poudre miraculeuse. Mayern la com-
muniqua à son illustre client, le duc de Mayenne,
à qui il avait donné ses soins, lors d'un voyage en
France. Après la mort du duc de Mayenne, tué au
siège de Montauban, le chirurgien qui avait aidé le
duc, dans les cures qu'il faisait avec la *poudre de
sympathie*, en vendit le secret à plusieurs personnes
de qualité et il réalisa de la sorte une grosse
fortune.

Il fut un temps où tout le monde usait de la
fameuse poudre. Elle faisait l'objet de tous les
papotages, à la cour et à la ville, et c'était à qui

signalerait les guérisons obtenues grâce au divin remède.

On sait que le cousin de Mme de Sévigné, cet enfant terrible de Bussy-Rabutin, était en correspondance suivie non seulement avec sa charmante parente, mais avec nombre de personnages de l'époque, entre autres avec Mme de Scudéry, veuve de l'auteur de l'*Alaric*, belle-sœur de la fameuse Sapho, l'auteur de *Cyrus* et de *Clélie*. Dans une lettre du 25 octobre 1677, Mme de Scudéry écrivait à Bussy :

« Mme la comtesse de Bussy me dit, hier, que Mme de Coligny (fille de Bussy) avoit la fièvre quarte. Cependant je ne lui donne pas avis de faire beaucoup de remèdes. Mademoiselle (la duchesse de Montpensier) l'a au milieu de tous les médecins et de tout l'empressement que la grandeur donne pour chercher des remèdes ; cependant on ne lui en fait point.

« Il y a ici (à Paris) un abbé qui fait grand bruit, qui guérit par *les sympathies*. On dit qu'il prend pour toutes les fièvres de l'urine des malades (1), dans laquelle il fait durcir un œuf cassé où la

______

(1) Un médecin, ami de R. Boyle, traita ainsi une fièvre de consomption : « Ayant fait durcir un œuf dans son urine encore chaude et fait plusieurs trous à la coque, il le cacha dans une fourmilière. Or, il arriva qu'à mesure que les fourmis dévoraient l'œuf, le malade sentit diminuer son mal et ses forces renaître. » R. Boyle aurait dû nous dire si les fourmis succombèrent à une fièvre de consomption, épidémique et meurtrière. (Cf. Roberti Boyle, *Opera varia...* Genovæ, 1677, in-4°. *Chimica scepticus vel dubia et paradoxa chimico-physica circa spagycorum principa*. Londini, 1662, in-8°, Bibl. de Caen, cités par Postel, *op. cit.*)

coque n'est point et il le donne à manger à un chien et prétend que le chien meurt et que le malade guérit. C'est une question de fait que je n'ai pas éprouvée.... On dit qu'il guérit force gens. Pour moi je le défie de me guérir, car je sens bien que ce sont les adversités qui me rendent malade et il y a peu de médecins pour de telles plaies. »

A quoi Bussy répondait, le 28 octobre:

« Il y a quinze ou vingt ans que nous entendions parler de *la poudre de sympathie* dans les armées, avec laquelle on guérissait, dit-on, une personne blessée au corps en pansant son pourpoint. Pour moi, je ne l'ai que ouï dire; car cela ne dura guère et c'est ce qui me fait croire que ce remède ne valait rien et je crois ceux de l'abbé Fayoles de même. Vous avez raison de dire que quand ces remèdes vous seraient bons, c'est *à la fortune à qui* (sic) votre cure est réservée (1). »

Nous aurions été surpris que Mme de Sévigné, qui s'empressait d'essayer toutes les nouvelles drogues, n'eut pas eu recours, elle aussi, à la poudre de sympathie. Notre attente n'a pas été déçue; à la date du 28 janvier 1685, la crédule marquise écrivait à sa fille :

«... J'avais encore heureusement de la divine *sympathie* ; mon fils vous dira le bon état où je suis :

____

(1) *Intermédiaire des Cherch. et Curieux*, 1876, n° 197, et *Correspondance de Bussy*, t. III, 398.

il est vrai qu'une petite plaie que nous croyions
fermée, à fait mine de se révolter ; mais ce n'était
que pour avoir l'honneur d'être guérie par la poudre
de sympathie (1). »

Le baume du Père Tranquille, un des capucins
du Louvre, ne produisant plus d'effet, la marquise
avait essayé de la poudre dont on prônait partout
les miracles.

« ... Le baume Tranquille ne faisait plus rien,
c'est ce qui m'a fait courir avec transport à votre
poudre de sympathie, qui est un remède tout divin ;
ma plaie a changé de figure, elle est quasi sèche et
guérie. Enfin, si avec le secours de cette poudre,
que Dieu m'a envoyée par vous, je puis une fois
marcher à ma fantaisie, je ne serai plus digne que
vous ayez le moindre soin de ma santé (2). »

Pour être juste, il convient de dire que Mme de
Sévigné, en même temps qu'elle appliquait la poudre
sur la plaie de la jambe dont elle était affectée,
employait concurremment un « onguent noir », que
lui avait envoyé sa fille (3). Elle aurait bien voulu
attribuer tout le mérite de sa guérison à la divine
sympathie (4), mais la poudre n'avait point fait le
miracle qu'on attendait d'elle, et la sympathie et

(1) *Lettres de Mme de Sévigné*, éd. des Grands Ecrivains,
t. VI, 342.
(2) *Id.*, éd. des Grands Ecrivains, *loc. cit.*
(3) *Id.*, éd. Monmerqué, t. VII, 348-350.
(4) *Id.*, éd. Monmerqué, t. VII, 355.

l'onguent noir avaient eu « l'honneur, *conjointe-ment*, de cette guérison tant souhaitée (1) ».

L'exemple de la marquise devait être suivi par la plupart des grandes dames de ce siècle où le charlatanisme avait ses coudées franches. Elles se faisaient apporter, dans leur chambre, un seau plein d'eau de puits, bien fraîche, et faisaient jeter leur sang, aussitôt sorti des veines, dans cette eau. Elles prétendaient que, *par la vertu de la sympathie*, le sang qui leur restait en était rafraîchi, et le chirurgien (2) qui rapporte le fait ajoute : « Je ne combattois point leur opinion, persuadé que, si cette eau ne produisoit pas le bien qu'elles en attendoient, au moins elle ne pouvoit faire aucun mal. »

Dionis avait raison ; il n'aurait servi de rien d'essayer de lutter contre un pareil engouement. Ce n'est pas, en tout cas, les médecins, qu'on n'aurait pas manqué d'accuser de jalousie, qui auraient pu modifier l'opinion à cet égard.

Mais là où la Faculté avait échoué, une puissance supérieure à elle, le théâtre, allait facilement triompher.

Dès 1642, Corneille commençait à railler, en termes encore modérés, le remède à la mode ; dans la scène du *Menteur* (3), entre Dorante et Cliton, s'engageait le dialogue suivant :

DORANTE

Acippe te surprend, sa guérison t'étonne !
L'état où je le vis était fort périlleux ;

---

(1) *Lettres de Mme de Sévigné*, éd. Monmerqué, t. VII, 356 et 357.

(2) Dionis, *Cours d'opérations de chirurgie*.

(3) Acte VI, sc. III.

Mais il est à présent des secrets merveilleux :
Ne t'a-t-on point parlé d'une source de vie
Que nomment nos guerriers poudre de sympathie ?
On en voit tous les jours des effets étonnants.

CLITON

Encore ne sont-ils pas du tout si surprenants ;
Et je n'ai point appris qu'elle eût tant d'efficace,
Qu'un homme que pour mort on laisse sur la place,
Qu'on a de deux grands coups percé de part en part,
Soit dès le lendemain si frais et si gaillard.

DORANTE

La poudre que tu dis n'est que de la commune,
On n'en fait plus de cas ; mais, Cliton, j'en sais une,
Qui rappelle si tôt des portes du trépas,
Qu'en moins d'un tournemain on ne s'en souvient pas ;
Quiconque le sait faire a de grands avantages.

CLITON

Donnez-m'en le secret et je vous sers sans gages...

D'autre part, dans l'*Amour médecin*, joué en 1665,
Molière faisait une allusion manifeste à la poudre
de sympathie.

CLITANDRE, tâtant le pouls de Sganarelle, lui dit :
Votre fille est bien malade.

Et SGANARELLE de reprendre :
Vous connaissez cela ici ?

CLITANDRE

Oui, *par la sympathie* qu'il y a entre le père et la fille (1).

Mais il est une pièce beaucoup moins connue, où
les amateurs de la fameuse poudre sont franche-

____

(1) Acte III, scène V.

ment tournés en ridicule. Cette pièce s'appelle la *Fille médecin*. Elle est assez ignorée pour que nous en reproduisions les principales scènes.

L'auteur, Antoine Jacob, dit Montfleury, est un des bons dramaturges du xviie siècle ; une de ses pièces, qui est restée au répertoire, la *Femme juge et partie*, obtint même un tel succès, qu'il balança un instant celui de *Tartufe*.

Les personnages de la *Fille médecin* sont : Géronte, père de Lucile malade, le Médecin sympathique, Eraste, le valet, Crispin, la suivante, Lisette.

On s'entretient de la maladie de Lucile :

LE MÉDECIN SYMPATHIQUE

Le logis de M. Géronte, est-ce là ?

GÉRONTE

Oui, voici ma maison, Monsieur, et me voilà.

CRISPIN

Voici le médecin en question sans doute !
A sa mine...

ERASTE

Dans peu nous le saurons, écoute !

LE MÉDECIN

Votre fille a, dit-on, besoin de mon secours,
Monsieur, et je viens mettre une allonge à ses jours.
La santé par mes soins, à qui tout est facile,
Va faire élection chez vous de domicile ;
Car je guéris partout où je me vois mandé :
Tuto, *cito*, Monsieur, et de plus *jucunde*.

GÉRONTE

Mais, par malheur pour moi, ma fille prévenue,
D'un autre médecin qui dès hier l'avoit vue,

S'étant sur ce chapitre expliquée aujourd'hui,
Ne veut se laisser voir à personne qu'à lui,
J'en suis fâché, Monsieur; car, pour ne vous rien taire,
Vous ne sauriez la voir.

LE MÉDECIN

Il n'est pas nécessaire,
Et je puis sans cela la guérir dès ce soir.

GÉRONTE

Quoi! vous la guéririez sans la voir?

LE MÉDECIN

Sans la voir.
Cela ne sert de rien.

GÉRONTE

L'admirable méthode!
Je suis ravi, Monsieur, de vous voir si commode ;
Et sans perdre de tems, puisque votre bonté
Veut bien lever pour nous cette difficulté,
Je vous vais de son mal faire un récit sincère,
Afin que vous sachiez...

LE MÉDECIN

Il n'est pas nécessaire.
Que je le sache ou non, tout cela m'est égal.

GÉRONTE

Quoi, Monsieur, sans la voir et sans savoir son mal,
Vous guérirez ma fille ?

LE MÉDECIN

Et cent autres comme elle !
J'ai trouvé, pour guérir, une mode nouvelle,
Prompte, sûre, agréable et facile.

GÉRONTE

Tant mieux !

CRISPIN

Voici quelque sorcier...

ERASTE

Ou quelque cerveau creux.

GÉRONTE

Puisque vous ne voulez ni la voir, ni l'entendre,
Dites-nous, que faut-il, Monsieur, lui faire prendre ?

LE MÉDECIN

Rien du tout.

GÉRONTE

Rien du tout ! Quand vous traitez quelqu'un,
Quoi ! vous n'ordonnez pas quelque remède ?

LE MÉDECIN

Aucun.

GÉRONTE

Ni sans savoir son mal, sans la voir, sans remède,
Vous la guérirez !

LE MÉDECIN

Oui.

GÉRONTE

Certes, il faut qu'on vous cède,
Les autres médecins vont être désolés.

LE MÉDECIN

Les autres médecins, Monsieur, dont vous parlez,
Sont gens infatués d'une vieille méthode ;
Qui n'ont pas le talent d'inventer une mode
Pour guérir un malade.

GÉRONTE

Allons, de grâce, au fait.
Quelle cause produit ce surprenant effet ?
Que faut-il pour guérir Lucile qui s'obstine ?

LE MÉDECIN

De ses ongles rognés, ou bien de son urine,
De même, si l'on veut, de ses cheveux ; après,
Par l'occulte vertu d'un mixte que je fais,
Je prétends la guérir, fût-elle en Amérique.

LISETTE *(à part)*

Je gage que voici le docteur sympathique
Dont on a tant parlé.

GÉRONTE

                    Ce secret me surprend !
Mais comment se produit un miracle si grand ?
Comment s'opère-t-il ? Voyons, je vous en prie.

LE MÉDECIN

C'est par cette vertu dite de *sympathie*.
Voici comment. Ce sont des effets merveilleux !
De ces ongles rognés, Monsieur, de ces cheveux,
Ou bien de cette urine, il sort une matière,
Comme de tous nos corps, subtile, singulière,
Que Démocrite appelle, en ses doctes écrits,
Atomes, petits corps, Monsieur, que je m'applique
A guérir par l'effort d'un mixte sympathique.
Ces petits corps, dès ce moment, dès lors
Vont à travers de l'air chercher les petits corps
Qui sont sortis du corps du malade ; de grâce,
Suivez-moi pas à pas ; ils pénètrent l'espace
Qui les a séparés depuis qu'ils sont dehors,
Sans s'arrêter jamais aux autres petits corps,
Qui sont sortis du corps de quelque autre ; de sorte
Qu'ayant enfin trouvé, dans l'air qui les transporte,
Les petits corps pareils à ceux dont nous parlons,
Les susdits petits corps, comme des postillons,
Guéris par la vertu du mixte sympathique,
Leur portent la santé que je leur communique :
Et le malade, alors reprenant la vigueur,
Se sent gaillard, dispos, sans mal et sans douleur.

CRISPIN

Ainsi ces petits corps qui vont avec vitesse,
Emportent par écrit avec eux leur adresse,
Et pour connaître ceux qu'ils vont chercher si loin,
Sans doute ils sont marqués, Monsieur, à quelque coin ?

GÉRONTE

Maraud, te tairas-tu ? Mais, docteur, écoutez :
Ce remède est-il sûr ?

LE MÉDECIN

Sûr ! si vous en doutez,
Qu'un malade ait la fièvre et qu'on me donne en main
De ses ongles rognés, de ses cheveux, soudain
Les mettant dans un arbre avec certains mélanges
Mon mixte produira des prodiges étranges ;
Et par un changement que l'on admirera,
L'homme perdra la fièvre, et l'arbre la prendra.

Dans ce dernier vers, c'est toute la doctrine de la transplantation des maladies qui se trouve enfermée ; mais nous avons traité ailleurs (1) la question avec tous les développements qu'elle comporte ; nous n'y reviendrons pas.

(1) V. nos *Remèdes de bonne femme*. Maloine, éditeur.

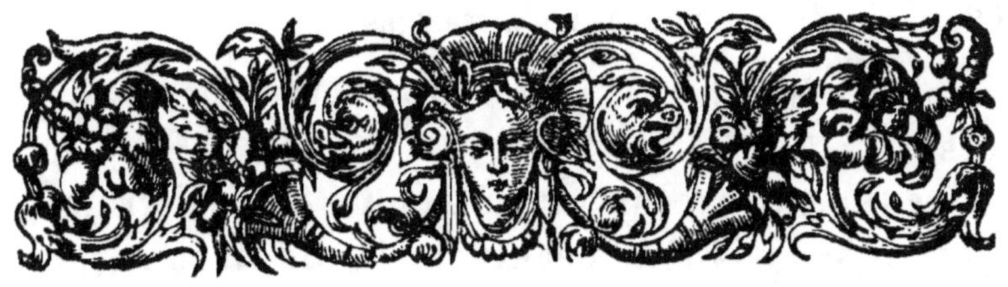

Les parfums, médicaments et poisons

Il est une bien gracieuse légende qui, sous son voile de fiction, cache peut-être un sens mystérieux et profond. Ceux qui contestent la vertu curative des parfums et des odeurs en discuteront l'authenticité ; c'est le sort des légendes d'être discutées. Gardons-nous, pour notre part, de les dédaigner ; elles ont toujours leur charme et souvent leur bonne part de réalité. Celle que nous allons conter pourrait s'intituler :

Une cure de Vénus, ou *Une guérison par les roses.*

Myrto, vierge ingénue, aux cheveux blonds, aux yeux limpides et aux lèvres vermeilles, née de parents qui moulaient la terre, pour en former des statuettes, ne pouvait, dans sa pauvreté, déposer sur l'autel de Vénus que de simples guirlandes ; mais c'était chaque jour des fleurs nouvelles : tantôt des couronnes de roses au calice embaumé ; tantôt un frais bouquet de modestes violettes ;

parfois aussi, une branche de myrte cher à la
décsse.

Une tumeur qui lui vint au menton faillit détruire
à jamais sa ravissante beauté ; mais elle vit en songe
une colombe qui lui dit : « Ne pleure pas. Prends
des roses offertes à Vénus, applique-les sur la tumeur, et tu guériras, car la décsse te favorise. »

Myrto obéit, et sa tumeur disparut. Protégée par
sa puissante patronne, la pauvre fille du mouleur
s'assit plus tard sur le trône persan, à côté de
Cyrus (1).

Ne nous embarrassons pas de vaines explications
et, sans nier la toute-puissance de Vénus, constatons
que le parfum des fleurs a une influence sur l'organisme, dont les anciens médecins ont donné, du
reste, maints exemples.

Certes, la parfumerie n'est plus, comme jadis,
une branche des sciences médicales ; il est cependant des circonstances où l'on aurait avantage à
remettre les parfums en honneur, comme ils le
furent en Grèce et à Rome.

Les Grecs ont fait, comme on sait, un usage
continuel des parfums dans leur vie domestique.
Ils ne se contentaient pas d'offrir des essences parfumées à leurs dieux et aux morts qu'ils voulaient
honorer ; ils avaient découvert, dans l'emploi des
parfums, de nouvelles sensations.

Ils n'auraient pas manqué de se couronner de roses
pendant les repas, ou de mettre leurs vêtements
dans des coffrets parfumés ; les mets et les vins
eux-mêmes étaient imprégnés de senteurs diverses :

____

(1) RIMMEL, *Le Livre des parfums*, 118.

on buvait du vin à la rose, à la violette, etc. Dans les salles de festin, des cassolettes dégageaient dans l'air de subtiles émanations ; tous les convives s'imbibaient d'essences odoriférantes.

« Chaque partie du corps avait son parfum particulier : la menthe était recommandée pour les bras ; l'huile de palmier, pour les joues et la poitrine ; dans les sourcils, dans les cheveux, on mettait une pommade faite avec de la marjolaine ; pour les genoux et le cou, on employait l'essence de lierre terrestre... le coing fournissait une essence utile dans la léthargie et la dyspepsie ; le parfum extrait des feuilles de vigne entretenait la lucidité de l'esprit et celui des violettes blanches était favorable à la digestion (1). »

L'huile dont se servaient les lutteurs, aux Jeux Olympiques, était également parfumée. Les *iatroliptes* préconisaient l'usage des onguents parfumés, pour obtenir à la fois la force et la beauté.

PRODICUS, natif de Sélymbria et disciple d'Esculape, fut au dire de Pline, l'inventeur de l'*iatroliptique*. Ayant observé que les athlètes, qui soignaient le corps pour donner moins de prise à leurs adversaires, étaient aussi remarquables pour la grâce de leurs formes que pour leur robuste santé, il en conclut que ces onctions pouvaient, tout autant que leur genre de vie, contribuer à ce résultat. Il se mit donc à traiter les maladies par les frictions huileuses, qu'il aromatisa, pour les rendre à la fois plus agréables et plus salutaires (2).

---

(1) PIESSE, *Des odeurs et des parfums.*
(2) RIMMEL, *Le Livre des parfums*, 129.

Dès ce jour, les parfums avaient fait leur entrée dans la matière médicale.

Criton, un médecin qui exerçait son art avant Galien, avait, au dire d'Aétius (1), placé les odeurs au nombre des médicaments. Il n'y avait guère de maladies où il ne trouvât à les appliquer. Quant aux fumigations, dont nous n'usons presque plus, que de vertus on leur reconnaissait, dès l'époque où vivait Pline ! Le naturaliste mentionne un nombre considérable de fumigations ayant d'extraordinaires propriétés sur l'organisme. A l'en croire, la *fumée du sabot d'âne* active l'accouchement et fait même sortir les avortons. La *fumée de bouse de taureau* empêche la chute de la matrice et facilite l'accouchement. On doit regarder comme très utiles à la matrice les fumigations faites avec la corne de chèvre et le poil de chameau.

Les sauterelles, employées en fumigations, guérissent la strangurie, surtout chez les femmes. La fumigation, faite avec une couleuvre desséchée, est emménagogue (2).

Les fumigations qu'on fait encore, de nos jours, avec des plantes aromatiques, telles que du genièvre, lors des grandes épidémies (nous en avons eu un exemple sous les yeux, en 1870, à l'occasion d'une épidémie de variole), ces fumigations peuvent se réclamer d'une antiquité respectable. Hippocrate chassa la peste d'Athènes au moyen de fumigations

(1) *Tetrabiblion*, t. II, serm. 4, cap. vii (*Bulletin de Pharmacie*, t. VI, 195).

(2) Santini de Riols, *Les parfums magiques*, 121.

de plantes aromatiques, après que tous les autres remèdes avaient échoué. Il avait fait suspendre des fleurs très odorantes dans toutes les maisons, brûler toutes sortes d'aromates dans les rues populeuses et était parvenu de la sorte à éloigner le redoutable fléau. On a fait, depuis, cette constatation curieuse, qu'au moment d'épidémies de choléra, à Londres et à Paris, aucun ouvrier parfumeur n'était atteint par le fléau.

Il fut un temps où les *pommes d'ambre* passaient pour être d'excellents préservatifs contre la peste, qui faisait alors de fréquents ravages en Europe ; on prit l'habitude de les porter avec soi, en les respirant de temps à autre ; beaucoup de portraits de l'époque représentent des personnes tenant cette pomme à la main. Si quelque lecteur est curieux de connaître la composition de ces « pommes d'ambre », la voici telle qu'elle a été transcrite d'après un auteur contemporain (1) :

Prenez du terreau fin, nettoyé et trempé, pendant sept jours, dans de l'eau de rose, puis du labdanum, du benjoin des deux storax, de l'ambre, de la civette et du musc ; incorporez-les ensemble et faites-en des boules ; et avec cela, ajoute le caustique écrivain, si vous n'avez pas l'haleine trop forte, vous sentirez aussi bon que le petit chien d'une dame.

La fumée de l'ambre a été longtemps regardée comme propre à prévenir les accès d'épilepsie (2). Il en est (3) même qui ont conseillé d'en fumiger

(1) Rimmel, *loc. cit.*
(2) Wecker, *Antidotarium*, 82.
(3) Sylvaticus, cité par Cloquet, *Oosphrésiologie.*

la cavité vaginale, pour calmer ce qu'on appelait la *suffocation de la matrice*. Le Père de la médecine avait déjà proposé, pour pareille affection, de diriger dans le vagin, à l'aide d'un entonnoir, la vapeur du cinnamone, de la myrrhe, et autres plantes aromatiques, moyen qu'il croyait également propre à démontrer la cause de la stérilité(1).

C'est encore Hippocrate qui conseillait, dans l'hystérie, de faire brûler, sous le nez des malades, des substances fétides, comme du castoréum, de la laine, des plumes d'oiseaux ; tandis que, simultanément, on enduisait la vulve avec des huiles ou des parfums liquides de la meilleure odeur (2).

Plus tard, quelques auteurs (3) ont recommandé l'introduction, dans la cavité vaginale, de vapeurs de pétrole, versé sur une pierre échauffée au feu ; tandis que d'autres, dans les mêmes cas, prescrivaient, de préférence, les pessaires de storax calamite, d'ambre et de musc (4).

De toute antiquité, pourrait-on dire, on a reconnu les propriétés aphrodisiaques du musc, dont l'odeur est agréable à l'utérus, disaient les anciens auteurs de Pharmacopées.

Dans le livre de théologie musulmane, connu sous le titre d'*El Ktab* (5), le musc est pré-

---

(1) *Aphorism.*, 59, sect. 5.
(2) *De morbis mulierum*, lib. I, et *De nat. mulieb.*
(3) Mich. ETMULLER, *Œuvres complètes* , t. II, Lugd., 1590, in-f⁰, 462, etc.
(4) CONRAD GESSNER, *De quadruped.*, 719.
(5) L. BOUCHACOURT, *De l'utilisation naturelle de la partie extra-embryonnaire de l'œuf*, t. I, 4.

conisé comme « parfum coïtant pour la chambre » ; et sa puissance est résumée dans cette simple phrase : « c'est le plus coïtant de tous les parfums ».

Les Chinois (1) ont été probablement les premiers à connaître et à apprécier le musc, que fournissent en abondance les provinces montagneuses du Mohang Mang et du Mohang Vinan. Non seulement ils en aiment passionnément l'odeur, mais ils lui attribuent une foule de propriétés, et l'emploient même, ce qui surprendra fort nos aimables Parisiennes, pour guérir les maux de tête !

Un de leurs plus célèbres médecins, PAO-PO-SÉ, le donne comme un préservatif certain, contre la morsure des serpents. Il prétend que, lorsqu'on voyage dans les montagnes, il faut porter une petite boule de musc sous l'ongle de l'orteil, car le chevrotain musqué se nourrissant de reptiles, cette odeur suffit pour les éloigner (2).

Outre le musc, on connaît un certain nombre de plantes odorantes qui paraissent avoir une action élective sur les organes sexuels : la *vulvaire* broyée

---

(1) Les Chinois, dont le sensualisme est si raffiné, écrit CLAYE (*Les talismans de la beauté*), font une grande consommation de parfums, auxquels ils accordent une large place dans leur culte, leurs usages domestiques et leurs plaisirs : ils brûlent des bois et des résines odorantes devant leurs autels et les mêlent aux mets ; ce sont surtout les aphrodisiaques qui sont recherchés, et on assure qu'ils savent préparer certaines boules odorantes, formées d'ambre, de musc, de fleurs de chanvre, mêlées à l'opium et à d'autres substances plus énergiques ; quelque temps échauffées et roulées dans les mains, elles jettent dans un voluptueux spasme les beautés aux petits pieds qui peuplent le Céleste Empire. »

(2) RIMMEL, *Livre des parfums*, 244.

attire les chiens « en chasse » et les fait uriner ;
les odeurs de la *cataire*, du *marum*, de la *valériane*
et surtout des racines de ces plantes, opèrent sur
les chats d'une manière toute particulière.

OLINA (1) a remarqué que les odeurs d'ambre et
de musc excitaient les serins et autres oiseaux de
volière à chanter en tout temps et leur chant est
un appel d'amour. On a pareillement observé que
si les parfums agréables sont aphrodisiaques, les
odeurs fétides, par contre, diminuent l'excitabilité
nerveuse. On a fait cette autre remarque que des
herbes puantes, comme l'*herbe Saint-Christophe*
(*actæa spicata*, L.), les *cotula* et *stachys fœtida*,
L., attirent les crapauds. La plupart des animaux
qui puent eux-mêmes recherchent des puanteurs
analogues aux leurs, surtout à l'époque du rut,
temps où tous les animaux répandent le plus
d'odeur ; de même, les plantes, pour la plupart,
n'exhalent leurs parfums les plus délicieux qu'au
temps de leur floraison et par leurs fleurs principalement, comme les animaux portent aux organes
sexuels leurs glandes odoriférantes. Il semble donc
que le développement des odeurs, chez les corps
organisés, ait lieu surtout par l'acte de la féconda-
tion, et dans les parties mêmes qui y concourent ;
tellement qu'après cet acte, la plante défleurie,
l'animal qui a mis bas, n'ont plus les mêmes
odeurs (2).

On pourrait développer plus longuement les rap-

----

(1) *Degli Uccelli.*
(2) *Bulletin de Pharmacie*, t. IV, 207 et 215.

ports qui existent entre les odeurs exhalées par les animaux ou les plantes et les fonctions génésiques : cette relation intime des odeurs et de l'olfaction avec le sens génital est aussi manifeste chez l'homme. Nous y avons, à une autre place (1), fait allusion ; il serait superflu d'y revenir.

Mais reprenons la voie où nous nous sommes primitivement engagé et retournons à l'étude de l'usage médical des odeurs et des parfums.

« Les médecins, dit MONTAIGNE, pourraient tirer des odeurs plus d'usage qu'ils ne font, car j'ai souvent aperçu qu'elles me changent et agissent en mes esprits suivant qu'elles sont... » Les odeurs ont, en effet, suivant les circonstances, des effets tantôt salutaires, tantôt nuisibles.

Selon CLOQUET, les émanations odorantes qui s'échappent du corps des animaux jeunes et vigoureux, sont très salutaires. On a souvent, dit-il, employé avec succès comme remède l'air des étables qui renferment des vaches ou des chevaux tenus proprement : c'est surtout pour les vieillards languissants ou pour les malades épuisés par les plaisirs de l'amour, qu'il est avantageux de vivre dans une atmosphère de ces émanations restaurantes. Pour réchauffer le prophète-roi, affaibli par ses longs travaux et par son grand âge, ses serviteurs placèrent auprès de lui la jeune et belle Sunamite ABISAG (2). Ce moyen devait alors passer pour un procédé purement hygiénique. Les livres canoniques

---

(1) V. nos *Curiosités de la médecine*. Maloine, éditeur.
(2) *Livres des Rois*, t. III (Cf. *Hermippus redivivus*, t. I, 108 ; Bruxelles, 1789).

auraient-ils pu sans cela consacrer le scandale des glaces de la vieillesse dans les bras de l'amour ?

Carpivaccio conserva l'héritier d'une grande maison d'Italie, tombé dans le marasme, en le faisant coucher entre deux filles jeunes et fortes. Forestus rapporte qu'un jeune Bolonais fut retiré du même état, en passant les jours et les nuits auprès d'une nourrice de vingt ans ; et Boerhaave disait à ses disciples avoir vu un prince allemand guérir de la même manière.

Que de pareils effets soient tous imputables à l'odorat, nous ne le saurions prétendre ; mais il est d'autres observations qui sont plus démonstratives.

Dans son *Conciliator*, Pierre d'Apono conseille aux vieillards moribonds de soutenir leur existence, en respirant un mélange de safran et de castoréum dans du vin.

Les voyageurs qui ont visité les Indes Orientales en ont rapporté que, lorsque le *mango* est mûr, tels sujets dont la santé est ou affaiblie ou altérée, se trouvent bientôt rétablis par de fréquentes promenades sous l'ombrage de cette espèce d'arbre.

Il est également attesté, par plus d'un témoignage, que nombre de personnes, en Angleterre, attaquées de la consomption, ont recouvré la santé, en se promenant, soit à pied, soit à cheval, dans les plaines où se recueille le safran ; et l'on a même remarqué, dans tous les pays, que l'odeur de la terre fraîchement remuée a produit, en pareil cas, de très bons effets (1).

Dans d'autres contrées, où existaient beaucoup de

______

(1) « On prétend, écrit Cloquet, que les Hollandais, ayant

girofliers, il a suffi qu'on abatte ces arbustes, pour que l'air y devienne des plus malsains.

Personne n'ignore l'effet bienfaisant de l'odeur résineuse des pins et des sapins sur les personnes aux poumons affaiblis. Les résines odorantes des conifères et des térébinthacées (encens, bdellium, myrrhe, galipot, etc.) entrent dans la composition d'un grand nombre de pommades et d'onguents, employés pour leurs propriétés maturatives et résolutives. La matière médicale a utilisé, plus qu'elle n'utilise aujourd'hui, les gommes-résines des ombellifères (æsa fetida, galbanum, sagapenum, gomme ammoniaque).

Les baumes de tolu, du Pérou, de la Mecque, le benjoin, sont, en même temps que d'agréables parfums, d'excellents expectorants. Parmi les antispasmodiques, le musc, le castoréum, l'ambre, la civette occupent une place importante dans nos formulaires.

On a mis à profit la puissance de volatilisation des parfums sous l'influence de la chaleur : c'est le principe des fumigations et des inhalations. Les vapeurs de benjoin ont donné de bons résultats dans le traitement de l'aphonie et de l'extinction de voix (1).

Les fumigations odorantes ont été, d'ailleurs, employées de temps immémorial, avant même que

par spéculation détruit tous les girofliers de l'île de Termate, la colonie fut ravagée par plusieurs maladies épidémiques qu'on n'y avait pas observées jusqu'alors ; les effluves odorantes de ces arbres avaient neutralisé, dit-on, les effets nuisibles d'un volcan auquel on attribuait la cause de ces maladies. »

(1) *Étude critique des odeurs et des parfums*, par Étienne TARDIF. Thèse de Bordeaux, 1898.

la médecine se les appropriât. Ne lit-on pas dans l'Histoire Sainte que la fumée qui s'exhalait d'un foie de poisson, placé sur les charbons ardents, servit au jeune Tobie, d'après le conseil de l'ange Raphaël, à chasser de la maison de Rachel l'esprit malin qui avait étouffé les sept maris de sa fille Sara ? Par la suite, ce moyen fut étendu aux propitiations et aux sortilèges (1).

A diverses époques, les sorciers, les devins et les enchanteurs ont eu recours à des onguents, réputés magiques, dont tout le mystère résidait dans l'ignorance des substances qui entraient dans leur composition.

Les célèbres empoisonneurs faisaient grand usage des parfums. MÉDÉE, très versée dans leur connaissance, avait reconnu les bons effets des bains de vapeurs aromatiques : c'était là ce qui constituait le plus clair de son pouvoir de magicienne (2). Nous avons expliqué comment les gants parfumés, les bagues, les torches enflammées ont pu, en maintes circonstances, servir à des manœuvres criminelles : c'était, selon toute apparence, un poison subtil dont les émanations tuaient par simple inspiration (3).

Notre érudit et laborieux confrère, Emile GILBERT, a révélé la composition de recettes employées par nos modernes sorciers, qui ont simplement recours à des substances parfumées.

(1) CLOQUET, *Oosphrésiologie.*
(2) PIESSE, *Des odeurs, des parfums et des cosmétiques.* Paris, 1865.
(3) V. *Poisons et sortilèges*, par les Drs CABANÈS et L. NASS.

On a, depuis longtemps, signalé l'action de divers parfums sur l'économie des fauves, et sur celles d'autres animaux d'une observation moins dangereuse. L'éléphant est charmé par l'odeur des fleurs aux parfums suaves; les chèvres du Caucase suivent la main qui leur présente le *cinnammum*.

Dans nos campagnes, nos modernes enchanteurs emploient le *marum* ou la *cataire,* pour attirer les chats; ils s'enduisent les mains d'*essence d'anis* ou de *carvi,* pour faire sortir les rats de leur trou et les contraindre à se livrer au piège qui les attend. Enfin, ils conseillent l'emploi d'une résine, le galbanum, dont il suffit aux chasseurs de frotter la semelle de leurs bottes, pour voir les lièvres courir après eux! Ainsi, dit le rédacteur de ces lignes (1), se trouve expliquée la légende des *meneux de loups,* la terreur de bien des esprits campagnards.

Le *meneux de loups* n'a pas toujours auprès de lui la bienveillante fée Mélusine pour lui assurer le cortège de ses redoutables animaux. Le rusé compère sait la remplacer. « Comptant bien opérer sans témoins trop proches, il se fait suivre par des chiens, dont il empêche les aboiements, en les menaçant d'un gourdin respectable. Quand le pâtre attardé ou le passant regagnant leur domicile l'aperçoivent dans les landes qu'éclaire la pleine lune, ils se hâtent de prendre et de choisir le chemin opposé, redoutant cette sinistre rencontre. Ils craignent les loups qui ne sont, pour la plupart, que des

(1) Emile Gilbert, *Sorciers et Magiciens.* Moulins, 1898.

chiens des fermes voisines suivant le *meneux*. Ce dernier a eu, préalablement, le soin d'enduire ses chaussures d'une odeur qui frappe les sens des chiens et qui n'est, généralement, qu'une drogue rappelant l'odeur de l'urine des chiennes... »

Peu à peu la science dévoile les *trucs* de ces faiseurs de prodiges, de ces magiciens et sorciers, derniers survivanciers des antiques traditions.

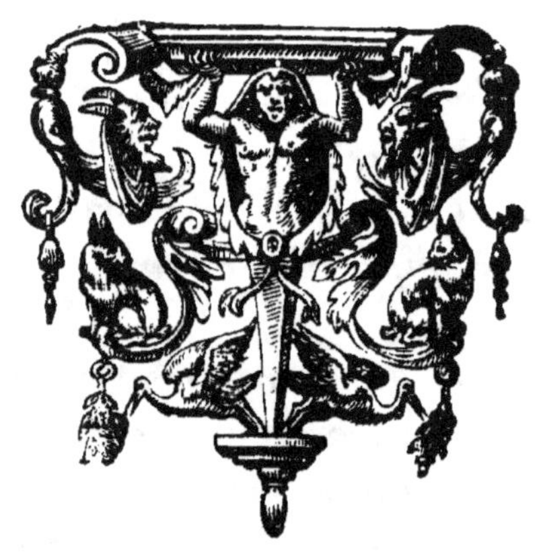

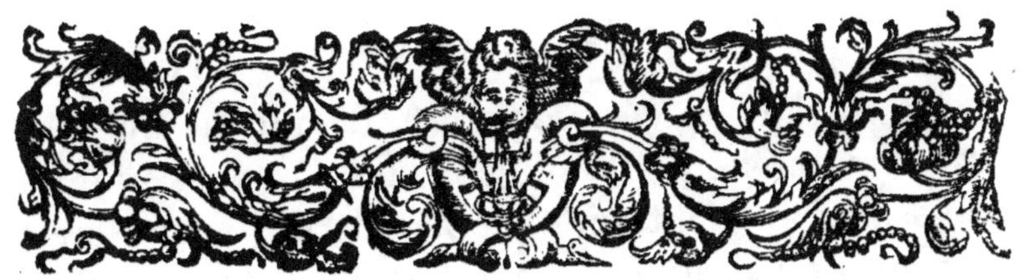

Des odeurs et de leur influence sur l'organisme

Les parfums arriveront-ils un jour à prendre place dans la thérapeutique? Cette question, que nous avons à peine effleurée dans le précédent chapitre, appelait plus de développements. Nous aurions pu ajouter que la médecine a déjà fréquemment recours aux huiles essentielles, tantôt à l'intérieur (essence d'anis, d'amandes amères, etc.); tantôt à l'extérieur, sous forme d'alcoolats?

N'utilise-t-on pas les propriétés odorantes des essences, pour masquer la saveur désagréable de certains médicaments (eau de laurier-cerise, de fleurs d'oranger, de roses, etc.)?

On sait, en outre, avec quelle rapidité certaines substances volatiles (éther, ammoniaque, etc.) raniment les sens, ou calment des accès nerveux. On a essayé, dans le même but, l'odeur de l'héliotrope et de la vanille, qui procurent, dit-on, un soulagement dans ce que le vulgaire nomme les attaques de nerfs.

Un savant bactériologiste a démontré que les vapeurs émises par la plupart des essences sont de puissants antiseptiques : le bacille d'Eberth serait tué, en douze minutes, par l'essence de cannelle ; en trente-cinq, par celle de thym ; en quarante-cinq, par la verveine de l'Inde ; en cinquante, par le géranium ; en soixante-quinze, par l'origan ; en quatrevingts, par le patchouly. La lavande et l'eucalyptus jouiraient également d'un grand pouvoir bactéricide.

Plus récemment, le Dr Antoine COMBE (1) a signalé des cas, dans lesquels l'inhalation de certaines substances, notamment l'éther, le chloroforme ou l'ammoniaque, donnait lieu à une crise d'hystérie ; de plus, il a observé deux malades, que l'odeur de certains parfums plongeait dans l'hypnose.

Chez l'une, l'essence de bergamote, sans qu'il y ait eu la moindre suggestion, provoqua un état d'hypnose absolument analogue à celui qu'on peut provoquer par la fixation du regard ou d'autres moyens hypnogènes. Avec le géranium rosat, l'essence de cannelle, de lavande, de cédrat ou de menthe, le même résultat a été obtenu : ces parfums endorment la malade en cinq ou six secondes. Au contraire, l'essence de girofles, d'eucalyptus, de citron, de poivre, n'ont rien produit.

Certain jour, une malade, étant allée pour son travail dans une maison où il y avait profusion de parfums, s'endormit, au point qu'on dut aller chercher un médecin pour la tirer de cette situation à

____

(1) *Influence des parfums et des odeurs sur les névropathes et les hystériques.* Thèse de Bordeaux, 1903.

laquelle on ne comprenait rien. Elle fut guérie, du moins momentanément, de cette disposition morbide, par la suggestion.

Une seconde malade, hystérique, était endormie de la même manière par le musc, la violette, le chypre, l'héliotrope. Diverses autres substances ne produisaient rien. Chez une troisième malade, grande hystérique, comme la précédente, le chypre seul produisait l'hypnose (1).

Quoi qu'il en soit de ces expériences, l'influence des parfums et des odeurs sur l'organisme est indéniable. Et la constatation de ces effets date de loin.

Sans nous arrêter à des faits légendaires, comme le cas de DÉMOCRITE, se soutenant en vie par l'odeur seule du pain chaud, pendant trois jours (2), nous pourrions citer l'exemple de Louis XI, qui s'était soumis avec une absolue confiance à ce que l'on a appelé l'*osméthérapie* (3). Ce monarque valétudinaire avait fait quérir, par deux hommes à cheval, des brassées de roses, dans le pays où elles viennent en abondance, à Provins, « pour mettre ès chambres et retraicts ». On était allé, aussi, cueillir, à son intention, du romarin, de la marjolaine, des violettes, des églantiers, qui devaient, vraisemblablement, servir à des infusions (4).

---

(1) *Journal de médecine et de chirurgie pratiques*, 10 février 1904.

(2) *Bulletin de Pharmacie*, t. IV, 199, note 1.

(3) Le mot est de Brachet, philologue savant, qui l'a employé dans sa *Pathologie mentale des rois de France*, pp. LXXII, LXXXVIII, etc.

(4) On lui fournit aussi de l'hysope, de la rue, que GORDON, le grand médecin du moyen âge, préconisait, en fumigation, contre le *mal caduc*.

La médecine du temps prescrivait, encore, d'égayer la chambre du malade avec des « verdures », c'est à dire des plantes non odoriférantes.

Sans doute, avait-on déjà observé qu'il était dangereux de laisser des fleurs dans la pièce où l'on couchait.

Qui ne sait qu'il suffit de pénétrer dans un appartement clos, où il y a des tubéreuses, du chèvrefeuille, des lys, des giroflées, pour éprouver du malaise ou de la céphalalgie? On dit communément que ces fleurs *entêtent,* l'expression est très exacte. Peut-être les névropathes sont-ils plus affectés que d'autres; les nerveux, les sensitifs, sont plus sujets à être impressionnés, et cela se conçoit; mais la ligne de démarcation entre la névropathie et l'état sain n'est pas toujours aisée à délimiter et mieux vaut admettre, comme règle de conduite, qu'il est prudent de retirer les fleurs d'une pièce où l'on doit dormir.

Nombre d'accidents ne sont imputables, en effet, qu'à l'oubli de cette sage prescription.

Magendie racontait (1) que, pendant l'un de ses voyages à Londres, une dame, habituellement bien portante, fut trouvée un matin morte dans son lit. L'autopsie n'ayant révélé aucune lésion, il lui parut constant, ainsi qu'aux autres médecins chargés de l'enquête, qu'elle avait succombé à un empoisonnement produit par un gros bouquet de lis placé, la veille, sur la cheminée de sa chambre, laquelle était petite et un peu basse.

____

(1) Cf. *Toilette d'une dame romaine au temps d'Auguste,* par le Dr Constantin James, 174.

Cet exemple n'est pas unique. On a souvent relaté l'histoire de cette jeune fille qui mourut dans une chambre où l'on avait laissé des lis ; de cet officier qui s'endormit de son dernier sommeil, dans une alcôve décorée de branches de laurier-rose.

Des fruits à odeur pénétrante, tels que des coings, des citrons, ont produit des malaises plus ou moins durables. Mais peut-être y a-t-il eu, sur ce point, quelque exagération ; il convient de débrouiller la part de légende qui se mêle à certaines vérités.

Légende, l'histoire du mancenillier, dont l'atmosphère ambiante serait mortelle à qui s'endort sous son feuillage : cela ne se voit que dans l'*Africaine*, car le mancenillier n'a jamais tué personne ; de même, lorsqu'on se couche à l'ombre d'un noyer, c'est un refroidissement qu'on risque et non un empoisonnement.

Légende encore, ou tout au moins fort exagéré le récit de naturalistes (1), prétendant que les parties subtiles et odorantes de la bétoine fleurie sont si vives, que les jardiniers, en arrachant cette plante, deviennent ivres et chancellent comme s'ils avaient bu (2).

Ce qu'il y a de certain, c'est que des bouquetières, malgré leur habitude, sont incommodées par le parfum des fleurs ; l'incommodité va parfois jusqu'à l'évanouissement (3).

(1) Valmont de Bomare.
(2) *Journal des Débats* (feuilleton de H. de Parville), du 2 mai 1894.
(3) V. un article de M. Liotard, dans la *Nature*, du 28 novembre 1903.

La violette, la rose, sont mal supportées par bien des personnes. Une jeune femme, observée par lé Dr CARTAZ (1), se trouvait mal, chaque fois qu'on approchait d'elle de la fleur d'oranger. Un militaire tombait en syncope à l'odeur d'une pivoine. Une jeune personne ne pouvait sentir une rose, sans éprouver un véritable accès de coryza aigu ; une autre présenta, dans les mêmes conditions, tous les signes d'une ophtalmie.

Une fleur qui incommode beaucoup de personnes est le troëne du Japon (*Ligustrum Japonicum*), plante de la famille de l'olivier, arbre à inflorescence blanche, s'épanouissant en juillet. Il en est de même du « Pittosporum », qui répand au printemps une odeur suave.

Une plante qui agit beaucoup sur le cerveau est la tubéreuse, dont chacun connaît l'odeur pénétrante. Vient ensuite la belle-de-nuit (*Mirabilis Jalapa*). L'odeur de ces deux fleurs est surtout vive le soir. La belle-de-nuit n'est odorante qu'à partir du coucher du soleil ; on peut voir de nombreux papillons de nuit, attirés par l'odeur pénétrante, venir butiner sur ces fleurs à la tombée du jour.

Il est des personnes qui ne peuvent supporter l'odeur du jasmin ou celle du lilas. Le *Datura arborescens*, à grandes fleurs blanches, que l'on trouve dans beaucoup de jardins, à Nice, Cannes et Menton, répand le soir une odeur capable d'a-

_____

(1) Article sur le *Parfum des fleurs*, paru. il y a quelques années dans la *Nature*.

lourdir la tête jusqu'au sommeil, chez certaines gens (1).

On a beaucoup discuté sur la cause de ces accidents. Pour le Dr Cartaz, il s'agit vraisemblablement d'une action toxique, produite par l'absorption lente et continue, par les voies respiratoires, des huiles essentielles odorantes. Ces huiles sont, toutes, des éthers composés, des hydro-carbures, qui ont une action énergique sur les systèmes vasculaire et nerveux. Dans les fabriques de parfums, l'intensité des émanations est souvent pénible pour le visiteur, quelle que soit la finesse du produit distillé.

Mais cette action des essences et des émanations odorantes n'est certainement pas seule en cause. La viciation de l'atmosphère est augmentée du fait des décompositions chimiques, qui amènent une augmentation de l'acide carbonique dans l'air et, partant, des menaces sérieuses d'asphyxie.

Certaines plantes n'exhalent leurs parfums que dans l'obscurité. BOUSSINGAULT pensait qu'il devait y avoir production d'une certaine dose d'oxyde de carbone; ce qui n'est pas, comme on l'a prouvé par des dosages, plus précis, de l'air ambiant.

Plus les fleurs ont des parfums pénétrants, plus les conditions de température sont élevées, et plus facilement peuvent se produire les cas d'intoxication de ce genre. Dans les forêts des régions tropicales, on est saisi par ces émanations intenses, auxquelles se joignent évidemment celles provenant

____

(1) *La Nature*, 1903, loc. cit.

de la décomposition des végétaux tombés sur le sol. D'autre part, il n'est pas douteux que le parfum des fleurs détermine des désordres nerveux, dont la cause est souvent malaisée à déterminer.

L'abus des parfums artificiels a occasionné bien des débilités nerveuses, bien des troubles spasmodiques (1). JOAL, qui a fait du sujet une étude approfondie, montre que ces phénomènes sont loin d'être des raretés pathologiques ; et, en fouillant dans la littérature médicale, il a relevé des observations qui lui ont permis d'établir l'existence d'un *vertige olfactif* (2), qu'il s'est attaché à bien décrire.

A ne consulter que les Dictionnaires de médecine les plus accrédités, ceux de JACCOUD et de DECHAMBRE, on constate qu'il n'y est nullement question de l'influence nocive des odeurs ; et cependant, les annales de la médecine en signalent de multiples cas.

LESSER (3) dit, à propos des cantharides, que « l'odeur de ces insectes donne des vertiges à ceux qui restent longtemps exposés à leur influence ». GUERSENT (4) parle de vertiges et de nausées, déterminés par l'odeur de la rose sur certaines per-

(1) Ce qui démontre que les odeurs, en général, les parfums des fleurs, en particulier, ne sont pas indifférents pour les nerfs, c'est ce fait, rapporté par KOSSAKOWSKI (*Essai de médecine*, 51), et qui est de notion courante : lorsqu'un enfant a des convulsions qui lui font serrer les dents, la simple odeur d'une plume d'oie, brûlée sous le nez de l'enfant, lui fait aussitôt desserrer les dents, en calmant son spasme nerveux.

(2) *Vertiges et odeurs*, par le Dr JOAL, du Mont-Dore. Paris, Rueff, 1901.

(3) *Théologie des insectes.*

(4) *Dictionnaire des sciences médicales*, 1818.

sonnes : ces cas rentrent dans la catégorie des idio-syncrasies, comme les deux qui suivent.

Un botaniste fut pris de vertiges en dessinant l'œnanthe safranée ; il fut obligé, à différentes re-prises, d'interrompre son travail et d'aller respirer l'air frais du dehors, pour faire disparaître ces troubles (1).

La seconde observation est plus démonstra-tive (2).

Le Dr Fodéré, ayant cueilli dans la campagne une belle fleur, l'*atropos mandragora*, la plaça, par inadvertance, sur la table de son cabinet de travail. Étant resté quelque temps dans cette pièce, dont les portes et les fenêtres étaient fermées, il éprouva de la faiblesse, des vertiges, puis une langueur telle qu'il avait de la peine à se soutenir.

Les croisées furent ouvertes, la fleur enlevée et les accidents cessèrent.

Ce vertige olfactif, un romancier, qui fut parfois un bon observateur, Zola l'a nettement mis en évi-dence dans deux de ses œuvres : *la Faute de l'abbé Mouret* et *l'Assommoir*.

Dans le premier de ces romans, Serge se trouve dans le Paradou, au lever du jour ; il sent venir le matin dans un souffle tiède. « Il le respire avec les parfums qu'il cueille dans sa course, l'odeur de la terre, l'odeur des bois ombreux, l'odeur des plantes chaudes, l'odeur des bêtes vivantes, tout un bouquet d'odeurs, *dont la violence allait jus-qu'au vertige.* » Plus loin nous relevons ce passage :

(1) *The Lancet*, 1841.
(2) Debay, *Les parfums et les fleurs.*

« Des mandragores, des ciguës, des ellébores, des belladones, *montait un vertige* à leurs tempes, un assoupissement qui les faisait chanceler aux bras l'un de l'autre, le cœur sur les lèvres. »

Ce vertige a été personnellement observé par JOAL, plusieurs fois; notre confrère le considérait comme une variété du vertige nasal. Les corps caverneux devenant facilement turgides, chez les sujets atteints de nervosisme, il suffit d'influences aussi légères que variées, pour occasionner des réplétions sanguines de la muqueuse (congestion pituitaire, épistaxis); ou des névropathies réflexes (migraines, vertiges, syncope, etc.).

Les accidents sont occasionnés par les parfums les plus suaves, aussi bien que par les exhalaisons les plus désagréables. Le vertige peut être produit par les senteurs de la rose, du lilas, de l'héliotrope, du jasmin, de la jacinthe, du mimosa.

D'autres incriminent le musc, la civette, le patchouly. Tel individu, affecté par l'une de ces odeurs, jouira d'une immunité complète par rapport aux autres.

Il est bien difficile de fournir une explication satisfaisante de ces bizarreries. Tout cela résulte probablement « d'idiosyncrasies olfactives, que l'on rencontre chez les gens à sensibilité excessive, à réaction réflexe accentuée, qui sont en général arthritiques et neurasthéniques (1) ».

Ce ne sont pas les seules particularités intéressantes qui aient été relevées touchant les odeurs.

_____

(1) D' JOAL, *loc. cit.*

Il en est qui agissent d'une façon spéciale sur l'appareil digestif. Certaines odeurs sont purgatives : n'a-t-on pas rapporté (1) que des femmes ont été purgées par la seule odeur de la boutique d'un apothicaire ?

Van Helmont discute, dans plusieurs chapitres de son ouvrage (2), les effets des parfums sur la production non seulement des nausées, des vomissements, du vertige, mais encore de l'épilepsie, de la dysenterie et autres affections.

Lémery rapporte (3) « que deux personnes qui restèrent, durant cinq ou six heures, dans une chambre où il y avait des roses pâles, furent violemment purgées par haut et par bas ».

Debay relate que l'odeur seule de l'anis produisait un puissant effet carminatif sur Voltaire, qui s'en déclarait fort incommodé.

Hahnemann *(Ephem. Nat. Cur.)* parle d'un habitant de Copenhague, qui, dans sa jeunesse, éprouvait de violentes coliques, lorsqu'il flairait des citrons. Il légua cette susceptibilité nerveuse à ses enfants, qui, jusqu'à l'âge de vingt ans, montrèrent la même sensibilité à l'action du citron, et qui, plus tard, furent pris de hoquet, chaque fois qu'ils sentaient une pomme de reinette.

Bruyerinus *(De re cibaria)* dit que le frère de Jean Quercet, secrétaire de François Ier, avait une perte hémorroïdale sous l'influence de l'odeur des

---

(1) *Journal général de médecine,* t. III (mai 1815), 144.
(2) *Opera omnia,* 1682.
(3) *Mémoires de l'Académie des Sciences,* 1699.

pommes cuites. Les pommes de reinette et les pommes d'api amenaient des saignements de nez et de fortes quintes de toux chez Jean Quercet et chez un de ses frères (1).

La racine d'ellébore blanc provoque des vomissements chez ceux qui la cueillent; la putréfaction des animaux, l'odeur cadavérique produisent parfois les mêmes effets.

On peut mettre quelques-uns de ces accidents sur le compte de la prévention ou d'un nervosisme exagéré.

Capellini parle d'une dame qui ne pouvait, disait-elle, souffrir l'odeur de la rose. Un jour, recevant la visite d'une de ses amies, qui portait sur elle une de ces fleurs, elle s'évanouit rien qu'à sa vue : or, la rose était artificielle ! Mais il est d'autres cas où les faits observés ne sont que trop réels.

Les odeurs dégagées du corps des êtres vivants ont des effets nuisibles, lorsqu'elles sont concentrées sous un faible volume ou dans un espace restreint. Quand on pénètre le matin dans une chambrée, on ressent une impression de malaise, qui doit être attribuée à l'odeur dégagée, pendant la nuit, par tous ceux qui l'ont habitée.

D'aucuns ont objecté que cette impression est due à la raréfaction de l'oxygène de l'air; mais des analyses ont démontré que, presque toujours, l'oxy-

(1) *Journal de médecine et de chirurgie pratiques*, 25 juillet 1903.

gène contenu dans cet air y est dans une proportion satisfaisante (1).

Des odeurs animales sont tellement puissantes qu'elles provoquent des accidents graves (2) : lorsqu'un chasseur enlève, sur le chevrotain porte-musc, la poche qui contient la précieuse substance, il a soin de se couvrir le nez et la bouche avec un linge plié en plusieurs doubles, sans quoi il éprouve des hémorragies violentes, par la force seule de l'odeur.

Nous avons parlé, à maintes reprises, des syncopes produites sous l'influence de parfums ou d'odeurs. Ces syncopes, de provenance olfactive, ont été notées dès le XVI⁰ siècle, et peut-être en découvrirait-on des observations antérieures.

En 1530, AMATUS LUSITANUS parle d'un moine, qui tombait en syncope en flairant une rose.

SCALIGER assure, de son côté, qu'une de ses parentes avait une syncope à la vue d'un lis, et pensait qu'elle succomberait, si elle persistait à en sentir l'odeur.

Conrad SCHNEIDER a observé une femme qui se trouvait mal quand elle respirait des fleurs d'orangers (3) ; une autre dame ne pouvait supporter, sans perdre connaissance, les senteurs des roses *rouges*, tandis qu'elle mettait sans inconvénient des roses blanches dans sa coiffure (4).

---

(1) TARDIF, *Étude critique des odeurs et des parfums.*
(2) CHARDIN, *Voyage aux Indes* ; TAVERNIER, *Voyage en Perse*, 1712, etc.
(3) *De Catarrhis.*
(4) S. LEDEL, dans *Ephémér. des Cur. de la Nature.*

L'odeur des pommes faisait tomber en lipothymie un habitant de Copenhague (1) ; l'odeur de la menthe produisait le même effet sur une jeune fille (2). Une religieuse montrait pareille susceptibilité à l'égard du bois de sassafras (3).

Portal (4) a entendu Petit, dans ses leçons, parler d'une dame qui se trouvait mal chaque fois qu'un chat se promenait dans son appartement, même à son insu. Les émanations du lièvre provoquaient des faiblesses chez le duc d'Epernon ; celles du bouc, chez Mlle Contat ; celles du fromage, chez le célèbre Haller (5).

Le peintre Vincent ne pouvait séjourner dans une chambre où se trouvaient des roses, sans être rapidement affecté d'une violente céphalalgie, suivie de syncope (6). Chez un autre sujet, les œillets provoquaient même phénomène (7).

Orfila (8) a connu une dame de forte constitution, âgée de 56 ans, qui ne pouvait séjourner dans un lieu où était préparée une décoction de graines de lin, sans avoir la face considérablement tuméfiée, et sans que se produisît, à la longue, une syncope.

Quelques auteurs ont émis l'opinion que les phénomènes cardiaques observés diffèrent suivant la

----

(1) Hahnemann.
(2) Gott Reusner.
(3) Panarolus, *Iatrologismorum*, 1654.
(4) *Anat. méd.*, 1804.
(5) *Odeurs et troubles cardiaques*, par le Dr Joal. Paris, Rueff, 1905.
(6) Barthélemy, Thèse de Paris, 1811.
(7) Saucerotte et Didelot, *Prix de l'Acad. de chir.*, t. V.
(8) *Traité des poisons*, 1815.

nature de l'agent odorant. En réalité, « si certains parfums diminuent l'activité cardiaque chez tel sujet, ils l'augmentent chez tel autre, d'après la variété de réaction bulbaire que fournit l'individu » (JOAL).

Aujourd'hui, on connaît bien les rapports qui existent entre certains troubles nerveux du cœur et les rhinopathies. La preuve en est qu'on a pu guérir de violents accès de palpitations en cautérisant les cornets, ou en extirpant des polypes muqueux du nez.

Les palpitations paroxystiques figurent au nombre des symptômes, relativement fréquents, des affections nasales. St. von STEIN (1) a examiné 530 individus porteurs de lésions nasales et, cinquante fois, il a noté des palpitations, de l'angoisse et de la cardialgie. Enfin, dans un récent travail (2) sur les névroses nasales réflexes, KUTTER fait mention de la tachycardie, de la syncope, de la cardialgie, de la fausse angine de poitrine et du goitre exophtalmique.

Les odeurs ont donc une relation évidente avec certains troubles cardiaques.

L'influence des fleurs et des parfums sur la voix a été bien mise en lumière, à la suite de l'enquête que nous avions entreprise, il y a quelques années (3),

____

(1) *Monats. f. Ohrenheilk.*, 1889.
(2) Il date de 1904.
(3) Nous en avons donné le résultat dans nos *Curiosités de la médecine* ; c'est là qu'ont puisé tous les auteurs qui en ont parlé après nous et, le plus souvent, sans nous citer.

auprès des personnalités les plus autorisées (chanteurs et cantatrices, professeurs de chant, laryngologistes, etc). Il résultait des informations recueillies, que des fleurs, même peu odorantes comme la violette, le mimosa, la jacinthe, sont aussi nocives que d'autres au parfum plus pénétrant, comme le lis ou la tubéreuse.

Tel sujet qui supporte la rose, par exemple, a des troubles vocaux, s'il respire le lilas ou la violette. Le lilas blanc a causé une aphonie complète, qui n'a disparu qu'au bout d'un quart d'heure, au grand air, chez une chanteuse connue.

D'autres artistes attribuent leur raucité à la chaleur, à l'état nerveux, à une fatigue antérieure ; mais le plus grand nombre ont constaté des enrouements passagers, une diminution de la pureté et de l'étendue de la voix, sous l'influence de certaines odeurs ou de certains parfums, même artificiels.

Le professeur LAYET (de Bordeaux), qui a étudié les maladies des parfumeurs, a spécialement mis au point la question du *vanillisme* professionnel (1).

En réalité, il convient, dans cette question de l'influence des odeurs, sur l'organisme de ne pas trop généraliser. Celles-ci peuvent certainement provoquer des troubles, et qui sont d'autant plus accusés que l'organisme est plus susceptible. La plupart des sujets qui sont impressionnés, sont des névropathes

____

(1) Cf. l'article *Vanillisme,* du Dictionnaire DECHAMBRE.

ou des neuro-arthritiques, et c'est à chacun de nous à se mettre à l'abri des émanations qu'il sait lui être nuisibles.

Il n'y a pas de règle fixe à établir à cet égard ; c'est, le plus souvent, affaire de tempérament individuel, d'idiosyncrasie.

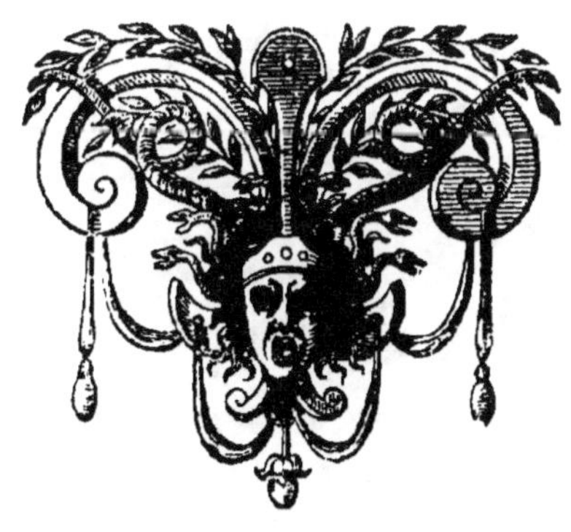

L'action curative des couleurs

Si l'on voulait établir quelle fut l'origine de cette médication, qu'en ces dernières années on tenta de remettre à la mode, c'est aux plus lointaines époques de notre histoire qu'il faudrait remonter.

Ainsi que l'écrivit le Dr RABIER (1), le goût des couleurs se manifesta dès le Paradis terrestre. « Ève fut attirée et séduite par l'appétissante couleur rouge de la pomme... Adam dut l'être non moins violemment par la toison rutilante et la peau laiteuse de sa belle compagne. De ce début date et s'explique l'influence des couleurs, en particulier du rouge, couleur excitante. »

Le goût des couleurs, poursuit notre spirituel confrère, est un goût ancestral primordial ; on le trouve chez les sauvages, chez les animaux, chez les plantes... *Tout ce qui a vie subit l'influence des couleurs.*

(1) *La Médecine moderne,* 17 septembre 1910.

Rien de plus exact et de plus démontré.

Camille Flammarion, qui a étudié l'action des radiations colorées sur la vie animale, a constaté que la lumière rouge est riche en rayons caloriques et excitants; tandis que le bleu et le violet sont calmants.

Voici le dispositif qu'il avait adopté.

Ayant placé des escargots et des vers de terre dans une boîte divisée en deux compartiments, dont l'un était recouvert d'un verre rouge, l'autre d'un verre bleu, il vit les animaux se diriger vers la lumière rouge et s'y réfugier. Il fit également d'autres expériences, sur les vers à soie, dont il suivit tour à tour l'évolution sous verre coloré, à la lumière ordinaire, et dans l'obscurité, depuis l'œuf jusqu'au papillon éclos. L'évolution fut le plus rapide pour les vers des cases rouges, orangées, puis incolores.

Quant aux sexes, la proportion de chacun à l'air libre est, naturellement, voisine de 50 0/0; toutes les couleurs employées, huit en tout, ont déterminé une prépondérance des mâles : depuis le bleu clair, qui a donné 57 0/0 de mâles et 43 0/0 de femelles, jusqu'au rouge foncé, qui a produit 62 0/0 de mâles et 32 0/0 de femelles. Quant aux cocons, les plus riches en soie ont été, dans un ordre successif, ceux des couleurs claires, rouge, violet clair, blanc, bleu clair; les plus pauvres, ceux de couleur foncée (1).

Des expériences de même nature ont été faites en Amérique (2). Le Conseil sanitaire supérieur de

____

(1) *La Lumière*, mars 1903, n° 264, 45.
(2) Et en Russie, par Gorbatzévitch, qui a étudié l'influence des divers rayons du spectre sur le développement des êtres

l'armée américaine a publié, en 1902, un rapport des plus curieux, ayant trait à l'influence des couleurs sur les moustiques. Les moustiques réagissent en effet, d'une manière très différente, selon la couleur qu'on leur présente. On a construit et peint en couleurs diverses des boîtes de toutes grandeurs et l'on a soigneusement noté le degré d'attraction qu'elles exerçaient sur les moustiques : le bleu tient la tête ; 108 de ces bestioles malfaisantes ont paru s'en accommoder ; le blanc n'en a séduit que deux ; le jaune les a tous éloignés.

La première conséquence pratique de ces recherches a été que les troupes américaines, stationnées dans les contrées où les moustiques, et avec eux, la fièvre, sévissent, ont échangé leur tunique bleu marine pour revêtir un uniforme jaune (1).

Si le rôle biologique des couleurs ne peut plus être nié, sa valeur thérapeutique ne rencontre plus de contradicteurs.

Qu'elles exercent une action sur le moral, qui le contesterait ? Il y a des harmonies, comme il y a des cacophonies de couleurs ; si les premières nous enchantent, les autres nous horripilent.

Comparez la sensation que vous éprouvez en pénétrant dans une de nos vieilles cathédrales gothiques, et celle que vous fait ressentir une exposition de peinture ultra-moderne, celle des Cubistes ou des Impressionnistes, par exemple. Dans ce dernier cas, ce hurlement de couleurs disparates, ces

vivants et en particulier des chiens (Cf. la *Lumière*, 1901, 83 et suiv.)

(1) *Chron. méd.*, 1902, 279.

tons criards et violents vous choquent, vous irritent.

Quelle sérénité, quel calme reposant, au contraire, quel charme mystique se dégagent de ces admirables vitraux qui n'ont pas subi les injures du temps ! Or, qu'est-ce qui prédomine dans les verrières ? C'est le bleu : « La composition des verres bleus, dit un historien de nos basiliques moyen-âgeuses, était la grande préoccupation des verriers des xiie et xiiie siècles ; il fallait savoir régler le bleu, toute la science des artistes était là. »

Les Romains, d'ailleurs, pour éclairer leurs temples, se servaient presque toujours du verre bleu, dans la fabrication duquel ils avaient atteint la perfection ; d'où l'on peut induire, avec le Dr Lemesle (1), que « l'action sédative, hyposthénisante, hypnogène, en définitive, de la lumière bleue, avant d'être utilisée par les psychothérapeutes du temps présent, ne fut pas dédaignée de ces observateurs sagaces, de ces psychologues avisés que furent les ordonnateurs des liturgies païennes et chrétiennes ; ils demandèrent aux rayons bleus de compléter les effets des parfums et des chants, et cet ensemble contribuait puissamment à déterminer, chez les fidèles, l'état de recueillement, de crédulité, de suggestibilité, à la faveur des degrés d'inhibition et d'hypnose qui en résultaient ».

A qui s'étonnerait de voir les Romains utiliser cette notion des couleurs, nous pourrions rappeler un passage de Properce, que le Dr Henry Labonne a eu le mérite d'exhumer (2).

____

(1) *Revue d'hypnothérapie*, citée par la *Chr. méd.*, 1911, 328.
(2) Cf. *l'Actualité médicale*, 15 juin 1908.

Les Romains avaient-ils remarqué que la lumière rouge agitait, ou tout au moins permettait de lutter contre l'envie de dormir? Voici, pour y répondre, ce qui peut se lire dans Properce, qui vécut sous Auguste :

Me miseram quales semper habere jubes !
Nam modo purpureo fallebam stamine somnum.

« Fatigué de plaisirs et de veilles, dit la pauvre maîtresse délaissée à son amant, tu m'apportes les restes d'une nuit qui m'était due tout entière ! Puisses-tu les connaître, ces nuits terribles dont tu me fais une cruelle habitude ! *Pour tromper l'envie de dormir, vainement j'utilise les tissus de pourpre.* »

Nous n'avons pas vu relaté ailleurs qu'on ait traité de cette sorte l'insomnie ; mais ce qui, par contre, se pratique depuis des siècles, c'est le traitement de la variole par la couleur rouge.

Au Japon, cette pratique multiséculaire n'aurait disparu que lors de l'introduction du vaccin ; à s'en rapporter, du moins, à l'auteur d'un article de *Souvenirs,* dont nous ne nous portons pas autrement garant (1).

Autrefois, quand le vaccin était inconnu au Japon, les épidémies de petite vérole donnaient lieu à des cérémonies curieuses. Les malades et ceux qui craignaient la contagion couvraient une table de drap rouge. Sur cette table, ils plaçaient de gros sacs de riz et sur ces sacs des *gohëi* (papiers sacrés), rouges. Cela formait une espèce d'autel, devant lequel les assistants s'agenouillaient et priaient douze jours

---

(1) Ces *Souvenirs* ont paru sous la signature de **M.** Ch. **Laurent,** dans la *Revue de Paris* de 1908 (Cf. *Chron. méd.,* 1909, 49).

durant. Après ce temps, les malades se baignaient dans de l'eau colorée en rouge et tout ce dont ils se servaient était rouge : les serviettes étaient rouges, les kimonos étaient rouges...

Dans un bref historique de la phototérapie de la variole, Finsen ne fait pas remonter cette pratique au delà du xviiie siècle. « Fouquet, de Montpellier, écrit le physiothérapeute danois, rapporte qu'au xviiie siècle, on revêtait les varioleux de drap écarlate, ou qu'on les tenait dans des lits fermés de rideaux de la même étoffe, à peu près comme il est rapporté qu'on le pratique encore au Japon. » Or, nous avons produit des textes bien antérieurs, qui montrent que, dès le xive siècle, on connaissait ce procédé.

John Gaddesden, auteur du traité *Rosa medicinæ*, traita le fils du roi Edouard de la petite vérole (1), en l'enveloppant dans un vêtement rouge écarlate, en le plaçant dans un lit pourvu de draps de même teinte, et dans une chambre aux tentures de nuance pareille.

Ambroise Paré, en 1575, a formulé une prescription analogue. Au chapitre II du vingt-deuxième livre de ses *Œuvres*, qui traite « de la cure de la petite Vérolle et Rougeolle, » on peut lire ces lignes :

... Et faut tenir l'enfant en chambre chaude, où le vent n'entre point, et l'envelopper de drap d'escarlate, ou d'autre drap rouge, c'est à dire en faire les custodes et couvertures

---

(1) *Anecdotes historiques*, etc., *sur la médecine, la chirurgie et la pharmacie* ; Bruxelles, 1789, I, 184.

de son lit, auquel on le fera tenir, le couvrant médiocrement, jusqu'à ce que la verolle ou rougeolle soit sortie du tout (1).

Cent ans plus tard (2), nous voyons reparaître le même traitement, ainsi que l'atteste le passage ci-après :

... On enveloppera les malades en des linceuls ou draps teints en rouge, mesme les courtines du lit et couvertes doivent estre de mesme s'il estoit possible : cecy se pratiquoit déjà du temps de Galien, qui ne le reprouve pas en son livre de la curation empirique...

Mais l'auteur dit, un peu plus loin, que lorsque l'éruption est sortie, il ne faut plus user de ces vêtements rouges ; sur ce point, il est en désaccord avec les médecins de nos jours, qui prescrivent la couleur rouge pendant tout le temps que dure la maladie (3).

C'est comme le traitement de la variole par l'obscurité ; il est beaucoup plus ancien qu'on n'a coutume de l'enseigner. En 1893, le D\u1d63 Bénard, de Saint-Germain-en-Laye, rapportait, dans le *Concours médical* (4), au sujet de ce traitement, que, déjà au quatorzième siècle, et peut-être avant, on l'avait mis en œuvre pour éviter les cicatrices ; et il rap-

(1) Amb. PARÉ, *Lettres complètes*, édition Malgaigne, t. III (1841), 259.

(2) LOYS GUYON DOLOIS, sieur de la Nauche, *le Cours de médecine en françois*, etc. Lyon, 1675 ; cité dans la *Gazette médicale du Centre*, 1ᵉʳ juillet 1905.

(3) V. l'*Année électrique* de FOVEAU de COURMELLES, 8ᵉ année.

(4) FOVEAU (de Courmelles) aurait, dit-il, fait connaître en 1894 l'action favorable de l'obscurité, pour éviter la suppuration variolique (*La Photothérapie* : Congrès d'Electrogie et de Radiologie, Berne, 1ᵉʳ au 6 septembre 1902 ; Paris, Maloine, 1903).

pelait, à ce propos, ce passage de la Vie de sainte Catherine de Sienne :

Sainte Catherine était belle, et la bonne Lappa, sa mère, était deux fois fière de sa beauté, car deux fois elle la lui avait donnée.

Lorsque l'impitoyable petite vérole était venue saisir sainte Catherine, elle avait écarté, avec son amour de mère, toutes les causes qui pouvaient laisser des traces sur le visage pur et virginal de sa fille. Rien n'est touchant comme la sollicitude de cette pauvre femme du peuple, veillant nuit et jour dans *la chambre noire* de son enfant, *n'y laissant pénétrer ni un souffle d'air, ni un rayon de lumière* (1).

C'est à se demander qu'ont inventé nos contemporains !

Le langage populaire, qui est si souvent le reflet d'observations multiples, n'a-t-il pas traduit le phénomène, avant que la science l'ait enregistré ? Les expressions métaphoriques « voir en rose », « voir en noir », « être dans le bleu », n'ont-elles pas une base physiologique ?

Que la vision colorée soit en rapport avec une tonalité particulière de l'organisme, qui songe à y contredire ? Il semble qu'en général, ainsi que l'a fait observer Féré (2), la vision des couleurs supérieures du spectre (3) répond à des états d'exalta-

_____

(1) *Chr. méd.*, 1905, 601.
(2) La *Pathologie des émotions*, 35 et note.
(3) Les effets des couleurs du spectre ont été classés, par Babbitt, de la manière suivante. Le *rouge* est la couleur requise pour produire un effet excitant sur le malade : il produit force et courage et doit être envisagé comme un stimulant de la force physique et psychique. Le *bleu* a une action fraîche, calmante, et se montre efficace contre la fièvre et les maladies fébriles. Le *jaune* ou la couleur ambre est utile pour la stimulation intellectuelle ; il agit sur les nerfs et est indiqué

tion ; tandis qu'aux états dépressifs correspondraient les couleurs inférieures ; quoi qu'il en soit, il n'est pas douteux que la vision colorée peut résulter d'excitations portant sur différents sens, ou encore coïncider avec un état émotionnel.

S'est-on basé sur ces indications physiologiques ? Il nous paraît plutôt qu'on s'est laissé seulement guider par l'empirisme, au moins pour ce qui concerne certains états morbides. Ainsi le Dr Kossakowski (1) assure qu'il s'est traité de la goutte par le moyen suivant, qui lui aurait, à l'entendre, parfaitement réussi.

Affligé de la goutte depuis bien des années, rapporte-t-il, et occupé des couleurs sous le rapport de leurs actions chimiques, j'étais à Toulon au moment de me coucher, et je ne trouvais pas une fourrure dans laquelle j'enveloppais toujours mes pieds. Ne pouvant pas dormir les pieds en contact avec des draps de lit, je me décide à les envelopper dans une robe de chambre de flanelle, pour remplacer mon sac fourré qui était perdu. Cette robe de chambre était doublée de flanelle rouge recouverte d'une flanelle verte.

Pour moi qui m'occupais alors de l'action des couleurs, le côté rouge ou vert était loin d'être indifférent. J'avais déjà éprouvé l'action de la couleur rouge, qui me rafraîchissait la tête dans des moments de congestion cérébrale, en me servant d'une calotte doublée de rouge. Je me dis alors : si j'enveloppe mes pieds dans le rouge, je les refroidirai, et le sang

chez les personnes qui travaillent du cerveau. Le *pourpre*, mélangé de rouge et de bleu, produit à la fois une action excitante saine et le calme. Le *vert* est la couleur de tout ce que nous offre la riche nature ; c'est un remède souverain contre le chagrin et la nostalgie. Le *violet* est recommandable pour les locaux où se tiennent des réunions pacifiques, où l'on se livre à la méditation, etc. (*La Lumière*, octobre 1902.)

(1) *Essai de médecine pratique.* Paris, 1858.

pourra se porter à la tête ; mais la couleur verte étant la couleur complémentaire du rouge, son pôle opposé, je suis persuadé qu'au lieu de me refroidir les pieds, elle me les réchauffera. Là-dessus, je me couche avec mes pieds en contact avec la couleur verte ; mais à peine endormi, je suis attaqué par des crampes et des douleurs atroces, qui s'étendaient des genoux jusqu'à la plante des pieds. Ne pouvant me soulever, je crie au secours ; on découvre mes pieds et on les trouve dans un état affreux : toutes les veines, gonflées, étaient devenues de la grosseur du doigt ; elles étaient sur le point de se rompre ; mais dès que la flanelle verte fut enlevée, les crampes cessèrent peu à peu et les vaisseaux sanguins rentrèrent dans leur état naturel.

Si je n'avais pas été préoccupé auparavant de l'action des couleurs, ce fait m'aurait paru l'effet d'un accident inexplicable.

J'ai guéri depuis un individu qui avait une jambe paralysée par un courant d'air, en lui faisant porter sur cette jambe de la flanelle verte. La vie y est revenue et il a pu marcher quelques jours après.

Dans le cas de refroidissement ou de congestion sanguine, j'emploie tour à tour l'application de la couleur rouge pour calmer et refroidir, et de la couleur verte pour attirer le sang et la chaleur.

L'action refroidissante de la couleur rouge était connue ; elle est même populaire et traditionnelle : les bonnes femmes, pour préserver les enfants du croup ou du mal de gorge, leur font porter de la laine rouge autour du cou, et les Orientaux bravent les ardeurs du soleil avec des calottes rouges (1).

A un autre endroit (2), le même auteur prétend que « l'accès du haut-mal cesse, dès qu'on couvre la tête d'un épileptique d'un mouchoir de soie noire. »

Ailleurs, il conseille pour l'insomnie, de ne pas fumer au moment de se coucher, boire un verre d'eau fraîche, *mettre une calotte rouge en soie sur la*

(1) Pp. 38 et suiv.
(2) P. 127.

tête, prendre un grain de camphre dans un verre d'eau.

Si l'insomnie, ajoute-t-il, provient d'une agitation nerveuse, il n'y a qu'à placer, sous le chevet de son lit, tous les soirs, un bâton de cire d'Espagne rouge, en ayant soin de le changer. Le même bâton peut resservir quelques jours après (1). Enfin, il recommande qu'on recouvre la partie du corps paralysée d'une flanelle vert-clair (2). Et il termine par ces remarques, qui n'ont d'autre intérêt que celui de la curiosité.

Les feuilles vertes de bouleau guérissent la paralysie... Je ferai remarquer en outre, que la bile est verte, que le sang artériel est rouge... que presque tous les fruits acides sont rouges, que les substances végétales vertes sont alcalines. Par conséquent, l'emploi à l'intérieur de boissons acidulées rouges, doit calmer l'incendie intérieur, comme la déglutition de substances vertes et alcalines doit augmenter cette chaleur intérieure ; de même, l'application à l'extérieur des feuilles vertes soit de choux, soit de vigne, etc., a-t-elle une action rafraîchissante à l'intérieur, en provoquant la chaleur extérieure...

... L'opium, la noix muscade, le soufre, le phosphore, le quinquina, le safran, l'assa fœtida, le musc, la camomille, le clou de girofle, la cannelle, la résine, les écorces d'oranges et de citrons et toutes les substances jaunes et amères agissent puissamment sur les nerfs...

A remarquer l'action contraire de l'iode, des dissolutions cuivreuses, des précipités d'or de Cassius, de la simple infusion de violettes, etc., toutes substances violacées agissant d'une manière sédative sur les nerfs.

Ce ne sont là, est-il besoin de le dire, que vues théoriques, qui rappellent la doctrine des signa-

(1) P. 139.
(2) P. 143.

tures et dont la base n'est guère plus sérieuse. On a fait, depuis, des expériences plus précises, dont nous allons passer, en une revue rapide, les principales.

Avec Luys, en 1886-87, Foveau étudiait, à l'hôpital de la Charité, l'effet sédatif du violet sur les hypnotisés et l'effet réconfortant du rouge ; le même proposait, en même temps que Donza, de placer les excités dans des chambres bleues, les déprimés dans des chambres rouges (1901). Un an auparavant, Chatinière soignait, dans des pièces éclairées seulement à la lumière rouge, des rubéoliques : sous cette influence, l'éruption disparaissait et les phénomènes laryngés et bronchiques étaient promptement atténués. Mendelsohn, en disposant des tentures rouges dans tout l'appartement, obtenait, chez un enfant de 8 ans, présentant une rougeole bien caractérisée, des résultats non moins nets : l'exanthème et la fièvre, au bout de trois heures, avaient disparu ; le petit malade avait repris toute son activité et se plaignait seulement de ne pas y voir assez pour ses jeux ; on laissa alors pénétrer la lumière du jour dans la chambre; trois heures s'étaient à peine écoulées que tous les symptômes réapparurent, il fallut rappeler en hâte le médecin et l'affection ne se dissipa définitivement cette fois que deux heures après avoir réappliqué les tentures rouges (1).

En 1902, Schoull présentait un nombre respectable de scarlatineux, traités par la lumière rouge

____

(1) Dr HOVENT, *La Photothérapie;* Bruxelles et Liège, 1901.

et chez lesquels, grâce à la soustraction des rayons chimiques, aucune desquamation ne s'était produite.

Depuis, on a voulu faire de la lumière, surtout bleue, produite par une lampe à incandescence, un mode de traitement pour une foule d'affections; on a prétendu qu'elle pouvait même procurer une anesthésie de la peau et que le simple fait de projeter sur une plaie un faisceau de radiations d'une lampe d'Édison, entourée d'un verre bleu, suffisait pour permettre de faire sans douleur jusqu'à des points de suture (1).

On a cité des cas de lupus tuberculeux, guéris par une exposition à ces rayons; mais ces guérisons sont des plus contestables. Toutefois, J. Cappelli a étudié, sous la direction du professeur Pellizzari, l'action des rayons rouges sur quelques dermatoses banales : pyodermites, eczémas, sycosis, etc.

Ces sujets en expérience étaient exposés à une lumière rouge obtenue par le passage d'un faisceau de lumière blanche, réfléchie à travers un diaphragme à doubles parois vitrées, contenant une solution d'éosine; la durée de la séance variait, selon les cas, entre une et deux heures.

De toutes les formes de dermopathies, ce sont les formes superficielles qui bénéficient surtout de la photothérapie rouge, notamment l'impétigo, très amélioré en quelques séances. Il y a eu également amélioration dans les eczémas aigus, surtout celui

____

(1) A. CHATIN et CARLE, *Photothérapie*. Paris, Masson et Cᵗ (Encyclopédie Léauté).

du cuir chevelu. Le sycosis a offert plus de résistance au traitement (1).

La période de guérison des ulcères est raccourcie par l'application d'une pommade à base de vaseline renfermant 8 0/0 de rouge écarlate (2). Cette pommade hâterait aussi la cicatrisation des brûlures et des plaies granuleuses aseptiques ; on n'observe pas d'effets fâcheux, si on a soin de ne pas faire d'applications trop fréquentes et trop concentrées du topique. La teneur en rouge écarlate peut varier de 2 à 20 0/0 ; la teneur usuelle est de 8 0/0.

Le D\(^r\) Gastou, de Saint-Louis, a obtenu des résultats incertains, avec une chambre lumineuse, dans laquelle un dispositif permettait d'allumer à volonté des lampes à incandescence, bleues, rouges ou vertes. Le psoriasis, l'acné, les lichens, les dermatoses squameuses, psoriasis, ichtyose, ont été successivement traités ; Winternitz a soumis, de son côté, certains eczémas aux bains de lumière rouge, il en a recouvert d'autres d'étoffes de soie de la même couleur, puis il les a exposés au soleil; il ne semble pas que des améliorations aient été constatées.

Joire, de Lille, après Foveau toutefois, a songé à l'emploi des rayons colorés en neurologie ; la lumière rouge se serait, d'après lui, montrée efficace dans la neurasthénie, en relevant les forces des malades, augmentant l'appétit, régularisant la digestion et la nutrition générale.

(1) *Revue de médecine et de chirurgie féminines*, décembre 1907.

(2) *Canadian Practitioner*, février 1911.

L'utilisation de la lumière bleue comme analgésique a été faite pour la première fois, en 1901, par le Dr Redard, professeur de dentisterie à l'Université de Genève. La fixation des yeux, pendant un certain temps, sur cette lumière, produit une insensibilisation de la face, qui permet d'exécuter quelques petites opérations sur cette région et, en particulier, d'extraire une dent sans douleur.

Le professeur E. Régis (de Bordeaux), envisageant la lumière comme agent curatif des psychoses, reconnaît qu'autrefois, avant Finsen, les essais dans ce sens avaient été peu satisfaisants ; « mais, actuellement, il serait, dit-il, peut-être intéressant de reprendre la question en psychiâtre sur ces nouvelles bases, comme elle a été reprise dans les maladies nerveuses. » Pour Grasset (de Montpellier), la chaleur agirait concurremment avec la lumière et, d'après lui, « le rouge et les couleurs voisines ont des effets stimulants et excitants, tandis qu'à l'autre extrémité du spectre, le violet et encore plus le bleu, donnent des effets calmants. L'action est surtout marquée sur l'excitation vitale et motrice, d'une part, et, d'autre part, sur la dépression des neurasthéniques, psychasténiques, lypémaniaques (1) ».

Dans quelques asiles d'aliénés, celui d'Amiens, entre autres, nous disait ces jours derniers le Dr Deny, on enferme les excités dans des chambres bleues, les déprimés dans des chambres rouges.

En 1876, le Dr Donza, médecin-directeur de l'asile

____

(1) *Sur la phothothérapie et quelques-unes de ses applications,* par L. AGNIEL ; thèse de Lyon, 1908.

d'Alexandrie, publiait dans les *Annales médico-psychologiques*, le fruit de ses observations. Il avait fait enfermer dans une chambre rouge un homme atteint de mélancolie et de délire taciturne. Ce malade ne mangeait que lorsqu'on l'y contraignait ; quand, au bout de trois heures, le docteur le visita, il le trouva souriant, prêt à faire honneur au repas qui lui était servi. Un maniaque agité, revêtu de la camisole de force, fut calmé dans une chambre bleue, etc. Le Dr Dagonet voulut recommencer ces expériences à Sainte-Anne, mais il n'obtint aucune de ces guérisons instantanées que prétendait avoir constatées son collègue d'Alexandrie (1).

Le Dr Donza aurait obtenu des effets de stimulation gaie, chez des mélancoliques déprimés.

On a cité partout l'expérience faite dans une grande usine lyonnaise, dont les ateliers étaient éclairés au moyen de verres rouges rubis. Les directeurs avaient remarqué que les ouvriers les plus tranquilles au dehors, riaient, gesticulaient, présentaient, en un mot, une excitation anormale ; ils eurent l'idée de substituer aux verres rouges des vitraux en verre cathédrale : les conversations sont devenues normales, le calme est revenu. D'après une information émanant des industriels mis en cause, on aurait bien constaté, en effet, sur une partie du personnel, un nervosisme particulier, mais on ne saurait donner à ces constatations la valeur d'un document scientifique. « Les auteurs de ce bruit, sous la forme où ils l'ont propagé, ont donc exagéré l'opinion de ces messieurs. » Dont acte.

(1) Cf. l'interview du Dr Vallon, dans la *Patrie*, du 13 oct. 1907.

Il nous resterait à parler des couleurs adminis-
trées comme remède interne. Dans le groupe dérivé
des couleurs de l'aniline, nous n'avons pas à vous
apprendre qu'on a utilisé le bleu de méthylène, pour
apprécier la perméabilité rénale ; on a traité les néo-
plasmes malins par de l'aniline trichlorée, puis par
le violet de méthyle et l'auranine (ou pyoctanine),
dépourvus, ceux-ci, de toxicité. Mais dans le cancer
que n'a-t-on pas essayé, qui n'ait paru au début
réussir ? N'a-t-on pas tenté pareillement de traiter la
terrible maladie du sommeil par l'emploi combiné
de l'arsenic et du trypanroth ? Le trypanroth ? Une
couleur que le professeur Ehrlich, de Francfort, a
préconisée, pour venir à bout du trop fameux try-
panosome. Ladite couleur rouge aurait la propriété
de tuer les microbes dans le sang des animaux
malades, sans tuer le macrobe.

La chromothérapie a, comme on voit, toutes les
audaces, toutes les ambitions. Non seulement ses
partisans prétendent tout guérir ; mais ils se récla-
ment d'exemples illustres, pour témoigner que
certaines couleurs favorisent l'activité intellectuelle.
Ils nous rappellent (1) que Balzac ne se mettait au
travail que drapé dans une robe de laine rouge ; que
Wagner emportait toujours avec lui des étoffes
de satin et de soie, de couleurs voyantes, pour
orner ses appartements ; n'est-il pas mort, ajoutent-
ils, dans une chambre tapissée de satin rose et de
bleu pâle ?

(1) Féré, *Pathologie des émotions*, 25.

Comment expliquer l'action que les radiations lumineuses exercent sur les êtres vivants, les modifications qu'elles apportent dans les tissus pathologiques, les changements de caractère qui ont été observés sous leur influence ; comment agissent-elles sur les centres psychiques ou organiques ? La science est impuissante à nous donner la clef de ce mystère.

Contentons-nous d'enregistrer les faits, et ne cherchons pas à percer une énigme pour le moment indéchiffrable.

Troisième Partie

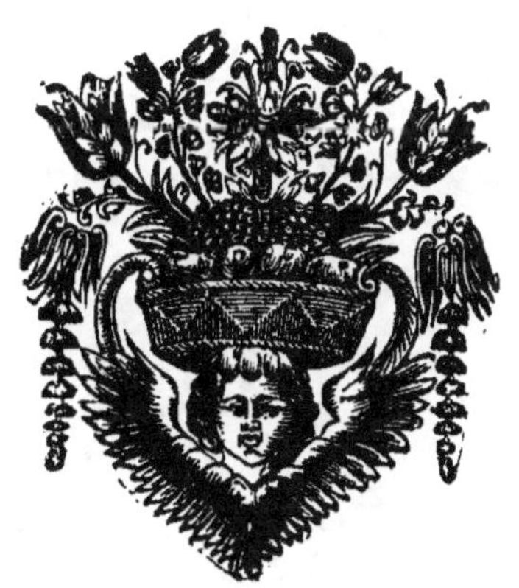

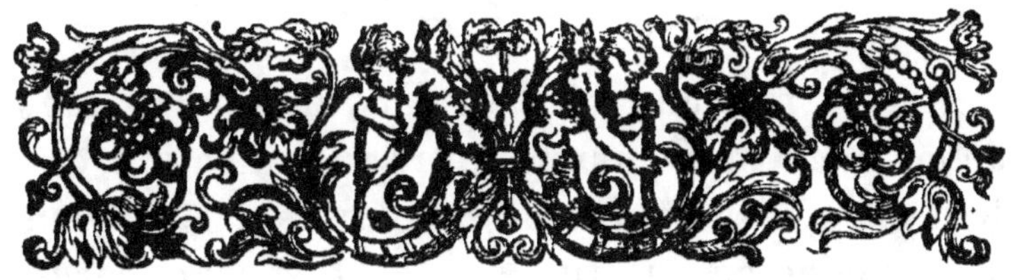

La médecine dans les temples

Charcot a écrit un jour une phrase qui témoigne d'une tolérance, d'un esprit philosophique, dont nombre d'entre nous devraient se réclamer, au lieu d'afficher ce sectarisme étroit qui rend toute conciliation impossible entre la Science et la Foi. « Le but essentiel de la médecine, a dit le chef reconnu de l'École de la Salpêtrière, étant la guérison des malades, *sans distinction dans le procédé curatif à mettre en œuvre*, la *faith-healing* (la foi qui guérit) me paraît être l'idéal à atteindre, puisqu'elle opère souvent, lorsque tous les autres remèdes ont échoué (1). » Et plus loin : « Les polémiques passionnées ne servent à rien, si ce n'est à tout embrouiller et à compromettre les meilleures causes. »

Ce n'est pas que Charcot reconnût par là qu'il y eût des phénomènes surnaturels. Sans doute il

(1) *Revue hebdomadaire*, 3 décembre 1892.

admettait le miracle, *en tant que fait,* mais « sans attacher à ce mot aucune autre signification que celle d'une guérison opérée en dehors des moyens dont la médecine curative semble disposer d'ordinaire ».

En opposant la médecine laïque à la médecine religieuse (1), on a trop oublié que la médecine est sortie des sanctuaires ; qu'elle a une origine sacrée ; que, pendant longtemps, les médecins furent des ecclésiastiques ; que la science, en un mot, a été durant des siècles subordonnée à la religion.

Il est remarquable qu'à l'origine, les médecins figuraient en grand nombre parmi les fidèles qui venaient rendre hommage au dieu Esculape, ou solliciter ses faveurs.

A Athènes, les médecins publics (2) se réunissaient deux fois par an, pour offrir un sacrifice d'action de grâces à Asclépios et à sa fille Hygie. Chaque médecin apportait son offrande, et la corporation tout entière remerciait le dieu guérisseur, pour toutes les cures qu'il avait réussies. Le plus parfait accord régnait donc, dans les premiers siècles, entre les ministres sacrés et les médecins de la cité, ceux-ci reconnaissant la puissance et l'autorité du dieu sauveur.

Cette subordination de la science à la religion se retrouve dans les prescriptions hippocratiques.

Hippocrate, né et élevé sans doute à l'ombre

----

(1) Cf. Malgaigne, *Journal de Chirurgie,* 1846, t. IV, 340 ; Daremberg, *Revue archéologique,* 1869, t. XIX, 261 et suiv.

(2) Sur la médecine publique chez les anciens, voy. la *Revue archéologique,* 1880, t. **XXXIX**.

du sanctuaire de Cos (1), reconnaissait avoir tiré profit des inscriptions votives de ce temple. D'ailleurs, un Asclépiade (2) comme Hippocrate n'aurait pas tenté de renverser l'autorité médicale de son divin patron, et le texte même du *Serment* nous est un sûr garant du respect que notre illustre ancêtre témoignait à Esculape (3).

Le culte d'Esculape était fort en honneur en Grèce ; il y avait un *Asclépieion* dans presque toutes les villes de quelque importance. Les *Asclépieia* et, en général, les sanctuaires des divinités guérisseuses, étaient tous construits sur le même modèle, à quelques rares modifications près : un temple abritait la statue du dieu ; dans le voisinage, des portiques, sortes de galeries couvertes, largement aérées, donnaient asile aux hôtes passagers du sanc-

(1) Les deux plus grands médecins laïques de l'antiquité, Hippocrate et Galien, sont nés, comme l'a fait observer le Dr Vercoutre, l'un à Cos, l'autre à Pergame, villes où existaient des temples d'Esculape, d'une très haute et très ancienne réputation médicale.

(2) Plusieurs médecins, grecs ou romains, prirent le nom d'*Asclépiades*, en l'honneur des prêtres d'Esculape qui se disaient ses descendants et qu'on appelait des Asclépiades. Ch. Frey. HARLY a composé une savante dissertation sur ce sujet (voy. *De medicis veteribus Asclepiades dictis.* Bonn, 1828, in-4) ; Voy. également le *Mémoire sur l'histoire des Asclépiades,* publié par le professeur CHOULANT, dans son *Almanach médical* pour l'année 1839.)

(3) Dr VERCOUTRE, *La médecine sacerdotale dans l'antiquité grecque.* Paris, Leroux, 1886.

Les auteurs anciens ne sont pas d'accord sur l'époque à laquelle on a commencé à adorer Esculape comme un dieu, et, à lui bâtir des temples (Cf. à cet égard L.-P.-AUGUSTE GAUTHIER, *Recherches historiques sur l'exercice de la médecine dans les temples,* pp. 23 et suiv.).

tuaire ; enfin, une source fournissait l'eau nécessaire aux traitements, fort simples, que le dieu
prescrivait à ses malades, aux purifications et ablutions des suppliants (1).

Nous venons de parler d'un temple ; en réalité,
il y en avait deux, ou plutôt deux chapelles, toutes
deux consacrées à Asclépios et à Hygieia.

Des portiques destinés à recevoir les malades,
deux sources, des bâtiments servant d'habitation au
prêtre et aux divers ministres du culte, des autels
votifs et des édicules de différentes formes et de
différentes grandeurs, telles étaient les principales
constructions qui s'élevaient dans le péribole sacré
du dieu guérisseur : cet ensemble d'édifices portait le nom d'*Asclépieion*.

Ces temples ou chapelles étaient probablement
de très petites dimensions : il fallait y ménager de
grands espaces vides, pour construire les portiques
destinés à loger les malades ; des cours et des dé-
gagements, pour permettre à la foule des pèlerins
de circuler et de se mouvoir à l'aise.

Exposés au midi, les portiques recevaient le
soleil pendant la plus grande partie de la journée ;
c'est dans ces galeries, bien aérées et défendues
contre le vent du nord par le rocher de l'Acropole,
que les infirmes venaient s'établir et attendre le
songe ou la vision qui leur révèlerait le remède
espéré.

Le temple s'élevait parfois au milieu d'un bois

___

(1) L'*Asclépieion d'Athènes, d'après de récentes découvertes*,
par Paul Girard. Paris, Thorin, 1882.

sacré (1). Il contenait la statue d'Esculape, de ses enfants (2), ou d'autres divinités (3) et les offrandes de grand prix ou celles que leurs dimensions exiguës ne permettaient pas d'exposer en plein air.

A Athènes, le temple du dieu médecin était orné de peintures, probablement des fresques, ou peut-être des tableaux servant à décorer l'intérieur de la chapelle.

Avant de coucher les malades sous le portique sacré, où le dieu devait leur apparaître, il était d'usage de les purifier. A cet effet, on les plongeait tout entiers dans l'eau froide, dans l'eau de la source sacrée. Car il fallait se présenter *pur* devant

(1) Le décor était admirablement choisi et cela avait son importance (V. le livre de M. GIRARD, 76). On ne l'a pas oublié pour nos sanctuaires contemporains.

(2) Le professeur HECKER, de Bonn, dans un mémoire qu'il a publié, sur l'origine de la médecine interne chez les Grecs (HECKER, *Litterarisch annalen der Gesammten Heilhunde* t. XXII, 26), écrit : « Esculape avait enseigné à ses deux fils la science de tout ce qui regarde les maladies ; mais il avait rendu l'un plus habile que l'autre. Il avait appris à Machaon à avoir la main très adroite pour retirer du corps les javelots, faire des incisions et guérir les plaies ; il avait donné à Podalyre des notions très exactes pour reconnaître ce qui échappait à la vue et pour guérir des maux incurables. Ainsi Podalyre reconnut le premier la fureur d'Ajax à l'aspect de ses yeux étincelants et de l'indignation qui agitait son âme. » Ce passage, qui, dans le texte original d'où il est extrait, se compose de huit vers hexamètres, et qui est d'un auteur un peu postérieur à Homère, est très démonstratif, quant à l'ancienneté de la chirurgie. (Cf. *Recherches historiques sur l'exercice de la médecine dans les temples chez les peuples de l'antiquité*, par L.-P. Auguste GAUTHIER (Paris, 1844, 8-9.)

(3) Sur les divinités médicales, v. GAUTHIER, *Exercice de la médecine dans les temples*, 86 et suiv. ; 94 et suiv. ; et la brochure du Dr VERCOUTRE, 2.

la divinité. Cette mesure d'hygiène n'a pas lieu de surprendre, chez un peuple qui attachait tant de prix à la propreté physique (1). Telle est encore, du reste, la pratique médicale actuelle, le bain préliminaire étant considéré comme la meilleure préface à un traitement, quel qu'il soit.

Les malades qui venaient passer la nuit dans l'Asclépieion apportaient avec eux leurs couvertures et tous les objets qui leur étaient nécessaires. Ils devaient également apporter les gâteaux destinés à être brûlés sur l'autel, et qu'on grillait, en prononçant une prière.

La consécration des gâteaux précédait le plus souvent le sacrifice d'un animal, ordinairement un porc ou un bélier ; on se conciliait de la sorte la faveur du dieu ou plutôt du prêtre, son représentant.

La nuit venue, le *zacore* éteint les lampes. Il invite les malades à dormir.

Les malades endormis, l'imagination surexcitée par l'attente de l'apparition du dieu, l'esprit échauffé

(1) La propreté corporelle du malade était, en outre, une garantie de la propreté du temple, toujours envahi par de nombreux patients, et la crainte des épidémies devait être sans cesse présente à l'esprit des prêtres-médecins. D'après Thucydide, ils avaient été impuissants à enrayer la peste d'Athènes, et on peut croire qu'instruits par quelques fâcheuses expériences de ce genre, ils faisaient tout pour éloigner de pareils fléaux : c'est ainsi qu'au rapport de Pausanias, il était formellement interdit aux femmes d'accoucher et aux malades de mourir dans les environs du temple d'Epidaure. Ces dispositions étaient, on le voit, conformes aux règles de la plus sévère hygiène. (VERCOUTRE, *loc. cit.*)

par l'atmosphère du sanctuaire, par la prière du soir qui a précédé l'heure du sommeil, par toute une mise en scène savamment graduée, le dieu se montrait à eux en songe et leur indiquait soit un acte religieux à accomplir, soit un traitement à suivre.

Le matin venu, le réveil de l'Asclépieion était bruyant. Chaque malade racontait ce que le dieu lui avait prescrit, et le prêtre ou ses subalternes se chargeaient d'exécuter l'ordonnance divine.

Quand le patient guérissait, c'était une explosion de joie autour de lui ; on le félicitait, on l'embrassait, on enviait son sort. Mais il arrivait parfois que le dieu se montrait rebelle au suppliant, il fallait alors que celui-ci revînt deux, trois, plusieurs jours de suite.

Dans les temples d'Esculape, sous les vestibules (1), se trouvaient les statues des Songes et du Sommeil. Les songes demandés dans les temples avaient presque toujours pour objet la conservation ou le rétablissement de la santé (2), et l'emploi des

(1) C'était entre les portes et les balustrades des temples qu'on se couchait pour attendre les songes.
(2) Cicéron ne croyait pas à la vertu curatrice des songes. « Si Esculape, écrit-il, si Sérapis, si Minerve peuvent, dans un songe et sans médecins, guérir un malade, les Muses ne peuvent-elles pas nous apprendre en songe à lire, à écrire, à exercer tous les arts ? Cela serait possible, si un songe pouvait nous guérir ; mais, comme il n'en est pas ainsi, *ne comptons pas sur ce moyen de guérison..* » CICÉRON, *De Divinatione*, liv. II, § 59, 287. Hippocrate, au contraire, attachait aux songes une importance réelle : « Il y a des songes, dit-il, *où l'âme fait présager les affections du corps*, un excès des choses les plus

remèdes convenables à la maladie dont on souffrait.

Isis s'occupait principalement de la santé des hommes ; elle indiquait par des songes les remèdes aux maladies. Tibulle, le poète élégant et gracieux, invoquait souvent Isis dans ce but.

Caracalla se rendit au temple d'Esculape (1) pour

naturelles, de plénitude, de vacuité, ou un changement dans celles qui sont les plus habituelles.

« Il y a des songes, dit encore le Père de la Médecine, dans lesquels l'âme se représente, pendant la nuit, les actions de la journée. Elle les rend de la même manière qu'elles ont été faites, aussi sincères et aussi justes, en fait, qu'elles l'ont été pendant le jour, ou bien elle prend une résolution à leur sujet. Toutes ces choses sont bonnes, *elles indiquent la santé*.

« Chez les frénétiques, les songes clairs sont bons. La dysenterie, les humeurs aqueuses, l'extase sont bons dans le délire. »

Est-ce à dire que Cicéron ne connaissait pas les ouvrages d'Hippocrate, ou en faisait fi ? Le passage suivant de la *Divination* attesterait le contraire : « Les médecins connaissent, par de certains signes, la naissance et l'accroissement des maladies, et l'on dit même que plusieurs indications sur l'état de santé, comme sur la plénitude ou la vacuité, peuvent être tirées de certains songes. » Aristote a dit, après le vieillard de Cos : « Les médecins les plus habiles recommandent avec soin l'observation des songes. » (Aubin Gauthier, *Hist. du somnambulisme*, t. I, *loc. cit.*)

(1) Ce n'était pas toujours dans les temples qu'on allait solliciter l'apparition du dieu. Celui-ci daignait parfois envoyer ses messages — les songes, voulons-nous dire — au domicile du patient. Élien rapporte que Vénus apparut en songe, sous la forme d'une colombe, à Aspasie, qui avait une tumeur au menton et lui conseilla, pour se guérir, d'appliquer sur cette tumeur des roses sèches, prises dans les couronnes qui lui étaient consacrées. Aspasie fut, comme nous l'avons dit plus haut, guérie par ce moyen. Aspasie dont parle Élien n'est pas la célèbre courtisane de Milet, mais Aspasie de Phocée, qui devint la maîtresse de Cyrus le Jeune et ensuite d'Artaxerce, roi de Perse.

en obtenir les remèdes nécessaires à sa guérison, et c'est aussi dans ce temple que l'on transporta un marchand, si désolé qu'on lui eût enlevé une de ses plus belles esclaves, qu'il en était tombé malade de langueur.

Dans la dernière maladie d'Alexandre à Babylone, ses lieutenants allèrent passer une nuit dans le temple de Sérapis, pour en recevoir, en songe, un conseil (1) ; c'est encore Sérapis que l'empereur Marc-Aurèle Antonin remerciera plus tard de lui avoir indiqué, en songe, ce qu'il devait prendre pour soulager son mal.

Les remèdes les plus simples, comme les plus extraordinaires, étaient indiqués par les songes et ils réussissaient le plus souvent là où les médications ordinaires avaient échoué.

Tels de ces remèdes n'étaient que bizarres : « Esculape m'apparut en songe, conte Varron (2), et m'ordonna, pour obtenir ma guérison, de manger de l'oignon et du sésame. »

D'autres étaient rationnels, ou du moins nous le paraissent aujourd'hui : A l'un, Esculape prescrit de monter à cheval (3), à un autre, de se faire verser de l'eau froide sur le corps ; à un troisième, de marcher pieds nus sur la terre : l'abbé Kneipp n'a, décidément, rien inventé.

Au dire d'Artémidore, il fut prescrit à un homme

(1) Il y avait, comme on le voit, des *songeurs* par procuration (Cf. Vercoutre, *op. cit.*, 9-12.)

(2) Varron, Nonius Marcellus, *De proprietate sermonis.*

(3) C'est surtout dans la thérapeutique dite hygiénique que les anciens étaient passés maîtres. (Vercoutre, *op. cit.*, 16-17.)

qui souffrait de maux d'estomac, de ne se nourrir de dattes : prescription salutaire, puisque cela équivalait à dire au malade qu'il devait être sobre. Encore de nos jours, les Arabes, dont la sobriété et la vigueur sont presque légendaires, ne se nourrissent que de dattes ; n'oublions pas que la datte est, en outre, un pectoral adoucissant.

A un malade qui était phtisique, il fut ordonné, nous rapporte Élien, de se nourrir de viande d'âne; à un patient, qui avait des hémoptysies, il fut conseillé de boire du sang de taureau. A l'heure actuelle, par le temps d'opothérapie qui court, on ne songerait pas à rire de pareilles ordonnances.

Indépendamment de topiques (onguent de nard, etc.), Esculape prescrivait des vomitifs, des purgatifs, du gypse et diverses drogues, comme des potions de dictame, de la mixture de Philon, etc., qui prouvent qu'à cette époque, il existait quantité de médicaments auxquels on reconnaissait une certaine efficacité.

Nous apprenons encore, par Varron, que les prêtres guérisseurs prescrivaient le cumin et l'oignon ; or, le cumin est un des carminatifs qui figurent au Codex; et tels traitements, que des médecins distingués de nos jours ont cru nouveaux, sont à base d'oignons.

A un sujet atteint d'une affection chronique, il est prescrit de boire de l'huile vierge, à titre de « modificateur des nerfs et des os »; or, n'employons-nous pas l'huile de foie de morue, le beurre, les graisses, comme modificateurs de l'économie ?

Dans d'autres circonstances, le remède semblait plus étrange ; mais, dans ces cas, on se rend compte que c'était surtout la suggestion sur l'esprit du patient qui agissait. Esculape, au dire de Galien (1), prescrivit un jour à un malade, de faire un liniment avec des vipères et de s'en frotter tout le corps ; le malade obéit — et il fut radicalement guéri. Nous verrons plus tard les vipères constituer la base d'une foule de remèdes, pour la lèpre, pour la gale, pour les écrouelles, etc. Mme de Sévigné raffolait du bouillon de vipère. Nous hésiterions aujourd'hui à la taxer de commère, en nous souvenant que la thériaque, qui contient de la vipère desséchée, était encore employée il y a quelques années à peine.

Galien (2) rapporte qu'un prêtre d'Esculape se guérit d'un violent mal de côté, en se saignant au haut de la main, sur l'ordre que lui en avait donné le dieu en songe. Une autre fois, pour le même mal, Esculape rend cet oracle : que le sujet vienne prendre de la cendre sur son autel, et que, l'ayant mêlée à du vin, il l'applique sur le côté. Ce qu'ayant fait, il a été guéri et le peuple a chanté victoire.

A un aveugle, le dieu prescrit qu'il vienne à l'autel sacré ; qu'ayant fléchi les genoux, il passe de la droite à la gauche ; qu'après cela, il mette les cinq doigts sur l'autel ; qu'il lève la main et l'applique sur ses yeux : « ce qu'ayant fait, Caïus a fort bien vu, tout le peuple étant présent. »

Ces guérisons sont relatées, en langue grecque, sur des tables de marbre, retrouvées à Rome près du Tibre, de même que les deux suivantes.

(1) Cité par A. GAUTHIER, *op. cit.*
(2) GALIEN, *Méthode médicale*, liv. XIV.

Julien vomissait et crachait le sang, et, tout le monde désespérant de son rétablissement, le dieu lui a répondu par son oracle : qu'il vienne, qu'il prenne des pigeons sur son autel, et qu'il en mange pendant trois jours avec du miel. Ce qu'ayant fait, il a été guéri et est venu remercier le dieu en présence de tout le peuple.

Le dieu rendait, d'autre part, cet oracle à un soldat aveugle, nommé Valérius :

« Qu'il prît du sang d'un coq blanc ; qu'il y mêlât du miel et qu'il en fît un collyre, dont il mettrait sur ses yeux trois jours consécutifs. Après quoi, il a vu et il est venu publiquement rendre grâces au dieu (1). »

Tantôt le dieu ordonnait de fuir l'eau, tantôt il recommandait, au contraire, de prendre des bains. Aux uns il prescrivait de boire de l'eau de chaux ; aux autres de la ciguë (2) ; à d'autres, la gymnastique et les ablutions d'eau froide.

Une ordonnance de l'Asclépios de Pergame, rapportée par Philostrate (3), prescrivait de manger une perdrix... à l'encens ! C'est une sauce dont nos palais délicats s'accommoderaient difficilement. Tous ces remèdes étaient, en somme, assez anodins.

Un de ceux qui reviennent le plus souvent est l'eau, dont le rôle était si considérable, qu'Aristide

----

(1) LECLERC, *Histoire de la médecine* ; SPRENGEL, *Histoire de la médecine*, cité par AUBIN GAUTHIER.

(2) AUBIN GAUTHIER, *Histoire du somnambulisme*, 249-250.

(3) PHILOSTRATE, *Vie des sophistes*, t. II ; cité par P. GIRARD, *l'Asclépieion*.

l'appelait « la servante et l'auxiliaire du dieu ». Qu'on s'y baignât ou qu'on l'absorbât, elle avait des vertus incontestables ; nos modernes hydrothérapeutes peuvent se réclamer et s'autoriser de pareils précédents.

On a pu se demander s'il y avait des médecins dans les *Asclepieia*. Ce n'est, croyons-nous, qu'exceptionnellement qu'il s'en trouvait, parmi les prêtres chargés du service du temple sacré.

Le prêtre d'Asclépios était désigné par le sort ; la durée du sacerdoce était d'un an. Il avait des fonctions variées ; en fait, il avait pouvoir sur tout.

Il était chargé de veiller au bon accomplissement des cérémonies religieuses et des rites particuliers, et aussi au bon entretien du sanctuaire et à la conservation des objets précieux qui y étaient déposés. Les cures qui s'opéraient autour du temple s'effectuaient peut-être en sa présence ; en tout cas, il devait sûrement en être informé. Y participait-il ? Nous ne le pensons pas.

Au-dessous du prêtre, il y avait des fonctionnaires d'ordre subalterne : le *zacore*, par exemple, dont le rôle est assez mal déterminé.

A l'origine, ce devait être un serviteur chargé de balayer le temple, de l'entretenir, de le parer à certains jours, d'éteindre les lampes et de les allumer. Plus tard, son rôle grandira et c'est lui, semble-t-il, à qui avaient affaire directement les malades.

Quand Aristide se rend dans le temple d'Asclépios, à Smyrne ou à Pergame, c'est presque toujours au zacore qu'il s'adresse. Un jour, le dieu ayant prescrit à Aristide d'abondantes saignées, c'est devant les zacores que l'opération a lieu ; mais rien ne prouve qu'ils y aient pris part.

L'historien Hippys conte une anecdote qui témoigne du rôle joué par les zacores. Une femme avait le ténia et les médecins désespéraient de la guérir. Elle se rendit à Épidaure et supplia le dieu de la délivrer du mal qu'elle portait en elle. Asclépios ne lui apparut pas. Cependant, les zacores couchent la pauvre créature dans le lieu où le dieu avait coutume de secourir ceux qui venaient à lui et, sur leur injonction, elle s'endort.

Les ministres sacrés, voulant la guérir, s'y prennent de la façon qui suit : ils lui ôtent la tête de dessus les épaules *(sic)*, et l'un d'eux, plongeant la main dans l'intérieur du corps, en retire le ténia ; mais impossible de rajuster la tête et de la remettre en place. Le dieu se présente alors et gourmande ses serviteurs, pour avoir voulu faire plus que ne comportait leur science ; puis, avec son art divin, il rend à ce corps inanimé la tête qu'il avait perdue et ressuscite la patiente (1).

Ce conte explique, sous une forme allégorique, ce qu'on entendait par *zacores* : sortes d'empiriques, revêtus d'une charge sacerdotale, qui, s'ils n'étaient pas, le plus souvent, les vrais auteurs des cures, les préparaient tout au moins, en donnant aux malades les premiers soins et en disposant favorablement leur esprit. Ces prêtres guérisseurs servaient d'intermédiaires entre le dieu et les

____

(1) *Fragmenta historicorum græcorum*, édit. Didot, t. II, cité par P. GIRARD.

malades, recevaient chaque matin la confidence des prescriptions délivrées en songe par Asclépios et veillaient à ce que ces prescriptions fussent ponctuellement exécutées (1).

Ces prêtres pouvaient, grâce à leur expérience, acquérir certaines notions, relatives surtout au traitement des maladies qui se présentaient souvent à leurs yeux ; mais il n'y avait aucune utilité à ce qu'ils fussent médecins : le malade qui venait invoquer le dieu avait, en effet, épuisé tous les remèdes et il ne recourait à la divinité que, pour ainsi dire, en dernier ressort. Il ne comptait plus désormais sur la science humaine, il n'espérait que dans une intervention surnaturelle. C'est la foi qui le conduisait vers le temple, c'est le dieu qu'il allait invoquer et non le médecin dont il venait réclamer les soins. Ces soins, d'ailleurs, étaient gratuits et le malade s'acquittait, en consacrant au dieu une offrande d'une valeur d'autant plus grande, qu'il était plus riche, ou que sa reconnaissance se manifestait plus généreusement.

Comment les malades prouvaient-ils cette reconnaissance ? par des *ex-voto*.

Ces ex-voto étaient des plus variés. La représentation des membres miraculeusement guéris avait un caractère plus religieux qu'artistique (2). On a découvert dans les Asclepieia presque toutes les parties du corps humain : des bas-reliefs représen-

(1) V. De l'État de la médecine entre Homère et Hippocrate (*Revue archéologique*, 1869, t. XIX, 260 et suiv.).

(2) Girard, *l'Asclépieion*, 112 et suiv.

tant un front et une paire d'yeux ; un œil seul ; une bouche, un nez, des mâchoires ; la partie inférieure du visage au-dessous des yeux ; une ou les deux oreilles ; des mamelles ; une poitrine décharnée ; une autre ouverte et laissant voir les viscères.

La plupart de ces offrandes étaient fixées aux parois intérieures de l'édifice ; d'autres étaient suspendues au plafond. Beaucoup étaient en or ou en argent, les autres simplement dorées.

On a trouvé, à Delos et ailleurs, des bras, des mains, des jambes et des pieds, voire même un phallus, de dimensions colossales (1).

Parfois on représentait la maladie (c'est ainsi que figure, en ex-voto, une hernie) ; ou un squelette entier, comme celui que, d'après Pausanias, Hippocrate avait fait consacrer au temple de Delphes.

Les peintres antiques représentent souvent des scènes de guérisons miraculeuses. C'est surtout dans les sanctuaires des dieux médecins que se sont retrouvées ces figurations : ne pouvant offrir le membre, on en offrait l'image (2).

L'offrande était, d'ordinaire, accompagnée d'une dédicace, gravée soit sur l'objet offert, soit sur la

---

(1) Un passage du *Livre des Rois* prouve qu'au temps de Samuel, les Phéniciens, quand ils obtenaient la guérison d'une maladie, avaient la coutume de déposer dans leurs temples des *ex-voto* en or, représentant la partie du corps qui avait souffert. On lit, dans le même *Livre des Rois*, que les Philistins, ayant été atteints d'une maladie du fondement, en punition de ce qu'ils avaient enlevé l'Arche d'alliance, leurs prêtres et leurs devins leur conseillèrent de renvoyer l'Arche et d'y enfermer cinq anus d'or (GAUTIER, *L'exercice de la médecine dans les temples*, 109).

(2) *Dictionnaire* de DAREMBERG et SAGLIO, art. *Donarium*.

base qui le supportait, soit sur une tablette de métal
qui y était fixée.

D'autres fois, les dévots se contentaient d'offrir
une stèle, sur laquelle étaient inscrits leur nom,
celui de la divinité à laquelle était consacrée l'offrande et le motif de la dédicace.

L'inscription votive était tantôt en vers, tantôt
en vulgaire prose : elle indiquait la grâce obtenue
et l'expression de la gratitude de celui qui en avait
été le bénéficiaire.

Les plus curieux monuments de ce genre sont
ces tables de Cos et d'Épidaure, sur lesquelles les
malades guéris ont consigné le récit de leur guérison, le nom de la maladie et le remède (1).

Les anciens dédiaient également des statues de
dieux à d'autres dieux : en ce cas, ce n'était pas le
dieu qu'on dédiait, c'était la statue elle-même, qui
servait d'ornement au temple ou augmentait sa
richesse ; elle avait le caractère d'offrande, comme
un trépied, un autel ou tout autre objet de valeur,
que l'on dédiait, accompagné le plus souvent
comme nous l'avons dit, d'une inscription, indiquant le nom du donateur et celui de la divinité à
laquelle la donation était faite. Ainsi Quintus Va-
lerius Julianus, de Smyrne, avait dédié à Esculape,
médecin, une statue de Jupiter Sauveur, dont la
base d'argent était remplie de plâtre ; une statue
d'Hercule fut, dans une autre circonstance, dédiée
à Esculape (2).

(1) Pausanias, Strabon et Pline, cités par M. TH. HOMOLLE
(art. *Donarium*).

(2) *Revue archéologique*, 15 oct. 1844 et 15 mars 1845,
441.

Avait-on quelque vœu à accomplir, quelque offrande intéressée à déposer dans les temples, plutôt que de faire faire sa propre image, on préférait dédier une statue du dieu ; aussi les figurines entières représentant des particuliers sont-elles plutôt rares: c'est dire tout l'intérêt qui s'attache à la découverte, faite dans le département de l'Aisne, aux environs de Soissons, il y a une cinquantaine d'années environ, d'une statuette de bronze, d'une hauteur de 11 centimètres, dont les médecins, autant que les archéologues, apprécieront la valeur.

Le personnage que représente cette figurine est assis sur un siège dont les pieds manquent ; il a les cuisses et les jambes recouvertes par une draperie, dont l'extrémité tombe derrière le siège. La tête offre une expression à la fois de douceur et de souffrance. Un des pieds est nu et est seulement posé sur une sandale ; l'autre est complètement chaussé.

« Ce qui rend cette figure extrêmement remarquable, dit M. de Longpérier, qui nous en a donné une curieuse description (1), c'est l'état de maigreur extraordinaire des bras et du torse, qui laissent voir tout le système osseux. Une créature humaine ne peut être amenée à cette étisie surprenante qu'après une maladie fort longue et fort grave, telle, par exemple, que la phtisie pulmonaire. La gravité maladive du visage, le soin avec lequel les cheveux et les yeux sont traités, excluent l'idée d'une caricature, car on a des exemples d'empereurs, d'acteurs, de divinités même, dont les imperfections

(1) *Revue archéologique*, ann. cit., 458 et suiv.

étaient ridiculisées avec une extrême liberté. »

Cette statuette paraît avoir été faite sur l'ordre d'un malade qui voulait remercier le dieu, Esculape ou Apollon, de lui avoir rendu la santé. Il est à remarquer, dans le cas présent, que l'artiste, qui a su modeler le cou, le dos, le bas-ventre et les bras avec exactitude, n'a pas su comment rendre l'attache des côtes et n'a pas même indiqué le sternum. Cette lacune dénote, chez les artistes de cette époque — qui a dû précéder de bien peu, croit-on, l'ère chrétienne — l'absence d'études d'anatomie ou plus particulièrement d'ostéologie. Le fait est que les représentations de squelettes, datant de ce temps-là, sont exceptionnelles.

Les temples étaient remplis de colonnes, sur lesquelles se trouvaient gravés les noms de ceux qui avaient été guéris, ou la nature des remèdes ordonnés. Pausanias rapporte que, dans le temple d'Épidaure, il y avait une antique colonne, séparée de toutes les autres, et sur laquelle on lisait qu'Hippolyte avait offert à Esculape un cheval de bronze, pour le remercier de lui avoir rendu la vie (1).

Outre ces offrandes, on a noté, dans les inventaires des sanctuaires grecs, des instruments de chirurgie, tels que des sondes, des boîtes à drogues, en marbre de Paros ou faites d'une matière plus délicate et renfermées dans des gaînes en bois ; ce sont apparemment des médecins qui les ont offertes au dieu, pour appeler sur leurs clients sa protec-

_____

(1) Aubin Gauthier, *Histoire du somnambulisme chez tous les peuples*, t. I.

tion, ou le remercier de les avoir secondés dans leurs cures (1).

Les médecins de cette époque partageaient-ils la crédulité et les préjugés de leur clientèle ; ou faisaient-ils preuve d'une intelligente prescience, en paraissant attacher quelque valeur à la pratique médicale des prêtres d'Esculape ? Cette pratique, nous l'avons montré, toute absurde qu'elle puisse paraître, n'était pas si déraisonnable qu'on serait tenté de la juger, à un examen sommaire. Comme l'a fait observer un de nos confrères (2), il n'est point paradoxal de dire qu'un certain prestige est, dans une juste mesure, éminemment utile en matière de médecine : on capte par là la confiance du malade et l'on s'assure sa parfaite docilité, deux excellentes garanties de succès.

En dehors de la mise en scène, faite pour préparer l'esprit du patient et le rendre docile à toutes les suggestions, nous devons reconnaître qu'entre autres prescriptions, celles de placer le malade dans un milieu absolument sain, de commencer le traitement par un bain de propreté et par une diète rigoureuse, étaient conformes aux règles de la thérapeutique la plus sage.

Il était non moins habile d'exploiter l'état particulier du sujet, du pèlerin fatigué et souffrant qui, dominé par la préoccupation obsédante du retour à la santé, faisait naturellement des rêves en rapport direct avec l'objet de sa hantise. Et il

(1) Girard, *op. cit.*
(2) Le Dr Vercoutre.

n'était point absolument nécessaire que le malade fût endormi complètement ; n'est-ce pas Malebranche (1) qui a écrit : « Il arrive quelquefois que les personnes qui ont les esprits animaux fort agités par des jeûnes, par des veilles, etc., que ces personnes croient voir devant leurs yeux des objets qui ne sont que dans leur imagination ? » En termes plus explicites, les sujets avaient, à l'état de veille, des hallucinations, et mettant tous leur espoir dans l'intervention d'Esculape, ils s'imaginaient voir le dieu lui-même, dictant l'ordonnance qui leur apportait le salut.

Que les prêtres d'Esculape aient pratiqué quelquefois la fraude (2) ; qu'ils aient pris, quand la nécessité le leur commandait, le déguisement du dieu lui-même, nous ne saurions y contredire ; mais ces prêtres, d'une intelligence peu commune, avaient dû acquérir un certain savoir médical : d'une part, grâce à leur contact avec des malades variés ; d'autre part, en s'inspirant des conseils ou des écrits des maîtres de la médecine antique (3).

Ce n'était pas d'un empirisme banal, mais d'une observation sagace, que de conseiller aux malades des exercices corporels, tels que la chasse, la gymnastique, l'escrime, etc.; et, pour ceux qui étaient atteints de désordres mentaux, de leur recommander d'aller au théâtre ou d'entendre une musique agréable.

(1) *Recherche de la vérité.*
(2) V. à cet égard, Vercoutre, *loc. cit.*, 8-12.
(3) Sur l'instruction théorique des prêtres d'Esculape, cf. Vercoutre, 24.

Pour appliquer cette thérapeutique bienfaisante, les prêtres n'avaient pas manqué de faire construire autour des temples des établissements balnéaires (1) et, dans l'enceinte même de ceux-ci, un théâtre spacieux.

C'était encore pour distraire les malades qu'on avait accumulé dans les sanctuaires les chefs-d'œuvre de l'art, que l'on admirait dans ces abris sacrés.

Dans le même ordre d'idées, nous devons noter que les prêtres d'Esculape connaissaient l'influence heureuse des voyages sur une certaine catégorie de malades; et s'ils prescrivaient des déplacements fréquents, nul doute qu'ils en eussent observé les effets salutaires.

Si la médecine fut en grand honneur dans les sanctuaires, rien ne prouve que l'on ait pratiqué la chirurgie. Peut-être voulait-on éviter toute souillure du lieu sacré ; peut-être aussi, les prêtres se rendaient-ils compte que la chirurgie, sans connaissances anatomiques, était une force aveugle, qu'ils étaient incapables de maîtriser. Quoi qu'il en soit, on ne peut guère invoquer que des textes obscurs ou d'une authenticité douteuse, pour démontrer la pratique chirurgicale des premiers Asclépiades.

Mais s'ils ne semblent pas avoir manié le bistouri, les prêtres d'Esculape donnaient des avis chirurgi-

(1) Ils auraient même imaginé certains instruments spéciaux pour le massage, notamment: le strigile avec lequel on frottait les malades aurait été, au dire de Martial (Epig. XIV), inventé à Pergame.

caux, ils ordonnaient des saignées, ils prescrivaient et préparaient même des emplâtres pour le pansement des plaies, des topiques ou des collyres pour les affections oculaires.

On s'est demandé comment avec une pareille instruction théorique et une aussi admirable organisation matérielle, la médecine sacerdotale en est arrivée à un si complet discrédit. Cela tient à plusieurs causes, que nous ne pouvons que rapidement énumérer dans une aussi brève monographie. Et d'abord, enivrés par le succès, enhardis surtout par la crédulité des sujets, les prêtres d'Esculape ont eu recours à des supercheries misérables, à des artifices grossiers, qui ont fini par être percés à jour.

Une des circonstances qui contribuèrent le plus à hâter la décadence de la médecine sacrée, c'est la quantité de sanctuaires qui s'élevèrent un peu partout et qui, tous, prétendaient avoir le monopole de la guérison des maux incurables. « L'Olympe tout entier voulut faire de la médecine (1). » Des cultes nouveaux vinrent même disputer aux divinités helléniques le privilège qu'elles s'étaient arrogé. Cybèle, Orphée et autres dieux païens eurent leurs sectateurs.

Plus tard, on adora les divinités égyptiennes : Isis, Osiris, Sérapis, dont les disciples copièrent servilement les pratiques des prêtres d'Esculape ; les Sérapions ne furent que la parodie des Asclépiéions. Puis ce fut le tour des imposteurs, qui parvinrent sans peine à faire quantités de dupes.

____

(1) Vercoutre, 28 et suiv.

Avec les sophistes, Socrate en tête, avec les satiriques, et surtout Aristophane, apparaîtra l'esprit scientifique, qui ébranlera, sourdement mais sûrement, les croyances religieuses.

Cette révolution était en germe depuis Pythagore, et à ses disciples immédiats revient l'honneur d'avoir vulgarisé ses doctrines, d'avoir hâté l'avènement de cette innovation, que d'ordinaire l'on ne fait remonter qu'à Hippocrate, lequel, à vrai dire, porta le coup fatal, le coup décisif à l'empirisme sacerdotal.

« Chaque maladie a une cause naturelle, et, sans cause naturelle, aucune maladie ne se produit (1). » On ne pouvait plus clairement définir la *médecine scientifique*.

Cependant, dira-t-on, Hippocrate croyait aux songes ? Mais il faisait, nous l'avons vu, de sérieuses réserves sur leur valeur curative.

Hippocrate, avons-nous dit, a pris Esculape à témoin, dans son fameux *Serment*, de sa probité professionnelle. Sans doute, le Père de la médecine a emprunté certaines de leurs pratiques, surtout des pratiques hygiéniques, aux prêtres d'Esculape, et ce n'était pas eux, à dire vrai, qu'il stigmatisait, c'était plutôt la foule des charlatans improvisés qui, à l'ombre des sanctuaires, se livraient à luer honteux et dangereux commerce, d'autant plus dangereux que leur audace croissait en proportion de leur ignorance.

Mais le vulgaire ne sut pas distinguer l'ivraie du

(1) Littré, *Œuvres d'Hippocrate*, t. II, 77 et 79.

bon grain, et les prêtres d'Esculape furent con-
damnés sans appel, en même temps que ceux qui
les avaient indignement plagiés.

Esculape devait-il mourir tout entier ? Son culte
allait-il disparaître à tout jamais ? On a répondu à
cette question et nous ne reprendrons pas l'argumentation (1) qu'on a exposée à ce sujet. Nous ne
citerons qu'un fait, nous terminerons par une anecdote, qui nous tiendra lieu de conclusion.

A Padoue, en plein xvi⁰ siècle, des enfants de la
campagne allaient dormir dans l'église de Saint-
Antoine. M. Perrot a pu constater, en ces dernières
années, à Lesbos, la survivance de cette antique
coutume; il a vu les malades dormir dans les églises
de cette île de l'archipel, et attendre que la divinité
leur apparût en songe pour leur indiquer les
remèdes à leurs maux.

N'est-on donc pas en droit d'écrire qu'Esculape
n'est pas mort tout entier (2) ?

(1) Vercoutre, 39 et suiv.
(2) Nous aurions pu allonger considérablement cette étude,
mais nous ne prétendons pas avoir épuisé le sujet. Pour ceux
qui voudraient revenir sur cette question, nous conseillons de
recourir au *Dictionnaire des Antiquités grecques*, de Daremberc
et Saglio, aux mots suivants (en outre de ceux signalés au
cours de notre article) : *Æsculapius, Incubatio, Magia*.

Le culte des pierres, des arbres et des eaux

Rien de plus absurde, à première vue, que le culte des pierres, et cependant on arrive, après réflexion, à se l'expliquer.

La pierre brute n'est-elle pas une production première de la nature ? Parfois ne tombe-t-il pas des pierres du ciel (aérolithes) ? Les astres, les étoiles, auxquels les anciens ne croyaient pas des dimensions supérieures à celles qu'ils offrent à la vue, n'étaient-ils pas considérés comme des pierres animées, vivantes, au milieu des dieux de l'Olympe ?

Maintes légendes portent que les hommes ont été formés de pierres : qui n'a présentes à l'esprit les fables de Prométhée, de Deucalion, de Pygmalion ?

Dans l'Edda, l'homme naît d'une pierre léchée par une vache.

Les oracles se prononçaient par des caveaux pratiqués dans les pierres. Diane fut longtemps figurée par un trou fait dans la pierre (1).

_____

(1) La vertu thérapeutique attribuée aux *pierres percées ou*

Au sommet des montagnes, les pierres rappelaient un héros ou le dieu des voyageurs et des marchands, auxquels elles étaient consacrées ; plus tard, les pierres furent adorées comme les dieux qu'elles étaient censées représenter.

Avant l'apparition des statues de bois, d'airain, puis de marbre, toute la Grèce avait divinisé les pierres, les avait consacrées aux planètes, en avait formé des temples.

« Toute la Grèce autrefois, écrit Pausanias, rendait les honneurs divins aux idoles de pierre. » Et plus loin : « On voit près de là des idoles de pierre quadrangulaires, au nombre de trente. Les Phocéens les ont en vénération, et attachent le nom d'un dieu à chacune d'elles. C'était, jadis, l'usage chez tous les Grecs de rendre les honneurs divins à des pierres brutes, qui alors tenaient lieu de statues. »

Il y avait un grand nombre de pierres sacrées en Asie ; elles furent les premiers dieux que l'on y révéra.

Les anciens Arabes honoraient comme une divi-

---

trouées n'a pas encore disparu. A Kerougalet (Finistère), on plonge les membres malades dans une pierre trouée. Dans l'Yonne et à Draché (Indre-et-Loire), un menhir ou pierre percée remplit le même office. A Fouvent-le-Bas (Doubs), on insinue les nouveau-nés à travers une pierre percée; en Eure-et-Loire, on les fait passer à travers la dalle trouée d'un dolmen. Dans les Landes, il y a des églises où sont pratiquées, entre les piliers de certaines chapelles, des ouvertures à travers lesquelles les mères font passer leurs enfants. (Cf. *Un vieux rite médical*, par H. GAIDOZ, et *la Mélusine*, 1897 et suiv.)

nité une pierre carrée qui ressemblait, pensaient-ils, à Vénus.

Dans la Bactriane, Bacchus ou le soleil fut adoré sous la forme d'une pierre obéliscale.

Le respect des pierres se manifesta aussi par toute la Chine, en même temps que le culte des montagnes et des lieux élevés.

Au dire d'Hérodote, les alliances des Arabes se cimentaient ainsi : on faisait une incision dans la paume de la main, auprès des plus grands doigts, avec une pierre aiguë et tranchante ; puis, prenant un morceau de l'habit de l'un et de l'autre, le prêtre ou le maître des cérémonies les trempait dans le sang et, invoquant Bacchus et Uranie, il en frottait sept pierres, qui étaient au milieu des contractants.

Charlemagne, dans ses *Capitulaires* (liv. I, titre LXIV), défendit de révérer les pierres et les arbres (1).

Le Concile d'Arles (*Acta Concil.*, t. II, 1715), de l'an 452, édictait : « Si dans la juridiction de quelque évêque, des infidèles allument des torches ou rendent un culte aux arbres, aux fontaines et aux pierres (2), si l'évêque néglige de détruire ces objets d'idolâtrie, qu'il sache qu'il est coupable de

---

(1) Le culte des arbres remonte loin : n'est-ce pas Zoroastre qui prétendait que le reboisement était un acte sanctifiant, car Ormuzd a créé les arbres pour la santé des hommes ? (Cf. un curieux travail du Dr H. GRASSET, dans la *Revue médicale*, 14 janvier 1903).

(2) A deux lieues de Kunda, entre Ravel et Narva, près d'une vieille chapelle, les paysans dansaient autour d'une grosse pierre à laquelle ils faisaient leurs offrandes, en lui demandant la conservation de leur santé et celle de leurs bestiaux ; ils se mettaient nus à genoux devant elle.

sacrilège. Si le seigneur ou l'ordonnateur de ces pratiques superstitieuses ne veut pas se corriger, après avoir été averti, qu'il soit privé de la communion. »

Une charte de Chilpéric prononça les peines les plus sévères contre ceux qui ne détruiraient pas les monuments de pierres qui couvraient les champs de la France.

Les Druides pensaient que tout ce qui touchait la terre était souillé. De là, sans doute, le respect religieux qu'on eut, dans toute la Celtique, pour la pierre transversale des cromlechs, qui ne touche pas la terre.

Sur le coteau de Golcar, dans le Yorkshire (*Golcar* signifie enchanteur), existait un monument appelé *rocking-stone* (pierre branlante), dont le mouvement étonnant avait donné aux Celtes l'idée de le comparer à la divinité.

On voyait, au commencement du dernier siècle, peut-être y est-elle encore, une pierre merveilleuse dans l'église de Saint-Wast, à Arras Lorsque les enfants étaient tardifs à marcher, on les asseyait sur cette pierre ; et, faisant allusion au nom qu'elle porte, on disait trois fois : *Va, va, va*, en l'honneur de M. saint Wast.

Le menhir de Kerloaz (lieu de douleur), en Plouarzel, a deux espèces de mamelles, et se termine en cône par les deux bouts. Les nouvelles mariées y mènent leurs maris, leur font baiser la pierre, pour être maîtresses chez elles. Une superstition bizarre porte les hommes et les femmes à se frotter le nombril contre ce pilier, pour engendrer plutôt des garçons que des filles, et la pierre est usée et polie à la hauteur de la ceinture (1).

La *friction sur les pierres* n'est pas efficace que pour la stérilité ; on y a aussi recours pour se guérir de certaines maladies.

A Plemeur-Bodou (Côtes-du-Nord), pour donner de la force aux enfants et aux jeunes gens, on leur frotte les reins au rocher de Saint-Samson, près de la chapelle dédiée à ce saint (2) ; le rocher du même nom, à Trégastel, avait une échancrure usée par les pèlerins ; de même que le menhir de Landunnevez (Finistère) où l'on se frictionnait l'épaule.

En passant par Guimale, les pèlerins qui se rendent au pèlerinage de Saint-Jean-du-Doigt, se frottent le dos contre la plus élevée des treize pierres mégalithiques, de forme ovale, appelée *Bez-an-In-kinérez* (tombeau de la fileuse), dans l'espoir d'être préservé des rhumatismes (3).

En grimpant ou en s'asseyant sur des pierres, on peut en retirer des avantages précieux pour la santé : lors de la procession de Saint-Ronan, les personnes fiévreuses ou sujettes à des maladies nerveuses, ne manquent pas de s'asseoir dans une anfractuosité du roc, sorte de chaire naturelle où le saint venait autrefois méditer (4).

(1) V. une série de faits analogues dans le travail de M. P. Sébillot : *Le culte des pierres en France* (Extrait de la *Revue de l'École d'Anthropologie de Paris*, juin 1902).
(2) *Revue des trad. pop.*, t. VII, 93.
(3) P. du Chatellier, *Mégalithes du Finistère*, 71.
(4) Le Braz, *Au pays des Pardons.*

Les fragments ou poussières de pierre jouent le même rôle que les pierres elles-mêmes dans la médecine superstitieuse. Les premières, mélangées aux boissons des malades, auraient, paraît-il, une efficacité toute spéciale (1).

Comme le culte des pierres, le culte des eaux est une des formes les plus anciennes et les plus générales du naturisme, autrement dit de l'adoration des forces de la nature.

Chez les Grecs et les Romains, où, comme on l'a très judicieusement fait observer (2), le culte des éléments fut poussé le plus loin, on ne saurait être surpris de voir se multiplier les sources et les grottes sacrées.

En Lybie, il y avait une fontaine dédiée à Apollon.

A Cyrrha, en Phocidie, existait une grotte consacrée au même dieu, d'où s'exhalait un air enivrant et prophétique; ainsi les antres et les sources à émanations gazeuses et anesthésiantes étaient vouées au culte d'Apollon inspirateur.

C'était surtout à Delphes que le Dieu rendait ses oracles; à Delphes, existaient les sources de Castalie et de Cassotis, qui dégageaient du gaz carbonique sous le trépied de la prophétesse, et la ravissaient en une extase nerveuse.

« D'ailleurs, écrit le Dr Grasset, toutes les divinités représentant les éléments naturels ou symbolisant des phénomènes atmosphériques ou

____

(1) SÉBILLOT, br. cit., 206 et suiv.
(2) Dr HECTOR GRASSET, loc. cit.

terrestres, pouvaient concourir à la santé ou à la guérison des hommes ; elles entraient ainsi dans l'art médical, et les anciens leurs consacraient un culte, en plaçant leurs temples près des sources sacrées.

Jupiter avait sous sa dépendance la source *Asbamée,* dont l'eau rendait malades les parjures. Son épouse Junon (Héra), et sa sœur, qui caractérise les météores aériens, présidait aux mariages et accouchements ; elle avait aussi des sources consacrées, et son culte était très répandu : ses sources minérales passaient pour favoriser la conception, combattre la stérilité, et ses temples étaient servis par des femmes (1).

« Avant de traverser les fleuves, souvent on leur faisait des sacrifices : les Troyens offraient au Scamandros des chevaux et des taureaux, qu'ils précipitaient vivants dans son cours. Cléomènes, roi de Sparte, fit un sacrifice aux bords du fleuve Erasimus, au moment de le traverser : les entrailles n'annonçant rien de favorable, il s'abstint, s'éloigna, puis alla à Thyrée immoler un taureau à la mer et s'embarqua (HÉRODOTE, VI, 76).

« Les Romains vénéraient aussi les fleuves, et, en première ligne le Tibre, que les augures et pontifes invoquaient ainsi : *Adesto, Pater Tiberine, cum tuis undis :* Père Tibre, viens-nous en aide avec tes eaux. Sa demeure consacrée était à Rome, dans

____

(1) *Revue médicale,* loc. cit. Nous ne saurions trop recommander la lecture des articles du Dʳ Grasset, parus dans cette revue en 1903, à qui voudrait compléter ses informations sur le culte naturiste.

l'île du Tibre ou à Ostie ; on lui offrait un sacrifice le 8 décembre et les pêcheurs célébraient sa fête le 7 juillet. »

Les eaux de Sinuesse, en Campanie, qui font cesser la stérilité des femmes et guérissent la folie des hommes, étaient tenues en grande vénération et l'objet d'importants pèlerinages.

Martial rapporte qu'il a sacrifié une truie, encore vierge, à la divinité d'une eau vive qui coule dans sa maison et qu'il a invoquée pendant une maladie.

Souvent, les inscriptions votives en l'honneur des sources sont justifiées par leur action curative ; c'est le cas de quelques *ex-voto* découverts dans les provinces, sur des emplace ments où jaillissent encore des sources d'eaux minérales.

Le culte des eaux a existé dans l'Inde, l'Égypte (1), la Perse, l'Asie entière, d'où il passa dans la Germanie, la Scandinavie, la Gaule (2) et la Bretagne, avant ou avec le druidisme.

Malgré la sévérité des conciles (3) et les prédications des ecclésiastiques, ce culte persista longtemps ; tout au plus les saints succédèrent-ils

(1) Chez les Égyptiens, l'eau était divinisée sous le nom d'*Aménobis* (Amoun-Cnoubis) ; aux époques les plus reculées de l'Égypte, les Troglodytes avaient dédié une fontaine à l'astre du jour ; près du temple d'Ammon, on voyait un rocher consacré au vent du Midi et une fontaine au soleil (*Revue médicale*, oc. cit.).

(2) *Esquisses marchoises*, par Louis DUVAL. Paris, H. Champion, 1879.

(3) Le Concile de Tours (566), notamment.

aux génies ; le christianisme n'avait fait que transformer, sans pouvoir arriver à la détruire (1), une vieille coutume païenne. Cette religion vivace n'était, au fond que la divinisation de la nature, personnifiée dans les éléments les plus actifs et les plus apparents de la vie universelle (2). L'esprit superstitieux du Celte s'arrêtait devant ces intarissables réservoirs, dont l'éternelle libéralité étanchait sa soif, abreuvait son troupeau, vivifiait son pâturage, guérissait ses maladies (3).

La plupart des montagnes avaient un caractère sacré, qu'attestent encore des monuments ou des superstitions populaires, dont l'origine se perd dans la nuit des temps.

Les malades et les pèlerins y demandent, comme au temps de saint Martin, la préservation des sortilèges, la guérison de la fièvre de leurs proches ou de leurs bestiaux.

La divinisation des plateaux n'est pas dans la Gaule un épisode isolé, c'est un fait général. Si nous rapportons plus en détail ce qui a trait au pays des Eduens, c'est que cette région a été, à ce

(1) Lettre de Grégoire le Grand aux missionnaires bretons (vie siècle) : « Il faut se garder de détruire les temples des idoles, il y faut construire des autels et placer des reliques, car tant que la nation verra subsister les anciens lieux de dévotion, elle sera plus disposée à s'y rendre par un penchant d'habitude pour adorer le vrai Dieu. » *A travers le Morvan,* par le Dr E. Bogros (Château-Chinon, 1873), 135.

(2) *Le culte des eaux sur les plateaux éduens,* par M. J.-G. Bulliot, président de la Société éduenne. Paris, 1868, br. in-8.

(3) *Les fées du moyen âge,* par Alfred Maury.

point de vue, plus étudiée que les autres, sur lesquelles nous manquons d'informations suffisantes.

Le plus important de ces monuments, situé sur le versant occidental du plateau d'Auvenay (qui donne naissance à l'Ouche et à plusieurs autres affluents de la Saône, de la Dheune et de l'Arroux), est la colonne de Cussy.

La colonne qui a donné son nom au hameau (*Cussy-la-Colonne*), s'élève à côté de la fontaine sacrée. Le lieu où elle fut érigée était le but d'un pèlerinage gaulois, que le paganisme romain avait entretenu.

Le peuple y apportait ses offrandes, comme aux sources de la Seine, et y déposait ses *ex-voto*, parmi lesquels on doit noter six figurines de pierre calcaire blanche, avec des attributs phalliques au cou, qui y furent jadis retrouvées, à la suite de fouilles pratiquées en cet endroit.

La colonne de Cussy est un des types usités au ive siècle dans les établissements thermaux, et, par suite, dans les sanctuaires voisins des eaux. Les sculptures de sa base, exclusivement couvertes de divinités, sa position à côté d'une fontaine sacrée et au sommet d'une vallée, le nom du saint substitué à celui du génie de la source, qui a continué d'être visitée jusqu'à nos jours, mettent hors de doute le caractère religieux du monument.

Lorsque les monuments font défaut, les traditions en tiennent lieu : près du ruisseau de la Douée (*Douix*), s'élevait la chapelle de *Notre-Dame du*

Chemin, où les duchesses de Bourgogne allaient en pèlerinage, pour demander une heureuse délivrance, comme autrefois les femmes gallo-romaines.

L'historien de Beaune, Gandelot, parle d'une fontaine de Saint-Romain, surmontée de deux têtes de pierre, qu'on croyait être celles de Neptune et de Dis. L'habitude des pèlerins de les gratter, pour en faire boire la poussière aux malades, les avaient complètement défigurées. On y apportait, de quatre à cinq lieues, les petits enfants malades ou leurs linges, qu'on trempait dans la fontaine.

Sur un autre plateau éduen, le plateau d'Uchon, se trouve une fontaine, la fontaine Marianne, à laquelle les nourrices se rendent comme à celle de Saint-Martin-de-Beuvray, pour obtenir un lait abondant : elles s'y lavent le sein, puisent de l'eau dans un vase, qu'elles font toucher à la statue avant de boire, et emportent le reste, pour continuer pendant quelques jours l'acte de dévotion.

A Maison-Dru, l'eau de la fontaine est également propice aux nourrices ; à la Comelle, celle de Sainte-Claire guérit les yeux ; à l'Essertenne, les eaux délivrent de la fièvre les croyants, comme s'y pressaient les Celtes il y a 2.000 ans.

L'Essertenne est un des sanctuaires druidiques les plus anciens des environs d'Autun. Une fontaine est située à peu de distance de l'ancien temple. Une petite esplanade permet aux pèlerins d'y stationner, au nombre de 30 ou 40, qui se succèdent sans interruption.

Ils boivent, se mouillent le visage, puisent une bouteille d'eau et l'emportent à la chapelle, pour lui faire toucher la statue. Les plus fervents mêlent à cette eau la poudre qu'ils grattent sur son piédestal et la prennent comme remède.

C'est surtout le soir de la Pentecôte que la sainte « accomplit son œuvre » ; la grande cérémonie, comme au temps des Druides, se fait la nuit.

La foule s'entasse dans la chapelle, en chantant des cantiques. Vers onze heures ou minuit, lorsque l'air respirable commence à manquer, quelques assistants sont emportés à moitié asphyxiés : la statue se couvre de sueur et change de couleur! C'est le moment où le miracle s'accomplit. Les chants redoublent, la foule hurle d'enthousiasme mystique.

On cite des guérisons extraordinaires : des enfants, jusque-là muets, ont parlé; des fièvres tenaces ont cessé, etc.

Le matin venu, on se presse à la source; la chapelle est à peu près vide à midi; le plateau redevient désert.

A midi, en quittant la chapelle de l'Essertenne, la foule s'assemble au pied du mamelon, sous le chemin de ronde de l'escarpement supérieur.

Trois ou quatre esplanades en terre, étagées en gradins et soutenues par des pierres brutes, marquent l'emplacement destiné aux jeux; on y voyait, il y a un demi-siècle, de grands rochers plats, qui servaient de tables rustiques, approvisionnées par des vendeurs étrangers, qui campaient durant trois jours, comme dans les *pardons* de la Bretagne (1).

______

(1) BULLIOT, *op. cit.*

Une autre fontaine, sur laquelle un érudit a longuement disserté (1), se voyait, il y a quelques années, à quelques kilomètres de Montans, à Sainte-Rafine, dans le Rouergue ou l'Albigeois.

Cette fontaine porte le nom de *fontaine bénite* (foun benesido).

C'est le matin, avant le lever du soleil et avec la rosée, qu'il faut aller boire de ses eaux, ou en chercher dans une fiole, quand le malade ne peut se rendre lui-même sur les lieux. On doit s'en approcher humblement, les mains jointes, déposer des pièces de monnaie en nombre impair (3, 5 ou 7, mais habituellement 5) à côté de la source, ou les jeter dans le bassin, et s'en retourner dans la même posture que l'on est venu, sans regarder derrière soi, sous peine de faire perdre aux eaux leurs vertus curatives.

Ces eaux, légèrement ferrugineuses, sont employées comme breuvage ou en lotions : elles guérissent surtout des fièvres intermittentes, du *mal roux*, si commun chez les petits enfants ; du *mal fondement*, expression dont on connaît mal la signification, du mal d'yeux, de l'hydropisie ; enfin, les mêmes eaux auraient le singulier privilège de rendre fécondes les femmes stériles.

Les pièces de monnaie données en offrande sont, selon les uns, enlevées par l'esprit invisible, gardien de ces eaux : à l'appui de cette opinion, on fait valoir que l'on n'a jamais retrouvé les pièces dans la fontaine, après un curage pratiqué avec soin et

______

(1) Congrès archéologique, 30ᵉ session (Albi, 1863), 284 et suiv.

bien des fois les habitants du voisinage, courant à la source aussitôt qu'ils voyaient les pèlerins s'en éloigner, ne pouvaient retrouver dans la fontaine les pièces que ceux-ci avaient laissé tomber. Il convient d'ajouter que, au lieu de pièces de monnaie, certains se contentent d'y jeter... des rognures d'ongles; mais on retrouve toujours ces dernières — naturellement.

D'autres ont supposé, et ils pourraient bien ne pas s'être trompés, que la monnaie était recueillie par le curé de l'endroit, qui avait fait placer, à cette fin, une grille devant la source ; il employait cet argent à dire des messes et réciter des prières, convertissant de la sorte en une pratique religieuse une superstition, reliquat du paganisme.

Dans presque toutes les provinces de France, on retrouve le culte des sources. Dans le Limousin, tout comme dans le Rouergue et l'Albigeois, dont nous venons de parler, il y a des eaux qui ont la réputation de guérir les maladies les plus diverses. Elles sont connues sous le nom de *bonnes fontaines de Saint-Martin*. On s'y rend pendant tout le mois de mai, certains jours de fêtes, pour y laver les parties affligées de rhumatismes, d'érysipèle, etc. Avant de se retirer, on en fait trois fois le tour et on y jette des pièces de monnaie, sans les compter (1).

Plusieurs propriétaires ont essayé d'interdire

(1) *Changements survenus dans les mœurs des habitants de Limoges depuis une cinquantaine d'années* (2e édit.), par **J.-J. JUGE**. Limoges, mai 1817.

l'entrée de leurs propriétés, mais c'est en vain : on franchit les murs et les clôtures, sans souci des prescriptions légales.

Dans le Morvan, il n'est pas rare de voir le matin, avant le lever du soleil, quelques femmes endimanchées s'agenouiller auprès de certaines fontaines, y prier dévotement pour la guérison de la fièvre ou de toute autre maladie ; elles puisent ensuite de l'eau pour les malades qui n'ont pu se déplacer, en y trempant des linges destinés aux infirmes (1).

A deux pas de Saint-Honoré, dans la Nièvre, au hameau de Tussy, le hasard peut vous mettre en présence d'une malade agenouillée au bord d'une fontaine. Si vous vous en approchez sans trahir votre présence, vous l'entendez s'écrier : « Je t'apporte mon malheur, ô source, donne-moi ton honneur ! » Puis elle se relève, jette en arrière son offrande et s'éloigne furtivement. Se voit-elle découverte, le charme est rompu (2).

A Onlay, toujours en pays Morvandeau, le 15 août, un spectacle plus joyeux vous est réservé : les jeunes mères viennent en foule baigner leur sein à la 'fontaine de la *Bonne-Dame,* pour obtenir un lait abondant. Elles montent ensuite à l'église, bâtie sur les ruines d'un ancien temple et y déposent une offrande aux pieds de la Vierge.

A Faubouloin, même région, dans un site sauvage, en pleine forêt, où se trouvent réunis tous les objets du culte de nos pères, une source, des

___

(1) *Le Morvan*, par J.-F. Baudiau, t. I (Nevers, 1865).
(2) *Guide à Saint-Honoré,* par Charleuf.

rochers abrupts, un hêtre (1), les bonnes femmes portent à la fontaine Notre-Dame, sans parler, tout comme les matrones romaines au Dieu Harpocrate ou à la déesse Huta, qui un gâteau de miel, pour rappeler ses *mouches* essaimées, qui un bourgeon de laine, pour guérir ses brebis malades (2).

Comme l'a constaté, après beaucoup d'autres, M. Malvert (3), en étudiant l'histoire de chacune des sources et des fontaines ainsi vénérées, il serait facile de retrouver la divinité païenne dont le saint continue la fonction.

Telle madone a directement succédé à une icone agreste du paganisme, lequel, à son tour, n'avait fait qu'hériter des hommages précédemment adressés à la source elle-même.

Un phénomène analogue s'est produit dans les temples païens, transformés en églises, sous le vocable d'un saint qui héritait des attributions de l'ancien Dieu.

A Rome, on avait l'habitude de porter les enfants malades au petit temple de Romulus, situé au pied du Palatin; ce temple ayant été

---

(1) On retrouve parfois des hêtres ou des frênes, dans la rugueuse écorce desquels on a enfoncé quantité d'épingles, vieux restes du culte rendu aux arbres, aux temps du druidisme. Les habitants de la Cornouaille jettent encore, en guise d'offrande, dans leurs anciennes sources sacrées, des épingles, des clous et des chiffons ; ils comptent que l'eau de ces sources guérira toutes les maladies, et ils vont leur demander des présages relatifs à leur santé et à leur mariage (TYLOR, *la Civilisation primitive*, t. II, 279).

(2) *A travers le Morvan*, par le Dr E. BOGROS.

(3) *Science et Religion.*

remplacé par l'église Saint-Théodore, on continua de porter au saint les enfants malades, et, pour consacrer cette coutume, tous les jeudis matin, une bénédiction spéciale y est encore donnée aux enfants (1).

A Salins, près de Mauriac, une fontaine, dont l'eau passait pour guérir la teigne, avait été divinisée par les Gaulois. Chaque guérison était suivie de l'offrande de quelque monnaie, déposée dans la fontaine. Cette fontaine druidique est devenue celle de Saint-Martin, et le vieux culte se continue.

M. Le Braz, qui a composé une liste de deux cents saints bretons, a remarqué que chacun d'eux préside à une forme de maladie. « Parmi les deux cents saints que j'ai relevés, dit-il, je n'en ai pas trouvé un seul qui n'eût une spécialité curative. Il n'en est pas non plus qui n'ait sa fontaine sacrée (2). »

Nous ne tenterons pas de dresser un catalogue complet (3) des sources miraculeuses ; nous signalerons seulement celles qui présentent quelques curieuses particularités.

Une légende bretonne veut que Saint-Conogan,

(1) Malvert, *op. cit.*, 134.
(2) *Bulletin archéologique*, 1893, 317.
(3) Cf. sur ce sujet : *La Revue des traditions populaires*, t. XIV, 593-607, et, dans le même Recueil, la série : *Pèlerins et Pèlerinages* ; le *Culte des pierres en France*, par Paul Sébillot, 211-213 ; l'*Intermédiaire des chercheurs et curieux*, t. XXXIII, 645 ; XXXIV, 174, 228, 358, 591, 734 ; Laisnel de la Salle, *Croyances et légendes du centre de la France*, t. I, 324-325, etc., etc.

patron de la paroisse de Beuzit (en Bretagne), ait traversé l'Océan sur une auge de pierre. C'est cette auge dans laquelle on s'étend ou contre laquelle on se frotte, pour se délivrer de rhumatismes et de toutes sortes de douleurs nerveuses. Quant à la fontaine, voisine de la chapelle, elle aurait la propriété de guérir les maux d'yeux.

Une autre fontaine bretonne jouit de vertus plus précieuses encore : la fontaine de Bodilis, à trois quarts de lieue de Landivisiau, indique aux amants si leur maîtresse a conservé son innocence ; il faut dérober à celle-ci l'épingle qui ferme sa collerette, la plus voisine de son cœur ; on la pose sur la surface de l'eau : tout est perdu, si l'épingle s'enfonce ; l'épingle surnage-t-elle, la jeune fille est encore vierge (1).

A 500 mètres environ Nord-Ouest du bourg de Gerzat (Puy-de-Dôme), dans une prairie plantée d'ormeaux, existe une source sacrée, connue sous le nom de *Fontaine de Notre-Dame du Vignal.* Elle est fréquentée et vénérée depuis un temps immémorial ; son culte, étendu autrefois aux villages voisins, s'est insensiblement concentré dans la localité où elle coule.

Notre-Dame du Vignal a son autel et sa statue *noire* à l'église de Gerzat. Son eau miraculeuse est employée à une foule de pratiques.

Pas un malade en danger, pas un infirme moral ou physique, n'oublie de se l'administrer. On la boit avec confiance, et plus d'un, dit-on, s'en est

______

(1) *Voyage dans le Finistère en 1794 et 1795,* par CAMBRY, t. II, 170.

senti soulagé. Au temps où les fièvres paludéennes décimaient la Limagne, les malades, pour obtenir leur guérison, se rendaient à la source avant le lever du soleil, et buvaient religieusement une certaine quantité d'eau (1).

Parmi ces fontaines, dont bon nombre ont aujourd'hui disparu, il y en avait jadis où l'on portait les enfants malades, surtout ceux qui étaient malingres ou chétifs.

A la fontaine Saint-Jean-Baptiste de Pierresixte (Eure-et-Loir), on les plongeait, tout nus, dans l'auge, avec la persuasion que ce bain glacial devait les faire aller ou venir, c'est-à-dire que leur sort devait se décider sur-le-champ ; s'ils étaient destinés à vivre, ils seraient guéris : dans le cas contraire, le bain les faisait périr et l'on en était débarrassé.

Le même usage existait à la fontaine du Moulin de la Roche, commune de Saint-Prest, qui est connue sous le nom de *Fontaine d'aller ou venir*.

Après l'immersion, on ne manquait pas d'aller à l'église, faire dire, par le curé, un évangile pour l'enfant ; on plongeait la chemise de l'enfant malade dans une fontaine, près de Saint-Rémy (Vienne) : il devait la porter neuf jours de suite sans la quitter.

A la fontaine de Peronnas, qui n'était sous l'invocation d'aucun saint, les mères trempaient les langes de leurs enfants malades et en enveloppaient ensuite leurs petits souffreteux.

(1) *Revue des traditions populaires,* article du Dr Pommerol.

Les eaux de plusieurs sources ne sont guérissantes qu'à des époques déterminées, assez souvent au solstice d'été, fréquemment avant le lever du soleil, et il n'est pas rare que des offrandes soient encore faites à la fontaine elle-même, c'est-à-dire au *genius loci* qui, ainsi qu'on le sait, passe pour résider sous les eaux d'un assez grand nombre de sources.

La fontaine de Monies, près de Dourgnes, était surtout efficace le jour de la Saint-Jean (1), parce qu'au matin, le soleil levant dansait en éclairant ses eaux (2).

En Poitou, beaucoup de fontaines ne jouissent de leurs vertus curatives que pendant la veillée du 23 au 24 juin (3).

Dans certains pays, il est encore d'usage de consulter la sorcière, pour savoir à quelle fontaine on doit conduire le malade afin d'obtenir sa guérison. Cette consultation est accompagnée d'un rituel particulier.

---

(1) Le feu et l'eau étant également vénérés dans les religions antiques, et servant simultanément aux purifications solennelles, on ne sera pas surpris de rencontrer, aux époques des fêtes solsticiales, l'association de ces deux éléments, et, sous l'empire du christianisme, la persistance des cérémonies lustratoires, accomplies au moyen de l'eau lors de la fête de la Saint-Jean, se concevra d'autant plus aisément, que ces cérémonies devaient rappeler le baptême fondé par le Précurseur (V. la brochure de M. Breuil, — dont le titre est donné à la note suivante, — aux pages 80 et suiv.).

(2) Le peuple se persuade que certaines plantes, quand les cueille *avant le lever du soleil*, ont des vertus curatives plus grandes (Cf. à cet égard, la curieuse brochure de Breuil, *Du culte de saint Jean-Baptiste.* Amiens, 1846).

(3) *Revue des traditions populaires,* novembre 1899.

C'est particulièrement dans le Limousin que ces pratiques ont encore lieu.

La fontaine sacrée de Saint-Pierre, au bourg de Saint-Paul, est une des sources à immersion les plus célèbres de la Corrèze. Une centaine de personnes des arrondissements de Tulle et de Brive viennent annuellement, au dire de M. Gaston Vuillier, en pèlerinage à cette fontaine. Là, conte ce voyageur, chacun lave le membre endolori, ou quelque partie de son corps souffrant. Certains se bornent à imbiber d'eau un linge, qu'ils appliquent sur une partie de leur corps correspondant à un endroit malade, chez des personnes de leur famille ou de leur voisinage qui n'ont pu entreprendre le voyage. Ceux-là font le voyage par procuration en quelque sorte : on les appelle des *roumins* (1). Ils s'en vont par les brumes, accomplissant leur mystérieux voyage et emportant au retour, avec le linge mouillé, une bouteille d'eau, avec laquelle ils l'humectent encore à leur retour.

Quand des enfants sont atteints de maladies de la peau et surtout de la teigne de lait, de faiblesse des reins ou des jambes, on les plonge entièrement dans la fontaine. On fait également usage de cette eau en lotions, mais jamais en boisson. Et s'il s'agit de plaies aux jambes ou aux bras, on doit avoir soin

---

(1) « L'eau de plusieurs cuvettes d'Eure-et-Loir est employée contre la fièvre ; on venait boire celle qui séjournait dans les trous du polissoir, dit *Pierre de Saint-Martin, à Civry*; on priait sur la pierre et on y déposait une offrande; des femmes appelées *voyageuses,* venaient de fort loin, il y a une cinquantaine d'années, en chercher pour les malades qui ne pouvaient se déplacer. » *Revue des trad. pop.,* IV, 214-215.

de faire des lotions descendantes et non ascendantes.

Les visiteurs choisissent généralement les lundi, mercredi ou vendredi, mais surtout le premier vendredi de la lune nouvelle. Ces visiteurs, ou les parents d'enfants malades, se livrent, au cours de leur voyage, à de nombreuses pratiques religieuses.

Pour que ce voyage soit plus méritoire, plusieurs se feraient scrupule d'avoir recours à un véhicule, ils l'accomplissent à pied. La plupart même portent leurs provisions, ayant fait vœu d'éviter les auberges.

Pendant les bains ou les lotions, ils récitent des prières.

Quelques malades reviennent jusqu'à neuf fois à la fontaine; d'autres, à leur premier voyage, promettent de revenir, en témoignage de reconnaissance, le jour de la fête patronale; c'est pourquoi le dimanche de la solennité de saint Pierre et saint Paul, les pèlerins sont fort nombreux.

Il est d'usage, depuis les époques les plus reculées, de mettre une monnaie dans la main droite du malade qu'on va immerger, et même de faire, en espèces, des offrandes propitiatoires à la source.

D'après la croyance populaire, si l'enfant, pendant l'immersion, saisi par la température froide de l'eau, laisse échapper la pièce, c'est de bon augure; s'il la conserve, au contraire, dans sa main contractée, le pronostic est fâcheux.

A lire ce récit de M. Gaston Vuillier (1), peut-on

(1) *Tour du monde.*

conclure autrement que lui, et ne pas reconnaître que les souvenirs du paganisme sont vivants encore et que l'humanité, en ses traditions, poursuit les rêves des premiers âges, et, le plus souvent, de vains espoirs qui endorment un instant ses douleurs ?

Amulettes et talismans

Nous vivons à une singulière époque. Nous nous vantons de ne croire à rien, nous raillons les pratiques superstitieuses de nos pères, et, comme si nous voulions espérer contre toute espérance, nous faisons comme eux appel à ces puissances mystérieuses dont nous plaisantons et devant lesquelles s'incline notre superbe.

Est-ce contradiction ou égarement de la raison ? Assistons-nous à un réveil de la foi, ou retournons-nous à la barbarie ? Grave problème, que nous n'avons ni le loisir, ni la volonté d'aborder. Constatons les faits, ne les jugeons pas avec les sentiments ou les passions du temps présent.

Il est certain qu'aux heures troubles, où nous ressentons des malaises indéfinissables, nous cherchons à nous protéger contre je ne sais quels esprits malfaisants, à qui nous sommes volontiers disposés à attribuer toutes nos misères ; de là cette mode, que nous avons vu sévir il y a quelques années, des talismans et des amulettes, que nos jolies Parisiennes s'étaient mises à adopter. De là, ce fétichisme que l'on a constaté un peu dans tous les milieux (1), surtout dans le monde du jeu (2) et du sport (3).

(1) On a pu remarquer, rapportait naguère le *Journal*, que, pendant chaque période d'examens — baccalauréats et même licence — les alentours de la façade de la Sorbonne sont criblés de taches d'encre et jonchés de débris d'écritoires. Cela tient à ce que les candidats, après avoir passé les épreuves écrites, n'oublient jamais de briser leurs encriers. C'est, paraît-il, un moyen infaillible de conjurer le courroux possible d'un examinateur, soit pour la correction des compositions, soit pour les interrogations orales. On ignore l'origine de cette coutume, qui est aussi fidèlement observée dans la plupart des Facultés de province. Elle n'exclut pas, d'ailleurs, l'emploi d'autres talisman, et les pauvres femmes du quartier, qui connaissent la disposition d'esprit des candidats, ne manquent pas de leur proposer, avant l'examen, aux alentours de la Sorbonne, des crayons et porte-plume comme « porte-bonheur ».

(2) Voir, dans le *Magasin pittoresque*, du 1er janvier 1902, un curieux article, sur une collection de fétiches de joueurs. Il est tel pays où un joueur s'assure une chance certaine, en portant, dans un médaillon de verre, un squelette d'argent, accroché à une potence de même métal, sur laquelle est enroulé un morceau de corde de pendu.

(3) Au pesage d'Auteuil, il y a quelques années, on racontait que l'un des concurrents pour le Grand Steeple, le cheval *Record*, Reing II, appartenant à un prince indien, était soigné, depuis son arrivée en France, par un sorcier indien, qui ne quittait jamais la bête, pas même la nuit, se livrant à des incantations étranges, *lui suspendant au cou des amulettes,* la frictionnant de parfums, et lui faisant boire des philtres. En outre, des fakirs, au nom de Vichnou et de Brahma, avaient certifié sa victoire. Aussi les paris de tous les fétichistes, de tous les fatalistes, allaient-ils sur ce cheval — qui, d'ailleurs, est tombé, malgré la protection des divinités indiennes. Ce cas de fétichisme sportif, ajoute notre confrère du *Figaro*, à qui nous empruntons ces détails, ne serait pas isolé. Dans le monde des jockeys d'obstacles, il est de coutume de porter un talisman pour monter en course. Fred Archer avait sur

Lors de la dernière guerre russo-turque, le Dr Hickmet eut occasion de donner ses soins à un Musulman blessé, dont la plaie resta complètement exsangue. Le brave soldat était convaincu que le phénomène était dû au talisman qui ne le quittait jamais.

L'usage des amulettes existe encore aujourd'hui en Palestine, chez les Arabes musulmans et aussi chez les chrétiens : les uns y gravent des préceptes du Coran, et en font un tel usage, qu'ils les mettent même sur les animaux qui leur sont chers ; les autres y renferment des reliques ou quelque talisman, tel que des cendres de scorpion, de serpent, etc. (1).

D'après certains auteurs, nous ne devrions pas employer indifféremment les termes d'amulette et de talisman qui, en Algérie notamment, ont l'un et l'autre une signification précise.

Le *talisman* est l'écrit qui donne une puissance surnaturelle à celui qui le porte.

L'*amulette* est l'objet suspendu qui doit préserver des maladies (2). Mais, en pratique, on les confond le plus souvent.

---

lui un morceau de charbon ; c'est le même talisman que portait Hart. Le pauvre Boon, qui se tua à Auteuil, se mettait dans la bouche un caillou blanc, au moment de monter en selle. Collier, dit-on, s'attachait au bras un petit ruban bleu. On n'a pas oublié que Santos-Dumont prétendit n'avoir échappé à une catastrophe, que parce qu'il portait sur lui une médaille protectrice,

(1) *Mœurs anciennes des Juifs,* par le Dr ERMETE PIEROTTI.

(2) Paul EUDEL, *L'Orfèvrerie algérienne et tunisienne.*

Chez les Arabes, l'amulette se dit *hajels*, quand on l'emploie contre toute espèce d'influence tendant à empêcher un succès ; *herz*, quand elle doit préserver d'une maladie ; *khatem*, lorsqu'elle se compose de lettres ou de mots qui n'ont aucun sens.

Dès que le crédule Arabe se sent indisposé, il court trouver le marabout (prêtre) ; celui-ci ouvre le *ketab* (le livre), y cherche gravement le passage correspondant au mal qu'il croit connaître et délivre, moyennant une rétribution proportionnée à la situation du plaignant, un papier écrit qui, porté nu sur le corps, de préférence sur la partie malade, devra infailliblement neutraliser les maléfices du *djinn* (c'est-à-dire le génie ou esprit invisible, unique auteur de tous les maux).

« Que Dieu te guérisse », ou bien : « Qu'il te donne la bonne santé », dit en arabe, le marabout ou le *taleb* (guérisseur) à son client ; et celui-ci de répondre : « *Inch' Allah* » (s'il plaît à Dieu !). Puis, plein de confiance dans la puissance de l'écrit, il va s'étendre sur sa natte, une cruche d'eau à ses côtés, attendant, avec un fatalisme tout oriental, que le Très-Haut veuille bien éloigner le malicieux auteur de son mal (2).

Si la maladie est légère, le calme moral, le repos

(1) Bertherand, *Médecine et Hygiène des Arabes*, chapitre des *Amulettes*. Les amulettes arabes varient à l'infini ; le Dr Bertherand a donné, à titre d'exemples, un certain nombre de leurs formules.

physique suffisent à la faire disparaître, mais l'honneur de la cure en revient toujours au petit carré de papier mystérieux.

Si, au contraire, le résultat est mauvais, l'Arabe soupire : « C'était écrit ! », et revient chez le marabout ou le taleb, pour lui réclamer, contre espèces sonnantes, une nouvelle prescription.

Ce n'est qu'en dernier ressort, quand les commères et les voisins ont tous dit leur mot, après le prêtre et l'empirique, que le patient mande le *toubibe* (médecin) qui, s'il en est temps, applique les remèdes rationnels.

En Algérie et en Tunisie, on fait encore usage de talisman. Le talisman, enveloppé d'abord d'un morceau de chiffon, trempé dans de la cire de miel, pure et blanche, est renfermé ensuite, soit dans un sac de cuir brodé, soit dans des boîtes plates en métal (le plus souvent en argent), fermées par un couvercle et ornées de dessins au repoussé.

Il est tantôt carré, tantôt triangulaire, quelquefois cylindrique comme un étui. Enfilé dans une chaîne de jaseron, il est porté sur la poitrine par les femmes, comme le scapulaire des chrétiens.

Les formules qui servent à rédiger les talismans contre les esprits sont ordinairement un peu confuses, à part les citations du Coran. Le texte commence presque toujours par : « Au nom de Dieu miséricordieux... il n'y a de divinité que Dieu... Dieu est grand... Il n'y a de force et de puissance qu'en Dieu... »

Immédiatement après, suit une conjuration

bizarre contre les esprits dangereux, le plus souvent aussi incompréhensible que les figures' mystiques qui l'accompagnent.

Quant à l'amulette, c'est généralement un carré de papier de trois centimètres de côté, contenant des lettres ou des phrases religieuses, le tout enveloppé d'une plaque de cuir, suspendu au cou, après les membres, ou porté par les gens riches dans de petits sachets brodés en or.

C'est surtout au cou que se porte l'amulette : on la suspend également au cou, chez les animaux. A Mahomet remonte cet usage. « Nous avons attaché au cou de chaque homme son oiseau (sa destinée) », dit un verset du Coran (1).

L'amulette doit être écrite, de préférence, le vendredi, avant le coucher du soleil, avec une encre dans la composition de laquelle entrent du musc et du safran.

Dès l'âge le plus tendre, les enfants en portent au moins une, afin de protéger leur croissance; dès que les jeunes filles sont devenues nubiles, l'amulette est déchirée et devient hors d'usage.

D'autres fois, le papier écrit est tout simplement mis au fond d'un vase, ou bien la phrase sacramentelle est tracée dans un plat; dans les deux cas, on les couvre d'une certaine quantité d'eau, qui dissout les caractères, et le liquide sacré qui en résulte, analogue à l'eau bénite des chrétiens, sert de boisson préservatrice ou curative (2).

(1) Ch. xvii, verset 14.
(2) BERTHERAND, *op. cit.*

Il y a des Mahométans qui se font tatouer sur la peau des paroles magiques ou un verset de Coran, destinées à éloigner d'eux toutes les maladies ou à les rendre bénignes.

Si les amulettes n'agissent pas, c'est qu'elles ont frôlé la main d'un incrédule, ou qu'elles ont été souillées par le regard d'un impur.

Parmi celles qui sont enfermées dans des bijoux, M. Eudel cite : les pattes de porc-épic enchâssées dans des gaines, et la bague, avec chaton de turquoise, que portent sur le sein, dans l'Aurès et le Hodna, les nourrices qui veulent se préserver de la gerçure du mamelon et conserver un lait abondant ; le *qsoub* d'argent, de la forme d'une cartouchière circassienne, renfermant un scorpion vivant, vaccination permanente contre tous les maléfices ; le bracelet, qui ceint le bras de l'enfant, le sauvegardant de tout accident et lui assurant une longue vie ; les becs d'aigle, garnis d'or ou d'argent, portés par les garçons, pour faciliter leur dentition.

Le docteur Lucien Raynaud a signalé, de son côté, au Maroc, toute une série de produits animaux, employés dans la pharmacopée, ou portés en amulettes contre les maladies : os de baleine, contre la fièvre ; trachée de chameau, contre les maux de gorge ; mue de serpents, contre les maléfices ; peau de lézard du Sahara et de caméléon, contre les piqûres d'insectes.

Il est d'autres amulettes, préparées avec des drogues pilées par les vieilles sorcières : des pattes de grenouille, des dents de chien, des yeux de chat, des ongles de chacal et d'autres ingrédients bizarres, mixtures magiques et souveraines pour trouver un mari, combattre la stérilité, connaître l'avenir ou guérir les plaies.

Les feuilles de laurier-rose, portant un écrit symbolique, brûlées sous le nez du fiévreux, le guérissent ; mais le remède le plus efficace consiste à avaler des amandes, où sont tracés à l'épingle des caractères fantastiques.

Cette fumigation opère sur les Arabes, de la même façon que la quinine. Ce mode de traitement a l'avantage de supprimer les ordonnances et de rendre inutile le pharmacien.

Comme chez les Arabes, chez les Bédouins, chez les tribus païennes de l'Afrique tropicale, partout enfin où règne Mahomet, on trouve des sorciers et des amulettes.

Nulle part, le Coran n'a détrôné les gri-gri préislamiques ; il est devenu lui-même gri-gri, comme chez les Bambaras (1) et les Bédouins.

Des petits exemplaires du Coran, des versets de ce livre servent d'amulettes. On trouve aussi, chez tous ces peuples, des *papiers à boire*, c'est-à-dire des amulettes que l'on boit, après les avoir fait dissoudre dans l'eau (2).

---

(1) Chez les Bambaras, qui pratiquent l'islamisme, les gri-gri et les talismans sont fort en honneur ; mais il faut distinguer deux sortes d'amulettes : les gri-gri « vieux style » préislamiques, parmi lesquels le plus important est le cordon ombilical, que les enfants portent attaché à leur cou ; les gri-gri islamiques écrits, qu'on appelle « saphis ». Les saphis ne sont autre chose que des versets du Coran écrits par des marabouts. Les lavures de ces gri-gri s'administrent surtout en boisson (RAFFENEL, *Nouveau Voyage au pays des Nègres*, t. I, 311-404, cité par le Dr REGNAULT, *La Sorcellerie*).

(2) Dr REGNAULT, *La Sorcellerie*.

Les amulettes ont été connues, on peut dire, de toute antiquité.

Les Égyptiens les conservèrent, même après avoir embrassé le christianisme, ce qui ne saurait surprendre d'un peuple où magie et religion restèrent longtemps confondues.

On a fait la remarque que, chez ces peuples, c'est à peine si on a retrouvé quelques boucles d'oreilles; quant à la bague, elle était le signe du pouvoir et de la fonction. Il faut donc admettre que pendant de longs siècles, la bijouterie n'a pas eu, chez les Égyptiens, la destination qu'elle avait chez tous les autres peuples.

Le collier, porté par les hommes seulement, semble n'avoir eu pour objet que d'y suspendre de nombreuses amulettes : *scarabées*, *dard*, *colonnettes*, *olives*, *cornes* et divinités de toutes sortes.

Les plus anciennes amulettes égyptiennes connues étaient formées de lames de schiste vert, taillées de façon à représenter divers animaux ; on les plaçait sur les morts. La pierre verte, taillée en scarabée, qui, aux époques dynastiques, était placée sur la poitrine des momies, est très probablement une survivance de l'amulette en schiste vert de l'ère prédynastique.

L'amulette du scarabée (1), ou escarbot sacré des Égyptiens, était confectionnée avec de la basalte

---

(1) L'espèce de scarabée égyptien, employé comme amulette, est de la famille des Coléoptères Lamellicornes (l'*Ateuchus sacer*), de couleur généralement noire, avec parfois, un riche reflet métallique.

verte, du granit vert, de la pierre à chaux, du marbre vert, de la pâte bleue, du verre bleu, ou de la porcelaine bleue, pourpre ou verte, et portait, gravés sur elle, certains mots magiques.

L'amulette du scarabée apportait une vie et une existence nouvelles à celui sur la momie duquel elle était placée, et, après que certains mots avaient été prononcés sur elle, passait pour être une infaillible protection pour le cœur du défunt.

A l'origine, on avait l'habitude d'enterrer des scarabées avec le cadavre ; plus tard, la mode vint, pour le vivant, de les porter comme ornements ; l'amulette du scarabée finit par être adoptée par la plupart des populations des rives de la Méditerranée et pénétra même dans l'Asie Occidentale.

Il y avait encore l'*amulette de la bouche* ; l'*amulette de l'oreiller*, placée sous la nuque des momies, pour protéger la tête ; l'*amulette du collier d'or*, mise au cou du défunt, le jour des funérailles ; l'*amulette de l'échelle*, pour lui donner les moyens de monter au ciel.

L'*amulette du Menat* était portée par le vivant, et procurait joie et bonheur à celui qui en était pourvu. Placée sur le mort, elle lui confiait le pouvoir de vie... et de reproduction ! Mais nous pourrions citer dix, vingt, cent autres amulettes, dont il serait oiseux de poursuivre l'énumération (1).

---

(1) Le Dr Lux a publié, dans le journal *La Lumière*, une étude sur les amulettes égyptiennes, publié originairement dans *Light*, du 3 mai 1902. Ce travail est à consulter.

Le Musée du Louvre en possède une collection unique, et aussi le musée de Cluny.

On a pu voir, il y a deux ou trois ans (1902), à l'Exposition des arts et métiers féminins, une réunion d'objets de ce genre, appartenant à un de nos confrères, qui a réuni, par centaines, les objets ayant un caractère soit religieux, soit superstitieux, auxquels est attribuée une influence salutaire : amulettes, talismans, fétiches, porte-bonheur d'autrefois et d'aujourd'hui.

Même chez les Étrusques de la première période, on constate l'existence de la *bulla*, sorte d'amulette ou plutôt de porte-amulettes ; la *bulla*, faite la plupart du temps de deux coquilles rondes, servait à renfermer des substances qu'on n'eût pu aisément conserver d'autre façon.

On y mettait toutes sortes de produits minéraux, végétaux et animaux : la tête desséchée d'une chauve-souris donnait le sommeil ; les excréments des corbeaux, attachés au cou, guérissaient les maux de dents.

Ces bulles n'excluaient pas les autres amulettes, qu'on portait attachées au bracelet, en boucles d'oreilles, serties dans des bagues, en épingles de cheveux, en ceintures, en écharpe autour du corps ; on en cousait même sur les vêtements.

Le costume, assez léger, d'Istar, lorsqu'elle se présente aux portes de l'Enfer, comprend une tiare, des pendants d'oreilles, un collier, un pectoral, une ceinture de « pierres d'accouchement », des bracelets aux mains et aux pieds, et un pagne.

Les « pierres d'accouchement » étaient évidemment portées comme un talisman, destiné à procurer aux femmes des couches faciles. Outre les pierres d'accouchement, il y avait les pierres de conception, les pierres d'amour et les pierres destinées à produire l'effet inverse (1).

Les Phéniciens, qui avaient fondé Carthage, avaient emporté avec eux et conservé précieusement la croyance à l'action des sortilèges. Aussi, dans l'admirable restauration de Carthage, qu'il nous a donnée, sous le titre de *Salammbô*, Flaubert n'oublie pas de nous décrire ces pratiques superstitieuses. Il nous montre les mercenaires quittant la ville : « on leur jetait des parfums, des fleurs et des pièces d'argent. On leur donnait des amulettes contre les maladies; mais on avait craché dessus trois fois, pour attirer la mort, ou enfermé dedans des poils de chacal, qui rendent le cœur lâche. On invoquait tout haut la faveur de Melkarth, et tout bas, sa malédiction (2). »

Les Grecs (3) possédaient leurs amulettes médicales ; les Romains (4), leurs dieux lares, leurs phallus, ceux-ci plus spécialement chargés de conjurer le mauvais œil, ou d'éloigner les maléfices des habitations comme des personnes.

---

(1) Fossey, *Magie assyrienne.*
(2) Gustave Flaubert, *Salammbô* (cité par le Dr J. Regnault).
(3) Chez les Grecs, les amulettes étaient généralement de petites plaques carrées, sur lesquelles des inscriptions étaient gravées légèrement à la pointe, dans le genre des *graffiti* de Pompéi (Raphael Garucci, *Inscriptions gravées au trait sur les murs de Pompéi*, Bruxelles, 1854). Cf. *Catalogue des camées et pierres gravées de la Bibliothèque nationale*, par Chabouillet, n° 2692; Paris, 1858.
(4) Sous l'Empire romain, on fut obligé de sévir contre les

Pline nous apprend que l'usage des amulettes est aussi vieux que la pratique des enchantements, née de la médecine ; l'une et l'autre ont leur origine dans la superstition qui attribue à des puissances occultes des maux dont on ne peut démêler la pathogénie véritable.

Plus les causes des souffrances que l'on éprouve sont obscures, plus on est enclin à les attribuer à des influences surnaturelles.

magiciens qui guérissaient les fièvres et autres maladies, au moyen d'amulettes, de talismans, de paroles magiques, incantations, conjurations, etc. Les abus étant devenus criants, les empereurs appliquèrent la peine de mort à ceux qui étaient convaincus de ces pratiques, même à ceux qui utilisaient les connaissances traditionnelles que l'on possédait sur la vertu des fleurs féminines mensuelles ! Spartien nous dit que Caracalla décréta la peine de mort contre tout individu pris sur le fait. Ammien Marcellin écrit que Valentinien fit exécuter une vieille femme qui guérissait les fièvres intermittentes par des paroles magiques, et décapiter un malheureux enfant qui touchait un marbre, en prononçant à haute voix certaines lettres de l'alphabet, pour se guérir d'un mal d'estomac (Santini de Riols, *Les parfums magiques*).

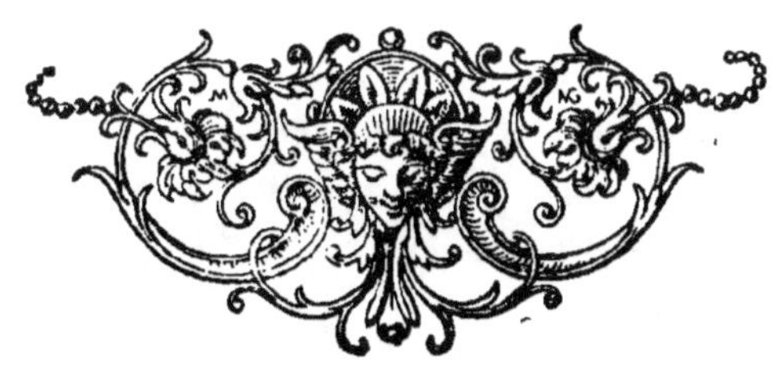

Appendice

Les Miracles de Jésus

Les dévots persans ont souvent à la bouche cette sentence du Prophète : *La plus saine nourriture est celle qui s'acquiert par le travail.* Les commentateurs ont ajouté cette glose à la sentence de Mahomed : « Les prophètes et les hommes religieux ont toujours vécu de leur travail. Adam était laboureur ; Seth, tisserand ; Enoch, tailleur ; Noé, charpentier. Les patriarches furent bergers, de même que Moïse, Jethro et Mohamed. David était cuirassier ; Elie, muletier, Lockmann, courtier ; Job, écrivain ou pelletier ; Jésus, *médecin.* »

Sans nous attarder à préciser la date de ce commentaire, nous en pouvons tirer au moins cette indication : que la croyance au pouvoir thérapeutique de Jésus remonte à une époque fort ancienne. Nous écrivons à dessein « pouvoir thérapeutique », Jésus ayant été plutôt un *thérapeute,* qu'un médecin véritable (1).

Jésus appartenait, selon toutes probabilités (2), à la secte des Esséniens, qui s'occupait presque exclusivement de donner des soins aux malades.

Ceux des membres de la secte qui faisaient preuve d'aptitudes pour la médecine et les branches qui s'y rattachent, pour l'art de guérir, en un mot, dans ses manifestations variées, étaient plus spécialement désignés sous le nom de *thérapeutes.*

On présume que les Esséniens avaient puisé leur science dans les livres des Hindous et aussi dans le traité d'Hippocrate et d'Aristote, qui ne leur étaient vraisemblablement pas inconnus. Or, Jésus avait visité les Indes et, à son retour en Galilée, il était vêtu de la longue robe blanche des Esséniens et de la ceinture triple des boudhistes (3) ; rien d'étonnant à ce qu'il ait puisé dans les Védas les notions médicales dont il devait tirer parti plus tard.

Mais est-il bien nécessaire de poursuivre cette démonstration, pour l'intelligence de ce qui va

(1) Un de nos ancêtres professionnels a pourtant écrit une thèse sur « Jésus médecin ». Elle porte pour titre : *Dissertatio inaug. medica de Christo medico,* par GUTSMUHS (Hier. Christ.) Iéna, 1812, in-8, 56 p. ; signalée par PAULY, *Bibliographie des sciences médicales.* (Nous n'avons pu nous la procurer ni à la Bibliothèque nationale, ni à la bibliothèque de la Faculté, ni à celle de l'Académie de médecine.)

(2) P. de RÉGLA, *Jésus de Nazareth;* M. SAND, *La vraie mort de Jésus ;* BOSC, *Jésus ésotérique ;* Dʳ BEUGNIES, *Archéologie médicale de l'Egypte et de la Judée ; Gazette médicale de Paris,* 9 mai 1903, etc.

(3) M. BAUDOUIN, *Gazette méd. de Paris,* 1903.

suivre ? Et ne pouvons-nous expliquer, sans cela, les cures obtenues par Jésus en dehors de toute méthode scientifique ?

Avant de passer les divers « miracles » attribués au Christ au crible de la critique, il convient d'étudier à la fois l'homme qui les opérait et le milieu dans lequel ces phénomènes prétendus merveilleux s'accomplirent.

Comme l'a écrit Jules Soury (1), « Jésus a été un des plus puissants thaumaturges qui aient paru dans le monde. Sa morale appartenait à son temps et à son pays ; seuls, ses miracles sont à lui.

Fort éloigné du degré de culture des Sadducéens et des hautes classes de la société juive, ce Galiléen partagea toutes les idées du peuple au milieu duquel il vécut. *Il ne doutait pas plus de la possibilité des miracles que les gens qui lui en demandaient : voilà pourquoi il en fit.*

Le miracle était, pour Jésus, chose si naturelle, et il était si commun chez les Juifs, que le prophète de Nazareth se compare lui-même à d'autres exorcistes contemporains, et qu'il admet sans peine que des gens qui n'étaient pas au nombre de ses disciples accomplissent des prodiges en son nom.

Entrait-il dans une ville ou dans un village, tous les malades et les infirmes affluaient sur la place du marché, et le « nabi » était invité à faire montre de sa toute-puissance. Les maladies étant presque toutes considérées, en ce temps-là, comme des pos-

_____

(1) *Jésus et les Evangiles,* 69-70.

sessions, le rôle du guérisseur consistait à exorciser, à chasser le démon, soit en le mettant en fuite, soit en le faisant passer dans d'autres corps.

Jésus n'était pas un savant; ce n'était pas non plus un philosophe procédant par induction et déduction ; à l'instruction technique, qui lui faisait à peu près défaut, il suppléait par une sorte de génie intuitif et surtout par une extraordinaire confiance en soi.

Cependant, il ne recourait pas aux procédés habituels aux charlatans ; s'il remporta des succès indéniables, comme *thérapeute moral*, c'est, on l'a justement dit (1), qu'il sentit sa confiance en lui-même se fortifier par le sentiment que la puissance des démons reculait devant la sienne. Personnellement, il n'attachait pas une importance extrême à son rôle de guérisseur, et il s'efforçait de donner le moins de publicité possible à ses cures merveilleuses.

D'où lui venaient donc le prestige et la popularité immense dont il jouit sans conteste ? Car il est certain qu'il avait sur les hommes, et surtout sur les femmes, un empire considérable.

On s'inclinait devant lui, on se prosternait à ses pieds, comme en présence d'un prophète inspiré ; on croyait même, dans le peuple, que ses vêtements étaient doués d'une vertu secrète et toute-puissante, et qu'il suffisait de les toucher pour être aussitôt guéri de tous les maux dont on souffrait.

(1) ALBERT RÉVILLE, *Jésus de Nazareth*, t. II.

Avait-il des avantages physiques tels que pareil engouement puisse s'expliquer ? Pour répondre à cette question, il serait indispensable de posséder un portrait du Christ dont l'authenticité ne puisse être mise en doute ; or, là-dessus, on ne peut que s'en rapporter à la tradition. Mais la tradition nous a légué tant de témoignages contradictoires, qu'il serait téméraire d'en tirer quelque conclusion.

L'Évangile donne à entendre que Jésus-Christ n'était pas très grand ; car, s'il eût été d'une taille supérieure à la moyenne, Zachée n'aurait pas eu besoin de monter sur un sycomore pour le voir et le distinguer dans la foule. Et cependant, il en est qui lui attribuent une taille de 1 m. 87, ce qui est déjà notablement au-dessus de la moyenne (1).

Nous ne rechercherons pas s'il était beau ou laid ; nous pouvons, néanmoins, présumer que, de sa personne, devait se dégager un charme particulier, qui disposait en sa faveur, avant même qu'il ouvrît la bouche.

« On applaudissait à son maintien, qui annonçait l'autorité, à son air majestueux, à son œil perçant, à son agréable sourire, à sa longue barbe, à sa

______

(1) Jean-Marie Maius (*Theologi cognominis filius*), dans ses *Observationes sacræ*, lib. III, 21, remarque (d'après une lettre de saint Jean Damascène à l'empereur Théophile, donnée par Combefis, dans son *Originum Constantinopolitarum manipulus*, 114), que le Sauveur est représenté *excellenti statura, junctis superciliis, oculis venustis* ; et que Nicéphore lui donne une taille de sept palmes (5 pieds, 4 pouces, 2 lignes) ; quoique le P. Vavassor, d'après le moine Epiphanius, ne lui donne que 6 palmes. (V. son *De forma Christi*, ch. III, nº 5, § 4. *Recherches historiques sur la personne de Jésus-Christ*, par Peignot).

physionomie, qui exprimait tous les sentiments de l'âme, et à ses gestes, qui donnaient de la force à toutes ses paroles. »

Ce jugement porté sur Mahomet (1) pourrait de tous points s'appliquer à Jésus; on s'expliquerait mal sa puissance suggestive, si le modèle était sensiblement différent de ce portrait.

Jésus se montrait le plus souvent rude et hautain avec les malades qui se présentaient à lui. Il les repoussait avec des termes de mépris, même quand il les avait guéris, et ils ne lui en gardaient aucune rancune ; bien au contraire, ils chantaient ses louanges. Cette manière de procéder, à l'égard surtout des névropathes, n'est-elle pas mise en usage et ne réussit-elle pas encore de nos jours ?

Pour obtenir un pareil résultat, il fallait avant tout que les sujets sur lesquels s'exerçait le pouvoir occulte du Christ eussent la foi, une foi aveugle, « la foi qui transporte les montagnes ».

Jésus échoua presque complètement à Nazareth, à cause de l'incrédulité des habitants, qui s'exclamaient en le voyant : « N'est-ce pas le fils du charpentier ? D'où lui sont venus cette sagesse et ces miracles ? Sa mère ne s'appelle-t-elle pas Marie, et ses frères, Jacques, Joseph, Simon ou Juda ? Et ses sœurs ne sont-elles pas toutes parmi nous ? D'où viennent donc à celui-ci toutes ces choses (2) ? »

(1) Gibbon, *Hist. de la décadence de l'empire romain,* traduction Guizot, t. X (1819).
(2) Evangile de saint Mathieu, ch. XIII, v. 54-57.

Par contre, il avait des adeptes fervents, enthousiastes, qui lui attribuaient un pouvoir qu'il ne se reconnaissait pas lui-même.

Les miracles ne pouvaient manquer de se produire au milieu d'une telle excitation. Les possédés, à son approche, tombaient dans des crises nerveuses, dont ils sortaient calmés par la vertu de sa parole (1).

« Il y avait alors beaucoup de fous en Judée, sans doute par suite de la grande exaltation des esprits. Ces fous qu'on laissait errer, comme cela a lieu encore aujourd'hui dans les mêmes régions, habitaient les grottes sépulcrales abandonnées, retraite ordinaire des vagabonds. Jésus avait beaucoup de prise sur ces malheureux. On racontait, au sujet de ses cures, mille histoires singulières, où toute la crédulité du temps se donnait carrière (2). »

Comme le dit encore Renan, dont nous venons de reproduire un passage de sa *Vie de Jésus*, « le miracle est d'ordinaire l'œuvre du public, bien plus que de celui à qui on l'attribue. Jésus se fût obstinément refusé à faire des prodiges, que la foule en eût créé pour lui... Les miracles de Jésus furent une violence que lui fit son siècle, une concession que lui arracha la nécessité passagère ».

Les miracles de Jésus, nous en connaissons aujourd'hui l'explication, hypothétique certes, mais

<hr>

(1) RÉVILLE, *op. cit.*
(2) RENAN, *Vie de Jésus.*

qui est en complet accord avec les théories modernes (1).

Dès le XVIIᵉ siècle, un médecin, Guillaume ADER, avait composé un livre, où il prétendait montrer qu'il n'y avait aucune des maladies, dont il est parlé dans l'Évangile, qu'on ne pût guérir naturellement, en observant les règles d'Hippocrate et de Galien. A cette époque, on risquait rien moins que le bûcher à émettre des théories aussi subversives ; notre homme le comprit qui, « pour se donner garde du feu », s'empressa de désavouer son écrit et de lui en substituer un autre, beaucoup plus orthodoxe. Il y enseignait que Jésus avait été le médecin de toutes les maladies, surtout de celles qui ne se peuvent guérir par les remèdes ordinaires, et il concluait que les miracles de Jésus sont d'autant plus merveilleux que les maladies dont il a guéri les hommes étaient des maladies incurables (2).

(1) « *A priori*, la science ne nie pas le miracle, ou interversion du cours ordinaire de la nature : mais *a posteriori*, elle a reconnu que, devant elle, sous ses yeux, entre ses mains, aucun miracle n'arrive. Ainsi est née entre la science et le miracle une lutte où celui-ci a succombé. Pourquoi a-t-il succombé ? Pourquoi ne l'a-t-il pas emporté ? Pourquoi, du moins, n'a-t-il pas subsisté côte à côte ? C'est que le témoignage, qui en est le seul garant, représente un milieu qui est interposé au-devant du fait et qui, analysé, se montre tout imprégné de subjectivité. Or, dans le réel, la subjectivité est sans valeur et sans autorité, et infirme tout ce qu'elle touche, ou du moins ne dispense jamais de la vérification *a posteriori* ou expérimentale, laquelle a toujours manqué au miracle. » *La philosophie positive*, revue dirigée par Littré et Wyrouboff, t. V (3ᵉ année), 105.

(2) *Mélanges d'histoire et de littérature*, par VIGNEUL-MARVILLE, t. III, 152-3.

De nos jours, le problème a été repris sur des bases plus solides et, après les exégètes, sont venus les médecins et les hypnologues (1), qui ont abordé, sans passion et dans toute sa rigueur, la question qui, à notre tour, nous préoccupe.

C'est au docteur Ch. BINET-SANGLÉ et au docteur Félix REGNAULT, qu'on doit les travaux les plus étudiés sur cette matière à controverse.

Le Dr Binet-Sanglé s'est appuyé sur le texte des Évangiles, donnant la préférence à l'Évangile selon Markos (saint Marc), « le plus ancien, le plus historique des quatre », ne consultant qu'avec précaution les deux autres, celui de Mathieu et celui de Luc, et avec plus de défiance encore, l'Évangile selon saint Jean, qui contient nombre d'interpolations et auquel les critiques allemands et hollandais dénient tout caractère historique.

Pour notre confrère, IESCHOU DE NAZARETH (nous persisterons à écrire Jésus de Nazareth, pour nous conformer à la tradition), « atteint de dégénérescence mentale, avec délire des grandeurs » — telle est l'opinion de M. Soury (2), qu'il s'est efforcé d'atténuer singulièrement dans une publication ultérieure (3) — Jésus, qui « se croyait doué d'un grand pouvoir surnaturel, fut un grand guérisseur d'accidents hystériques ».

---

(1) RENAN, RÉVILLE, SOURY (*op. cit.*) ; Drs BINET-SANGLÉ (*Revue blanche*, 1902) ; F. REGNAULT (*Revue de l'Hypnotisme*, 1901 et 1902) ; Marcel BAUDOUIN (*Gazette médicale*, 1903).
(2) *Jésus et les évangiles.*
(3) *Jésus et la religion d'Israël.*

Sans doute, il ne réussit pas toujours, et les Évangiles signalent les insuccès qui peuvent être mis à son actif ; mais comme ses guérisons étaient nombreuses, sa réputation s'étendit bientôt au loin, et de toutes parts on vint réclamer son intervention.

Ce furent des *cures par suggestion*, sur des sujets à l'état de veille, le plus souvent, que Jésus opéra, et l'examen de quelques-uns de ses « miracles » nous confirmera dans cette opinion.

On croyait, dans l'antiquité, que les attaques d'hystérie et d'épilepsie, ainsi que les manifestations diverses de la folie, étaient dues à la présence de démons dans le corps de l'homme. Jésus, en chassant ces démons, n'aurait donc fait rien autre chose que de la psychothérapie, d'autant plus efficace en l'espèce, que les sujets étaient des hystériques (1), ou des neurasthéniques (le texte sacré parle d'*asthénie*). Bernheim, Hartenberg, etc., réalisent tous les jours des prodiges analogues.

De même s'expliqueraient les paroles de Jésus aux disciples de Jean-Baptiste :

« Allez redire à Joannès ce que vous entendez et

______

(1) Ces accès étaient fréquents chez les Hébreux. Marc en a donné une description très exacte (ix, 18-22) : « L'esprit l'agite par des convulsions partout où il le saisit ; il écume, grince des dents et devient tout raide : l'esprit l'a souvent jeté dans le feu et dans l'eau pour le faire périr. » N'est-ce pas tout l'appareil symptomatique de l'épilepsie ou de l'hystéro-épilepsie ? Marc dit encore : « L'esprit sortit en jetant un grand cri et en l'agitant avec violence et l'enfant devint comme mort. » A part l'interprétation, n'est-ce pas le même tableau clinique que nous avons aujourd'hui sous les yeux ?

voyez : des aveugles voient et des boiteux cheminent ; des lépreux sont purifiés et des sourds
recouvrent l'ouïe ; des morts ressuscitent. »

Des aveugles voient : Jésus n'aurait-il pas eu affaire
à des sujets atteints d'*amaurose* ou de *blépharospasme hystérique ?* L'amaurose débute, on le sait,
d'une manière soudaine et peut disparaître brusquement, à la suite d'une attaque d'hystérie, d'une
émotion vive, etc. Briquet, Pitres, Valude en ont
rapporté maintes observations.

Le blépharospasme consiste dans une contracture
du muscle orbiculaire des paupières, contracture
qui amène la fermeture spasmodique des yeux ;
encore une affection justiciable de la suggestion.

Mais Jésus a guéri, nous rapporte-t-on, un cas
de cécité congénitale, en soignant les yeux de
l'aveugle avec de la salive et de la boue ! Il est bien
évident que ce n'est pas ce traitement, assez dégoû-
tant et que les commères ne se feraient pas faute
d'employer, qui a pu produire le résultat qu'on nous
annonce. C'est donc que le récit de la cure a été
légèrement embelli par le narrateur (Jean, le plus
sujet à caution) et que, par cécité de naissance, il
faut entendre cécité datant de l'enfance.

« Il est possible, sinon probable, que l'aveugle
traité par Jésus était atteint de conjonctive granu-
leuse, ayant donné lieu à la formation de taies. Le
magma boueux serait resté plusieurs heures, peut-
être plusieurs jours, en contact avec les yeux du
malade et, agissant à la façon des poudres irritantes,
aurait déterminé une kératite aiguë, à la suite de

laquelle les opacités de la cornée auraient disparu (1). »

Jésus aurait, à entendre Mathieu, guéri un démoniaque, *aveugle et muet* à la fois. Mais Mathieu doit
exagérer, car Luc ne parle que d'un démoniaque
muet, et ces mots, qu'on trouve dans la relation
de ce dernier : « il advint que le démon jeté dehors,
le muet parla », indiquent bien qu'il s'agissait
d'un cas de mutisme hystérique. Dans d'autres
cas, il est vrai, la nature démoniaque (lisez : hystérique) de l'affection n'est pas spécifiée, mais cela
n'est point une preuve suffisante que le malade
n'eut pas de tares névropathiques.

Reprenons le texte de l'Évangile, cité plus haut :
« *les boiteux cheminent* ». Ne pourrait-il s'agir,
ici, de claudication hystérique, due soit à une
coxalgie de même nature (Burot, de Rochefort, etc.) ;
soit à un pied-bot varus (Charcot) ; soit à une
névralgie sciatique, avec parésie hystérique du
membre inférieur droit, déterminant une gêne
dans la marche (Lemoine, de Lille) ; soit à une
contracture hystérique du membre inférieur gauche, déterminant une pseudo-ankylose du genou
et un pied-bot talus (Gorodischze) ; soit à une
contracture du membre inférieur gauche, rendant
la marche impossible (Desplats, de Lille) ; soit
à une contracture hystérique des muscles de la
jambe, suffisante pour déterminer la claudication
(Bidon de Marseille) ; soit, enfin, à de l'hémi-

(1) Dr Ch. BINET-SANGLÉ, *loc. cit.*

plégie droite, suivie des mêmes effets (Chiltov, de Kharkov) (1).

Au temps de Jésus, la multitude pouvait s'émerveiller de voir « les muets parler, les estropiés remis, les paralytiques cheminant et les aveugles voyant (2) » ; mais qui songerait à s'étonner aujourd'hui de ces phénomènes, qui se renouvellent fréquemment autour des sources sacrées, sous la seule influence de l'auto ou de l'hétéro-suggestion ?

Au même domaine appartiennent les cas de surdi-mutité, qui disparaissent au seul commandement du médecin hypnologue.

Le bégaiement hystérique est également curable par des procédés analogues, que font disparaître, ou du moins interrompent pour un temps, des crises de manie ou de délire, de nature hystérique, s'entend.

Que penser de ce passage de l'Évangile selon Marc, où d'aucuns ont voulu voir un cas de folie maniaque, et où nous serions plutôt tenté de voir un cas de lycanthropie, ce qui n'est pas si différent que cela le pourrait paraître ?

« ... Dès que Jésus eut quitté le bateau, un homme possédé d'un esprit impur, sortant des sépulcres, vint à sa rencontre. » Il avait donc sa demeure dans les sépulcres, et personne ne le pouvait lier, même avec une chaîne. Souvent, en effet, attaché avec des ceps et des fers, il avait rompu les fers et

____

(1) On trouvera toutes les indications bibliographiques désirables sur les cas cités, dans le travail du Dʳ BINET-SANGLÉ.
(2) Évangile selon MATHIEU, ch. xv.

mis les ceps en pièces, de sorte que nul n'avait la
force de le dompter...

« Quand donc, tout de loin, il vit Jésus, il accourut et se prosterna devant lui, clamant à grande
voix : « Qu'y-a-t-il entre nous deux, Jésus, fils du
« Dieu suprême? Je t'adjure, de par Dieu, de ne
« me point tourmenter. » Car Jésus lui disait : « Sors
« de cet homme, esprit immonde. » Il l'interrogea
ensuite en ces termes : « Quel est ton nom? — Je
« m'appelle légion, répondit l'autre, car nous
« sommes nombreux. » Et, en même temps, il sup-
pliait Jésus de ne les point envoyer hors de la contrée. Or, il y avait là, sur la montagne, un grand
troupeau de porcs qui paissait. Et tous les démons
se mirent à lui faire cette prière : « Envoie-nous
« dans les pourceaux et que nous entrions en eux. »
Sur ce, Jésus le leur promit; donc, se précipitant,
les esprits immondes entrèrent dans les porcs, et le
troupeau se rua du haut en bas dans la mer : il y
en avait environ deux mille et tous furent étouffés
dans les eaux... »

Cette croyance au passage dans le corps des animaux s'est perpétuée à travers les siècles ; c'est l'antique fable de Circé, dont nous avons, ailleurs,
donné l'explication (1). Nous en avons cité, Nass et
moi, plusieurs cas au moyen âge, où la lycanthropie
sévit à l'état épidémique, et nous avons pu en
rapporter des exemples, tout proches de nous,
observés par des aliénistes contemporains. Il s'agit,
au résumé, de maniaques, qui ont des hallucina-

____

(1) V. *Poisons et sortilèges* (Paris, Plon, 1903), par les
Drs CABANÈS et L. NASS.

tions de la vue ou de l'ouïe, et que la suggestion hypnotique réussit le plus souvent à guérir.

Abordons maintenant une série de faits du même ordre, mais plus complexes.

C'est à la suite du sermon sur la montagne que se placerait la *guérison à distance* d'un membre de la maison d'un centurion de Capharnaüm. Jésus n'aurait ni vu ni touché le malade ; l'action immédiate : imposition des mains, souffle, suggestion par la parole, action du regard, n'existent pas (1).

Mais, si la guérison eut lieu, comme l'évangéliste le raconte, n'est-il pas possible que les paroles du « nabi » aient été rapportées par quelqu'un de la foule au serviteur du centurion, et que celui-ci, vivement ému, ait été guéri par suggestion, à l'instant même ?

Cette dernière hypothèse nous paraît plausible.

Le serviteur du centurion était atteint de ce que nous étiquetons aujourd'hui *astasie-abasie*, ou de paraplégie hystérique.

Ce sont des malades de la même affection qui se trouvèrent instantanément guéris par immersion dans le bassin de Bethesda, près Jérusalem, comme le sont ceux qui se baignent dans la piscine de Lourdes.

Nous passons, sans nous y arrêter, sur les cas de paralysie des muscles extenseurs du rachis ; d'hydropisie nerveuse, qui pourrait bien être une paralysie des muscles de l'intestin (tympanite hysté-

(1) DE RÉGLA, *op. cit.*

rique); de fièvre nerveuse (à laquelle le thermomètre se montre parfois si insensible); de contracture, avec atrophie musculaire de la main, etc. Tous ces faits s'expliquent sans qu'il soit besoin de développements superflus.

Nous en venons à un cas, en apparence plus étrange, et dont la solution n'est guère plus malaisée.

Trois évangélistes, saint Mathieu (ix, 20-22), saint Marc (v, 25-34) et saint Luc (viii, 43-48), nous révèlent qu'une femme, tourmentée, depuis douze ans, d'un flux de sang, auquel avaient résisté tous les efforts de la médecine, se glissa dans la foule qui suivait Jésus, et qu'ayant seulement touché la frange du vêtement du Sauveur, elle fut guérie à l'instant. *Fides tua te salvam fecit*, lui dit Jésus. Voilà tout ce que rapporte l'Évangile sur ce fait, et cela est bien suffisant pour constater le miracle, mais non pour l'expliquer.

Il n'est plus permis d'ignorer, à l'heure actuelle, après les recherches de Burot, Auguste Voisin, Marandon de Monthyel, que l'on peut non seulement arrêter certaines métrorrhagies par la suggestion seule (Liébault, Bernheim, Gascard), mais encore qu'il est possible, par le même procédé, de rappeler ou de régulariser des menstrues chez des femmes aménorrhéiques ou dysménorrhéiques, et ce, au jour et à l'heure fixés.

Le professeur Grasset (de Montpellier) a pu supprimer, chez une hystérique, des hémorragies buccales, par simple suggestion; de Jouy a guéri, également par suggestion hypnotique, un petit garçon atteint d'hémophilie et que des

épistaxis répétées avaient anémié au dernier
degré (1).

L'Évangile selon saint Luc rapporte qu'au moment
de l'arrestation de Jésus, l'un de ses compagnons,
« frappant le serviteur du grand prêtre, lui emporta
l'oreille droite. Mais Jésus leur adressa ces mots :
« Abstenez-vous jusqu'ici. » Et, en touchant l'oreille,
il la guérit ».

Comment s'est produite cette hémostase subite ?

Le Dr Regnault serait disposé à voir une action
vaso-motrice, dans la suggestion opérée par Jésus ;
le Dr Binet-Sanglé se contente d'écrire que « la cure
est scientifiquement possible » ; et, remarque-t-il,
en outre, « les autres évangiles ne font pas mention
de l'incident ».

Ne pourrait-on expliquer le phénomène de l'arrêt de sang par la simple compression ? Jésus a
« touché » l'oreille, cela est bien vague à la vérité,
mais on ne nous dit pas combien de temps se
prolongea l'attouchement, et c'est surtout ce qu'il
importerait de connaître.

Jusqu'à présent, il semble que tous les hommes
de science puissent tomber d'accord sur les solu-
tions proposées des problèmes mis à l'étude dans
les pages qui précèdent. Les divergences éclateront-
elles à propos des faits qui vont suivre ?

Jésus, d'après les récits des évangélistes, aurait
« ressuscité trois morts » : la fille de Jaïrus, le fils
de la veuve de Naïm et Lazare.

____

(1) BINET-SANGLÉ, _loc. cit._

Prenons comme premier exemple l'épisode de la résurrection de la fille de Jaïrus.

D'après Marc, le père de cette enfant vient au-devant de Jésus, pour le prier de se rendre auprès de sa fille, malade à l'extrémité.

Chemin faisant, on annonce au malheureux père que sa fille est morte. Jésus l'engage à ne pas désespérer encore; il arrive à la maison où se tient la prétendue défunte, et déclare à tous que l'enfant n'est pas morte, qu'elle dort.

Arrivé au chevet du lit, accompagné seulement des parents de la jeune fille et de quelques proches, il prend celle-ci par la main, lui ordonne d'un ton impérieux de se lever et elle se lève !

S'agissait-il d'une mort réelle ou d'une mort apparente, d'un état syncopal ou comateux, d'une léthargie ? Tous les doutes sont permis : le cas, tout récent, de la dormeuse de Thenelles nous commande la plus stricte réserve. N'oublions pas ce détail : Jésus commande qu'on donne à manger à la jeune fille, aussitôt revenue à elle, et elle mange: cela ne suffit-il pas à rendre vraisemblable l'hypothèse d'un sommeil léthargique?

Luc et Mathieu diront que l'enfant était déjà morte, quand se présenta Jésus; mais la version primitive, celle de Marc, laisse la porte ouverte à la supposition qu'il s'est agi de toute autre chose que d'une résurrection (1).

La résurrection du fils de la veuve de Naïm est racontée par Luc, mais celui-ci n'en parle que par

(1) ALBERT RÉVILLE, *Jésus de Nazareth*, t. II, 69 (1897).

ouï-dire, alors que Mathieu et Jean, qui y auraient assisté, n'en soufflent mot (1).

Jésus venait de guérir le serviteur du centurion de Capharnaüm ; le lendemain, il croise un cortège funèbre : c'était le fils unique de la veuve de Naïm, que l'on portait en terre. Jésus, voyant la mère si désolée, lui dit : « Ne pleure point. »

Puis il s'avance, touche le cercueil, et, les porteurs s'étant arrêtés, il s'écrie : « Jeune homme, je l'ordonne, lève-toi ! » Le mort se lève alors sur son séant et se met à parler.

Si surprenant qu'il soit, le fait n'a rien d'impossible en soi. Le Dr Binet-Sanglé en propose l'explication qui suit : « Des léthargiques ont été mis en bière, et le cas devait être beaucoup plus fréquent dans l'antiquité que de nos jours, et dans les pays chauds que sous nos latitudes, où le climat permet et où la loi prescrit d'attendre un certain temps avant d'inhumer les corps. Ce qui est difficile à croire, c'est que Jésus soit tombé si juste. Il est vrai que, de son temps, on portait les morts à découvert et qu'il put s'apercevoir, à certains caractères de la physionomie du jeune homme, que celui-ci était en léthargie ».

Mais pourquoi s'embarrasser de ces difficultés d'interprétation ? Il faudrait d'abord démontrer que le fait s'est réellement passé : or, nous le répétons, l'évangéliste Luc est le seul à en parler et nous avons dit ce que valait son témoignage.

La troisième résurrection attribuée à Jésus est

____

(1) DE RÉGLA, *op. cit.*, 243.

celle de Lazare ; l'épisode (1) n'est raconté que par
saint Jean, quoique Mathieu ait dû en être témoin,
et l'auteur de l'Évangile selon saint Jean l'a rapporté d'après un disciple mal informé ou dépourvu
de scrupules.

Des miracles semblables à ceux opérés par Jésus
sont, d'ailleurs, fréquents dans l'antiquité : dans
l'Ancien Testament, ne voyons-nous pas Elisée res-
susciter l'enfant de la femme de Surrein, par des
procédés ressemblant fort à la respiration artificielle ? Les apôtres Pierre et Paul ont aussi ressuscité des morts; mais, à lire leurs récits, on comprend qu'il s'agit de simples léthargiques.
. Les païens se targuaient du même pouvoir: c'était
une pratique courante chez les prêtres égyptiens.
Parmi les Grecs, Hercule, Chiron, Empédocle,
Esculape, jouissaient de pareil privilège.
Apollonius de Tyane réveilla de la sorte une
jeune fille qu'on portait au bûcher ; mais son biographe confesse que la pluie qui tomba sur son
visage a bien pu contribuer à réveiller ses sens (2).
Rhazès, le grand médecin arabiste, a opéré, comme
le Christ, une résurrection, en présence de la foule
assemblée (3). Jésus n'a donc pas accompli un prodige extraordinaire, en ressuscitant la fille de Jaïrus
et Lazare.

(1) Cf., sur cet épisode, surtout DE RÉGLA, *op. cit.*, 245 et
suiv.

(2) F. REGNAULT, La vie de Jésus devant la science hypnotique
(*Revue de l'hypnotisme*, 1901 et 1902).

(3) ELOY, *Dict. hist. de la médecine*, t.IX, reproduit par
BOUCHUT, *Hist. de la médecine*.

Mais voici non plus des troubles fonctionnels, des troubles du système nerveux, mais une maladie réelle, une lésion caractérisée dont Jésus aurait triomphé : la lèpre ou éléphantiasis.

Est-ce bien de l'affection que nous baptisons ainsi, dans nos cliniques spéciales, qu'il s'agit réellement ? Ne pourrait-il s'agir de maladies squameuses, de nature indéterminée, dont certaines résultent uniquement de troubles circulatoires et trophiques d'origine nerveuse ? Or, ne guérit-on pas des cas d'eczéma par la suggestion, sans recourir en aucune façon aux médications en usage contre cette affection parfois si rebelle ? Cette prétendue lèpre de l'Évangile n'avait aucun rapport avec la maladie que nous désignons sous le même nom, cela est incontestable.

Les Évangiles sont donc, non pas un tissu de légendes et de mythes, mais ils contiennent une bonne part de vérité historique. Ce sont des livres fabuleux, mais sincères ; la bonne foi de leurs rédacteurs ne saurait être suspectée. Le médecin peut les consulter, à titre de document, mais il doit les interpréter et les éclairer à la lumière de la science actuelle. Leur lecture convaincra tous ceux que n'aveugle pas la prévention, que Jésus fut un prodigieux thaumaturge, en même temps qu'un très avisé thérapeute.

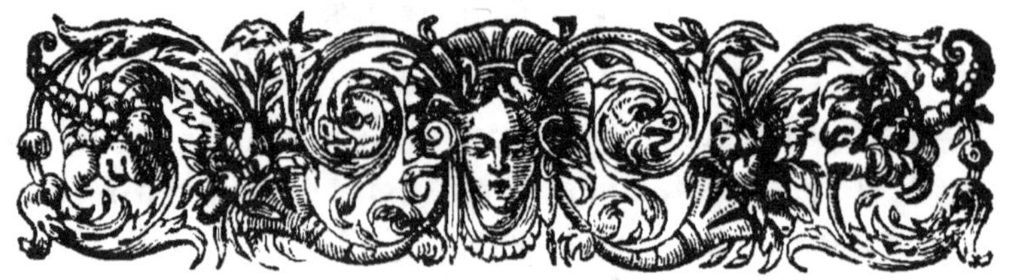

Les saints médecins

Les peuples anciens ont presque tous attribué l'invention des sciences, des lettres et des arts, de toutes les choses utiles en un mot, à leurs divinités ; c'est ainsi qu'Apollon et Esculape ont été, dans les premiers âges, reconnus et honorés comme les dieux de la médecine.

Cela vient-il, comme on l'a prétendu (1), soit de ce que les premiers hommes qui ont trouvé du soulagement aux maux de leurs semblables, ont été ensuite déifiés par reconnaissance ; soit de ce que les premiers rois et les héros, qui ont été plus tard mis au rang des dieux, se sont fait un honneur d'exercer la médecine ; soit enfin de ce que les anciens peuples, ayant perdu le souvenir des hommes bienfaisants, desquels ils tenaient leurs

(1) GAUTIER, *Recherches historiques sur l'exercice de la médecine dans les temples* .

premières connaissances médicales, ont préféré en faire honneur aux divinités qu'ils adoraient, que de confesser leur ignorance ? Nous n'en déciderons pas, imitant en cela l'exemple de ceux qui nous ont précédé. Le fait certain, c'est que les prêtres se sont arrogé de bonne heure l'exercice de l'art de guérir dans les temples, où le peuple affluait, espérant, par ses prières, conjurer la colère du ciel, et détourner les fléaux morbides et épidémiques, considérés comme le châtiment de leurs fautes.

Que la médecine ait été, au début, sacerdotale, les recherches modernes sur la question ne permettent guère d'en douter. Quand les Grecs eurent commencé à adorer Esculape comme dieu de la médecine, ses prêtres ne tardèrent pas à avoir le monopole de l'exercice de notre art.

Les Grecs ne faisaient en cela qu'imiter les Égyptiens et les Phéniciens, qui adoraient, bien longtemps avant eux, un dieu du nom d'Esculape ; et il est même présumable (1) qu'il se produisit dans l'esprit des Grecs une confusion entre cette divinité des Égyptiens et le père de Podalyre et Machaon.

Le culte d'Esculape ne paraît pas, en effet, avoir existé antérieurement au siège de Troie : le premier temple qui lui fut dédié semble avoir été bâti par les soins du fils de Podalyre, en l'honneur de son aïeul, environ cinquante ans après la prise de Troie. Cette date a été, nous le savons, discutée ;

(1) C'est du moins l'opinion de Malgaigne (*Gazette des Hôpitaux*, 1842).

mais, quelle que soitl'époque à laquelle remonte le culte rendu à Esculape, on ne saurait contester que celui-ci ait compté rapidement de nombreux fidèles qui reconnaissaient en lui la divinité curatrice.

Il est vraisemblable que les Romains empruntèrent des Grecs le culte d'Esculape. Une peste, a-t-on conté (1), ravageait Rome depuis trois ans; on consulta le livre des sibylles, qui ordonnèrent d'amener Esculape d'Épidaure à Rome. Quand celui qu'on avait chargé de cette mission arriva au temple du dieu, à Épidaure, un des serpents en sortit, entra dans le vaisseau et se plaça dans la chambre de l'envoyé romain.

Lorsque le vaisseau fut parvenu à l'embouchure du Tibre, le serpent en sortit et se retira dans une des îles du fleuve, où il se roula sur lui-même : ce qui signifiait, prétendirent les augures, qu'Esculape voulait être adoré dans ce lieu. Pour obéir au présage, on lui bâtit un temple, qui devint bientôt très fréquenté.

Mais les Romains ne se contentèrent pas d'adorer Esculape, ils honorèrent Apollon, Mercure, voire Minerve, qui ne pouvait que leur donner de sages conseils.

Deux exemples (2) vont nous permettre d'établir la filiation directe du christianisme au paganisme (3), et nous autoriser à rattacher

____

(1) VALÈRE MAXIME.
(2) V. *la Civilisation primitive*, de TYLOR, t. II.
(3) Dès la fin du IVe siècle, au moment où le christianisme tendait à s'implanter à la place du paganisme, les moines détruisaient sans pitié les temples païens, les colonnes sur lesquelles

directement les saints médecins aux divinités païennes.

L'histoire — ou la légende — nous apprend que Romulus, se souvenant de son enfance aventureuse, devint après sa mort un dieu romain, protecteur spécial des jeunes enfants; aussi, les mères et les nourrices avaient-elles l'habitude de porter les enfants malades, pour implorer le secours du dieu, dans le petit temple qu'on lui avait construit au pied du Palatin.

Bien des siècles après, le temple était remplacé par l'église de Saint-Théodore. Le Dr Conyers Middleton, qui appela l'attention du public sur cette curieuse légende, voyait, chaque fois qu'il entrait dans cette église, dix ou douze femmes portant chacune un enfant malade, prier avec ferveur devant l'autel du saint; naguère encore, tous les jeudis matin, on faisait dans cette église la bénédiction des enfants, surtout lorsqu'ils venaient d'être vaccinés.

Saint Côme et saint Damien devaient, selon Maury, leur privilège de thaumaturges à une série d'événements à peu près semblables. Ces saints furent martyrisés sous Dioclétien, à Égée, dans la Cilicie. Or, cette ville était célèbre pour le culte rendu à Esculape, dans le temple duquel on pratiquait l'*incubation*, c'est-à-dire le sommeil pour se procurer des rêves, constituant autant d'oracles. Il semble que cette fonction fut attribuée immédiatement

étaient placés les faux dieux, et à la même place ils élevaient une petite église. (Cf. *la Médecine dans l'Église*, etc., par Alb. MARIGNAN, 1887; et surtout, *Science et Religion*, par MALVERT.)

aux deux saints locaux, car la première fois que nous entendons parler d'eux, ils apparaissent en songe à l'empereur Justinien malade à Byzance. Les saints guérirent l'empereur, qui leur fit construire un temple ; leur culte se répandit de toutes parts, et depuis, ils apparurent souvent aux malades, pour leur indiquer ce qu'ils avaient à faire.

Côme et Damien avaient-ils été médecins quand ils vivaient sur la terre? Il est à peu près certain qu'ils étudièrent tout au moins la médecine, dans les ouvrages d'Hippocrate et de Galien ; ils auraient même, dit-on, inventé un médicament (1).

A en croire un de leurs biographes (2), « leur science étant accompagnée du don des miracles, ils faisaient des cures admirables.

Ils rendaient la vue aux aveugles, le marcher aux boiteux, l'ouïe aux sourds, l'usage des membres aux paralytiques, la liberté de l'âme et du corps aux possédés, en chassant les démons, et généralement la joie, la force et la santé aux affligés, aux languissants et aux malades, et comme ils exerçaient leur art purement par charité et pour l'amour de

----

(1) Au dire de Fabricius, Arnaud décrit, dans sa Pharmacopée, un médicament appelé *opopira*, inventé par nos saints (Cf. *Notice sur les saints médecins*, par le R. P. Dom Alphonse-Marie FOURNIER). Citons encore, comme remèdes dus à des saints, l'*Emplâtre des saints Pierre et Paul*, indiqué par l'Anglais Gilbert, dans son *Thesaurus pauperum* ; l'antidote de saint Paul, mentionné par Galien et Aëtius ; le *sirop de saint Ambroise*, vanté contre les fièvres, par Guaynerius et Manlius. G. Bauhin a cité un certain nombre de plantes qui portent des noms de saints.

(2) *Les Petits Bollandistes.*

Dieu, sans recevoir aucun salaire, les Grecs leur donnèrent le surnom d'*Anargyres*, c'est-à-dire sans argent ». Assurément, nous fait remarquer un humoriste, ce ne furent pas ces archiâtres qui inventèrent la *dichotomie*, cette ingénieuse, sinon très délicate combinaison, fort usitée de nos jours, au dire des méchantes langues.

Tandis qu'ils observaient scrupuleusement le commandement du Seigneur : *Vous avez reçu gratuitement, donnez gratuitement* (Matth., x), il advint un jour que l'un d'eux, Côme, faillit à sa pieuse habitude : à la prière d'une malade qu'il avait guérie, Côme avait consenti à accepter d'elle, à titre de cadeau, deux œufs ! Ce crime parut si énorme à Damien, que celui-ci interdit qu'après sa mort on donnât une sépulture commune à son frère et à lui.

Mais Dieu, plus indulgent que son serviteur, se hâta de le justifier. Pendant son sommeil, Damien eut une vision. Côme lui apparut et lui dit : « Mon frère, ce n'est point comme salaire que j'ai accepté ce présent, mais à cause du nom du Seigneur, et pour ne pas avoir l'air de le dédaigner. »

Damien, convaincu par cette argumentation quelque peu subtile, consentit à lever l'interdit que, dans un accès de foi, il avait prononcé.

Les deux saints, qui périrent victimes des fureurs de Dioclétien (1), continuèrent, après leur mort, à

(1) Dans une mosaïque du vi^e siècle, à Ravenne, ils sont représentés tenant un rouleau. On les peint aussi tantôt décapités, tantôt ayant entre eux deux un jeune enfant à genoux. Ils tiennent chacun une fiole. Saint Côme seul est représenté assis,

faire des cures miraculeuses. Non seulement les malades allaient en pèlerinage à leur tombeau, mais les médecins venaient s'inspirer de leur souvenir, pour acquérir plus d'habileté dans leur art.

L'empereur Justinien, guéri par Côme et Damien d'une affection incurable, fit agrandir et fortifier la ville de Cyr, par respect pour les restes des saints dont les cendres reposaient dans son enceinte. Ce souverain fit également bâtir à Constantinople deux superbes églises, qui furent placées sous leur invocation.

Le culte rendu aux deux saints médecins ne fut pas moins célèbre en Occident ; vers l'an 528, le pape saint Félix IV éleva sous leur vocable, *près de l'ancien temple de Romulus et de Rémus* — notons le rapprochement — l'église que l'on voit encore aujourd'hui ; c'est de là que partirent les processions ordonnées par le pape Grégoire le Grand contre la peste qui décimait Rome (1).

On trouve encore, dans divers pays d'Europe, des monastères élevés à la glorification de nos saints patrons (2).

tenant une espèce de boîte à médicaments ; le même, tenant une flèche et une petite fiole et, près de lui, saint Damien tenant les mêmes objets. (*Les Petits Bollandistes*, 7ᵉ édition, Bar-le-Duc, 1874, t. XI, 441.)

(1) Rome posséderait actuellement deux autres églises dédiées aux saints Côme et Damien : l'une d'elles, située *Via dei Barbieri*, est, depuis le xvıᵉ siècle, le siège de la corporation des barbiers : la fête des saints martyrs y était encore, en ces dernières années, célébrée solennellement. (Dom FOURNIER, *op. cit.*)

(2) Saint Côme et saint Damien étaient plus spécialement considérés comme les patrons des chirurgiens. Les médecins se plaçaient généralement sous la protection de saint Luc et les

Leur culte semble avoir été introduit en France, au v° siècle ; à cette époque, saint Germain, évêque d'Auxerre, leur consacra un monastère de son diocèse.

Au siècle suivant, Grégoire de Tours rapporta de Rome quelques parcelles de leurs reliques et les déposa, ainsi qu'il le rapporte lui-même (1), dans l'église de Saint-Martin.

Au douzième siècle, un chevalier français, retour des Croisades, offrit à la petite ville de Luzarches deux gros ossements et plusieurs autres fragments des reliques des deux saints. Deux églises furent bâties en leur honneur, et dans celle dédiée à saint Côme, fut établi un chapitre de chanoines, pour la desservir et veiller sur le trésor qu'elle renfermait (2). Plus tard, en 1320, les reliques des saints martyrs furent solennellement déposées dans des châsses en argent, don de la reine Jeanne, épouse de Philippe le Long.

Avant que la cérémonie commençât, les chanoines de Luzarches invitèrent les chirurgiens de Paris à rendre visite aux ossements des saints, dont ils avaient la garde. Quand ils eurent rempli leur fonction, les chanoines demandèrent qu'il ne fût fait qu'une seule confrérie de celle des chirurgiens de Paris et de la leur, sous la direction des maîtres chirurgiens, à condition que ceux-ci députeraient chaque année, aux fêtes de saint Côme et saint

apothicaires sous le patronage de saint Nicolas (CHEYLUD, *Les anciennes corporations des médecins, chirurgiens et apothicaires de Murat.*)

(1) *Historia Francorum,* lib. X.
(2) Dom FOURNIER.

Damien, et des apôtres saint Simon et saint Jude, deux des leurs, pour assister au service divin, faire ensuite la visite des pauvres malades et inscrire ceux qui voudraient avoir part aux prières et bonnes œuvres de la confrérie (1).

Les reliques de Côme et Damien attirèrent à Luzarches un grand concours de peuple ; on s'y rendit en pèlerinage de divers points du territoire.

D'illustres personnages, entre autres saint Louis, se firent affilier à la confrérie placée sous le patronage des deux saints. Les rois Charles V et Louis XIII (2) tinrent également à honneúr de leur rendre hommage (3).

A Paris, des reliquaires d'argent, contenant leurs précieux débris, furent exposés, chaque année, le

(1) Dom Félibien, *Histoire de Paris*.

(2) Les chirurgiens avaient reçu de ce prince, né le 27 septembre, jour de la fête de saint Côme, l'autorisation d'introduire la fleur de lys dans leur blason, portant : trois boîtes à pilules avec fleur de lys en pal (Cf. *Les armoiries des chirurgiens de Saint-Côme aux* xvie, xviie *et* xviiie *siècles*, par le Dr H. Dauchez, ancien interne des hôpitaux de Paris).

Saints Côme et Damien figurent dans la plupart des armoiries des communautés de chirurgiens. Parfois, ils sont accompagnés de saint Luc et les statuettes de nos saints patrons alternent le plus souvent avec les armes du Roi, de la ville et de l'Université, dont ces communautés dépendent.

(3) Les statuts, publiés par Jehan Pitard, chirurgien de Philippe le Bel, en 1268, nous révèlent que le pèlerinage annuel à Saint-Côme, de Luzarches, s'accomplissait le jour octave de la fête des saints. Tous étaient tenus de subvenir aux frais du voyage. En 1320, il fut décidé que deux maîtres y seraient députés au jour même de la fête.

Au siècle dernier, de nombreux confrères parisiens (on cite, entre autres, Récamier, Laënnec, Cruveilhier, Maisonneuve) se rendirent à Luzarches, le 27 septembre, pour y vénérer les reliques de leurs saints patrons et y donner leurs soins aux malades indigents de la région.

jour de leur fête, à la vénération des fidèles, partie dans l'église métropolitaine de Notre-Dame, partie dans l'église paroissiale de Saint-Côme et Saint-Damien, qui avait été bâtie par l'abbé de Saint-Germain-des-Prés, au coin des rues de la Harpe et des Cordeliers. C'est dans cette église que fut érigée, par saint Louis (1255), la fameuse confrérie des chirurgiens-barbiers (1).

L'assemblée générale de la confrérie avait lieu le 27 septembre. La fête de saint Côme et de saint Damien était chômée, comme les principales fêtes de l'Église, et il y avait, pour les confrères, défense « d'ouvrer ès jours dessuditz sous peine de V sols parisis d'amende, sauf et réservé qu'ils porront bien sainier à ceux qui besoin en auront (2) ».

Ce jour-là, les confrères devaient assister aux offices de l'église où était établie la confrérie. Le lendemain, ils faisaient célébrer une messe des morts (3) pour les maîtres décédés (4).

---

(1) A la fin du XVIIIe siècle, les chirurgiens élevèrent à côté un amphithéâtre d'anatomie et, quelques années plus, tard une nouvelle salle, d'une grande étendue, fut jointe à cet amphithéâtre. Devenue propriété nationale et vendue le 12 nivôse an V, l'église Saint-Côme fut transformée en atelier do menuiserie, et enfin démolie, en 1836, pour élargir les abords de la rue Racine (Dom FOURNIER).

(2) *Recueil de documents inédits sur l'histoire du Tiers-État*, région du Nord, t. II, 92 (Statuts des Barbiers d'Amiens du 1er mars 1422).

(3) Le jour des funérailles d'un confrère, le préposé de la Compagnie devait faire chanter les vigiles des morts avec trois leçons et une messe solennelle pour l'âme du défunt. Tous les membres, maîtres ou bacheliers, étaient tenus d'y assister (Statuts de 1268).

(4) Statuts de Jehan Pitard.

La veille, le son des cloches de la Collégiale annonçait la fête ; le carillon se renouvelait le lendemain de très bonne heure et aussi avant la messe. A cet appel, les membres des trois corporations se rendaient à l'église et prenaient place dans la chapelle de la confrérie. Cette chapelle était décorée et illuminée avec soin ; les statues de saint Côme et de saint Damien se trouvaient sur un trône, et en face, la bannière de la confrérie.

Une grand'messe, avec orgues et chœurs, était célébrée sur l'autel de saint Côme et saint Damien ; la musique égayait la cérémonie et lui donnait plus d'éclat.

Le sermon des grandes fêtes ne manquait pas : le prédicateur prononçait habituellement le panégyrique des deux saints. Après l'allocution avait lieu le *reinage*.

Le reinage, coutume encore en vigueur dans certaines localités de la Haute-Auvergne, consistait en une quête pour l'entretien de la chapelle de la confrérie, quête spéciale et d'une forme si originale, que le mot est peut-être impropre pour définir le reinage, qui était presque une vente aux enchères.

En effet, le sermon terminé, le prêtre annonçait qu'il allait procéder au reinage de Saint-Côme et Saint-Damien et, tout comme un commissaire-priseur de nos jours, disait : « A combien le premier roi ? » Aussitôt la lutte commençait, et médecins, chirurgiens et apothicaires se disputaient, à coup de sols et de livres, cette royauté de circonstance, qui était adjugée au plus fort et dernier enchérisseur. Il en était de même pour la première reine, le second roi, etc.

Rois et reines avaient le bénéfice de quelques privilèges honorifiques ; certaines fonctions leur étaient réservées à la procession. C'est ce qui nous fait croire que le *reinage* n'était pas une quête, dans le sens absolu du mot.

La messe était suivie d'une procession, manifestation extérieure qui avait beaucoup d'attrait pour la population. Médecins, chirurgiens et apothicaires, revêtus du costume spécial réservé à leur profession, devaient, en effet, former un cortège très original.

Les *bailes* marchaient en tête ; puis venait le premier roi porteur de la bannière ; à la suite, les statues de saint Côme et de saint Damien, placées sur une sorte de brancard, soutenu par les deuxième et troisième rois et entouré par les autres confrères. Les reines portaient des oriflammes ou d'autres insignes ; le clergé fermait la marche.

Sur tout le parcours, des chants religieux ou la musique se faisaient entendre ; processionnellement on revenait à l'église, et un salut solennel clôturait la cérémonie.

Il est fort probable que les confrères banquetaient à l'issue de cette dernière, mais rien ne l'indique dans leurs comptes. Quoi qu'il en soit, le programme de la fête comprenait une réjouissance publique, un *feu de joie*.

Pendant l'après-midi du 27 septembre, les trois corporations tenaient leur séance annuelle dans la maison de l'un des membres (1).

Les statuts de la confrérie de Saint-Côme et

(1) CHEYLUD, *op. cit.*

Saint-Damien avaient été rédigés dans un esprit empreint du plus large humanitarisme : chaque maître devait aider de ses ressources les confrères tombés dans l'indigence ; le service des malades pauvres était l'objet de règlements spéciaux.

« Le premier lundy de chacun mois non festé, les quatre recteurs de la confrérie doivent assister à dix heures du matin à la messe qu'ils font célébrer en l'église Saint-Cosme et Saint-Damien (à Paris).

« Le service divin parachevé, tous les pauvres navrés ou blessés et malades qui se trouvent ès charniers bâtis à cet effet, sont visités sans salaires par lesdits recteurs, auquel lieu en hiver ils font chauffer les petits enfants, leur donnant conseils et ordonnances par escrit pour remédier (si remèdes il y a) à leurs blessures et maladies (1). »

Le torrent révolutionnaire entraîna la confrérie de Saint-Côme, en même temps que les corporations, maîtrises et jurandes qui subsistaient encore ; ce n'est qu'en 1884 que quelques médecins chrétiens songèrent à établir les bases d'une société, qu'ils placèrent à nouveau sous le vocable des saints dont nous venons d'écrire l'histoire.

Nous avons parlé avec quelques détails de saint Côme et de saint Damien, généralement considérés comme les patrons de notre corporation ; nous serons plus sobre sur les autres béatifiés (2), dont s'honore l'art de guérir.

(1) Règlement reproduit sur une vieille estampe de la corporation.

(2) Sur *les médecins béatifiés*, on peut consulter un article,

Un d'entre eux, pourtant, mérite plus qu'une brève mention : c'est l'apôtre saint Luc, l'Évangéliste, le disciple du grand docteur des Gentils, le « compagnon », le « coopérateur » de saint Paul, qu'il égala presque en renommée. Mais nous n'avons ici qu'à nous occuper du médecin et non du catéchisant.

Saint Paul, en l'appelant, dans son épître aux Colossiens, *Luc médecin*, semble indiquer que la médecine était l'habituelle occupation de ce dernier. La tradition veut, en effet, qu'après avoir fréquenté les écoles, alors célèbres, d'Antioche, Luc ait voyagé en Grèce et en Égypte, pour se perfectionner dans la science et plus spécialement dans la médecine. L'Évangéliste ne dut pas manquer, au cours de sa mission apostolique, de prodiguer les secours de son art à ceux qui les réclamaient. Il serait même, dit-on, entré en relations avec saint Paul, à l'occasion d'une maladie qui menaçait d'entraver, presque dès le début, l'apostolat du grand apôtre.

Une particularité digne de remarque, c'est que, dans le récit des miracles du Christ, alors que les autres évangélistes se servent d'expressions vulgaires pour désigner les diverses maladies, saint Luc emploie des termes techniques, qu'on retrouve dans Galien et qui étaient sans doute déjà en usage parmi les médecins grecs (1).

Le patronage de saint Luc fut adopté par les

d'une rédaction par trop sommaire, paru dans la *Gazette hebdomadaire de médecine et chirurgie*, 18 octobre 1872. Nous ne l'avons pas mis à profit.

(1) Dom FOURNIER.

médecins au moyen âge, à l'époque où les chirurgiens choisirent de leur côté saint Côme. L'École de médecine, fondée rue de la Bûcherie, vers la fin du xv° siècle, fixa la fête patronale de la corporation au jour de la Saint-Luc, et les bacheliers en médecine durent placer désormais leur thèse sous l'invocation du Dieu tout-puissant, de la sainte Vierge et du saint Évangéliste, qu'un pieux doyen, Guillaume du Val, appelait, dans une prière composée en l'honneur des saints médecins, le *medicorum christianorum princeps et patronus* (1).

A Bordeaux, les médecins étaient tenus de payer une redevance, afin que la fête de saint Luc (2), sous les heureux auspices duquel était placé leur collège, fut célébrée avec magnificence.

A Amiens, « le jour de la fête de M. Sainct-Luc », se célébrait une messe à haute voix, au couvent des religieux de Saint-Martin, « la chapelle estant ornée des paremens selon le jour et de chapeaux de fleurs à toutes les images (3) ». Les médecins et apothicaires y assistaient en corps et priaient le saint de hâter la guérison de leurs malades et de conserver leur propre santé.

La plupart des écoles de médecine avaient alors saint Luc pour patron, et actuellement encore, il

---

(1) Cf. *Saint Luc médecin et théologien*, par le chanoine DIDIOT.

(2) La fête de saint Luc est célébrée dans l'Église le 18 octobre. Ce jour-là on n'honore pas seulement le patron des médecins chrétiens, mais encore le patron des peintres: saint Luc était, en effet, aussi habile à manier la palette que le scalpel.

(3) *Recueil des documents inédits de l'histoire du Tiers-État;* Région du Nord, t. II, par AUGUSTIN THIERRY.

est, nous dit-on, solennellement fêté par les facultés
de Beyrouth et de Montréal (1).

« Pour peu que l'on étudie les actes de nos premières écoles, écrit le Dr Dauchez (2), on reste
frappé de l'association presque constante du culte
de saint Luc et de la très sainte Vierge... Dès le
xiiie siècle, on vit figurer, sur le sceau de la célèbre
Université de Paris, la Vierge assise avec l'enfant
Jésus, accostée d'un croissant et d'une étoile, assis-
tée de deux docteurs, assis sur des chaises, de
profil, se faisant vis-à-vis et lisant dans des livres. »
L'image de Marie se retrouve sur les sceaux de
diverses facultés de médecine, et dans beaucoup
d'Écoles et de Facultés, les thèses étaient dédiées
Deo optimo Maximo, VIRGINI DEIPARÆ, et *Sancto
Lucæ, orthodoxorum medicorum patrono*.

Mais ce n'est pas seulement sur les chartes uni-
versitaires que l'on peut trouver des traces de cette
dévotion à la Vierge. Sous le décanat de G. du Val,
tous les samedis, jour plus spécialement consacré
à Marie dans la liturgie catholique, une messe était
chantée dans la chapelle de la Faculté, et, après la
messe, avait lieu la récitation des Litanies de la
mère du Christ, et l'invocation des saints et saintes
qui, de leur vivant, avaient pratiqué la médecine.

Cette messe était suivie de la visite des malades
dénués de ressources. Il paraît (3) que la Faculté de
médecine de Louvain célèbre encore de nos jours

____

(1) DAUCHEZ, *Notice historique sur la confrérie de Saint-
Côme.*

(2) *Saint Luc, patron des anciennes Facultés de médecine.*

(3) DAUCHEZ, *op. cit.*

sa fête patronale, le jour de la Purification de la Vierge.

Est-il besoin de preuves plus abondantes pour inscrire la Vierge sur le calendrier des saints médecins ?

Compter des apôtres, des évangélistes, et jusqu'à la mère de Dieu au nombre de ses parrains, en voilà plus qu'il n'en faut pour attester l'antique noblesse de notre profession. Nous pouvons cependant nous réclamer encore d'un archange — c'est-à-dire un de ces sept anges messagers, qui sont debout sur le trône divin, prêts à accomplir les ordres du Très-Haut, et d'une kyrielle de saints de moindre importance.

L'archange se nomme *Raphaël*, qui signifie précisément, en hébreu, *guérison, médecine de Dieu.*

C'est lui, annoncent les livres sacrés, qui conseilla à Tobie de frotter les yeux de son père avec du fiel de l'énorme poisson qui avait failli le dévorer. Après une pareille cure, on ne saurait s'étonner de voir l'archange Raphaël invoqué par les médecins.

« Lorsque vous serez appelés, ô médecins, lit-on dans un poème médical du xiiie siècle, auprès d'un de vos malades, demandez le secours à Celui qui gouverne tout, afin que l'*ange du Seigneur qui accompagna Tobie* dirige vos intentions, vos actions et vos pas dans une paix salutaire (1). »

L'iconographie chrétienne représente, d'ailleurs, Raphaël tenant d'une main le jeune Tobie, et de

____

(1) *Histoire littéraire de la France*, par les Bénédictins, t. **XXII.**

l'autre, un bocal de pharmacie : ne sont-ce pas des armes parlantes ?

Ceux dont il nous reste à parler et que l'Église honore d'un culte public, ou qui sont mentionnés comme saints ou bienheureux dans des recueils hagiographiques sont, nous devons le reconnaître, plus recommandables par leur sainteté que par leur science ; nous en citerons quelques-uns seulement, et nous ne rappellerons que quelques traits de leur carrière peu accidentée (1).

Un médecin de Montpellier, Michel Baldit (2), après bien nos recherches, a trouvé jusqu'à cinquante de ses confrères mis au nombre des saints. Le Révérend Dom Alphonse-Marie Fournier, moine bénédictin de Solesmes et *docteur en médecine*, n'en compte pas moins d'une soixantaine ; il inscrit, il est vrai, sur sa liste, des femmes-médecins qui ont eu les honneurs de la canonisation : cette marque de galanterie posthume lui conciliera bien des sympathies. Cela nous démontre — des publications récentes nous l'avaient appris déjà — que les *doctoresses* ne datent pas d'hier ; nos consœurs seront certainement heureuses d'ajouter à leur couronne ce nouveau fleuron. Elles pourront rappeler avec orgueil que sainte *Léonilla*, qui vivait en Cappadoce sous l'empereur Marc-Aurèle, jouis-

____

(1) Pour plus de détails, voir, outre l'opuscule de Dom Fournier, précité, un petit livre paru à Lille, chez L. Lefort, imprimeur-libraire, en 1858, sous le titre de : *Les médecins les plus célèbres,* et le *Médecin chrétien,* par Msr SCOTTI, 277 et suivantes.

(2) *Speculum sacro-medicum.* Lyon, 1670.

sait d'une réputation sans rivale pour ses connaissances en médecine ; de même, *sainte Nicérate*, qui
réussit à guérir saint Jean Chrysostome d'une maladie d'estomac, on ne nous dit malheureusement pas
à l'aide de quels remèdes. *Sainte Sophie*, « qui périt
par le glaive », est également qualifiée de médecin.
Sainte Zénaïde, parente de saint Paul, aurait exercé
la médecine à Tarse où elle vivait, mais elle y aurait
renoncé après sa conversion. Enfin, nous ne ferons
pas l'injure à ceux qui nous lisent de supposer
qu'ils ne connaissent pas au moins de nom la
fameuse abbesse du mont Saint-Rupert, *sainte
Hildegarde*, dont l'influence fut si grande sur son
siècle.

Sainte Hildegarde, selon l'expression même d'un
de ses biographes (1), « l'emporte sur toutes les
moniales qui, au moyen âge, ont exercé la médecine
ou écrit sur cette science ».

Elle a abordé toutes les branches de la médecine ;
elle a traité tout à la fois de physique et de botanique médicales, de minéralogie et de zoologie,
d'hygiène et de thérapeutique. Elle ne se bornait
pas à la théorie ; elle a composé nombre de remèdes,
pour les malades auxquels elle prodiguait ses soins.

Étaient aussi des praticiens : *saint Cyr*, qui
exerçait à Alexandrie, au temps de Dioclétien, et
qu'on représente parfois tenant dans les mains une
petite touffe d'herbes médicinales ; *saint Blaise*,
qu'on a coutume d'invoquer, dans le peuple de nos

_____

(1) Migne, *Patrol. lat.*, t. CLXXXXVII, col. 1122, et l'*Histoire des Femmes-médecins*, de Mme Lipinska.

campagnes, contre la toux, la coqueluche et les maux de dents, et surtout contre les corps étrangers des voies respiratoires, en souvenir de la guérison d'un enfant qui avait avalé une arête et avait failli mourir d'asphyxie.

Saint Césaire jouissait d'un tel renom comme médecin, que, passant par Constantinople, l'empereur Constance lui fit proposer, avec les fonctions de médecin de la Cour, le titre de sénateur et une riche alliance. Il refusa ces offres superbes et devint plus tard le médecin de Julien l'Apostat, qui l'excepta, comme en un autre temps Charles IX agit à l'égard d'Ambroise Paré, des mesures de persécution contre les chrétiens.

Saint Isidore, évêque de Séville, dans son grand ouvrage *De etymologiis*, sorte d'encyclopédie scientifique du VIIe siècle, a consacré tout un livre de son recueil, le quatrième, à la médecine. Un chapitre y est réservé aux maladies de la peau; un autre à la description anatomique de l'homme ; l'ouvrage se termine par une curieuse étude sur les monstres.

Le savant évêque de Chartres, *saint Fulbert*, mériterait, à lui seul, une monographie (1).

Saint Basile le Grand, un des docteurs de l'Église, avait également des connaissances étendues sur notre art. *Raymond Lulle*, le bienheureux Raymond, surnommé le *Docteur illuminé*, a écrit de nombreux ouvrages, dont plusieurs se rapportent à la médecine.

---

(1) Cf. MABILLON, *Annales O. S. B.*, t. IV, 73 ; *Hist. litt. de la France*, par les Bénédictins, t. VII, etc.

Saint Eusèbe, fils de médecin, exerça la profession paternelle. Le bienheureux *Albert le Grand*, évêque de Ratisbonne, est trop connu (1) pour que nous nous y arrêtions.

Parmi les nouveaux saints, promus aux honneurs du calendrier par le pape, se trouve un médecin, *saint Antoine-Maria Zacaria*, qui naquit à Crémone en 1503 et étudia la médecine à l'Université de Paris, où il reçut le diplôme de docteur (2).

La longue énumération que nous venons de faire serait sans objet, si nous passions sous silence les vertus thérapeutiques attribués aux saints médecins.

Nous avons fait connaître quelques-unes de leurs guérisons miraculeuses ; mais là ne se bornait pas leur pouvoir iatrique. Dans les temps où la foi comptait de nombreux adeptes, on les mettait à contribution même après leur mort. Quand les remèdes terrestres avaient épuisé leur action, force était de recourir aux remèdes surnaturels.

(1) Cf. SIGHART, *Albert le Grand, sa vie et sa science,* trad. par le R. P. MULLER; Osc. HAVARD, *Le moyen âge et ses institutions.*

(2) La religion musulmane reconnaît à quelques saints ou cheiks le pouvoir de guérir les malades. Le Dr Godard rapporte (*Égypte et Palestine,* 29) avoir visité, au Caire, les tombeaux des cheiks et des derviches tourneurs : 1° SAÏD-HASSAN-SADAKA, mort il y a six cent cinquante-sept ans. Tous les malades qui peuvent approcher son tombeau sont guéris ; 2° ADAM-DADA, mort il y a trois cents ans. Si un pauvre vient au tombeau et s'il fait une prière, il n'a qu'à mettre sa main dans sa poche et il y trouve de l'argent ; 3° ABDUL-GELIL-EFFENDI, mort il y a trois cent soixante ans. Sous le tombeau il y a une pierre qu'on ne voit pas, mais qui se transforme alternativement en diamant et en pierre précieuse.

Parmi ces remèdes, qui n'ont pas trouvé place, et pour cause, dans nos formulaires, il en était de fort appréciés.

La *poussière du tombeau* d'un saint, par exemple, passait, tout comme chez les païens la cendre de l'autel d'Esculape, pour guérir toutes les maladies. On grattait la pierre tombale, et on mettait cette poussière dans un mélange de vin et d'eau (1); il suffisait d'avaler cette potion pour voir la fin de son mal. Comme, dans les grandes basiliques, il était défendu de s'approcher du saint tombeau, le prêtre délivrait la poudre sacrée à qui la sollicitait, soit pour lui-même, soit pour quelqu'un des siens : en ce cas, l'intermédiaire l'emportait dans une boîte ; la poudre se conservait parfaitement. Elle avait surtout de l'efficacité contre la dysenterie.

On faisait prendre encore aux malades crédules, non pas la cire des cierges qui brûlaient autour du tombeau, mais la mèche brûlée ! Les malades qui ne pouvaient venir à la basilique se contentaient des cierges bénis. Avant de prendre la mèche en question, triturée dans un liquide approprié, le patient devait réciter une prière, pour se recommander au saint dont il implorait la grâce.

Un autre remède très employé était le mélange de vin et d'eau qui avait servi à laver l'autel. Grégoire de Tours nous apprend que les malades avaient l'habitude de faire couler de la bière et du vin sur la pierre du tombeau de saint Bénigne, dans les petites cavités où les pieds du saint furent fixés avec

---

(1) *De virtutibus sancti Martini,* liv. II, ch. LI, cité par Alb. MARIGNAN, *La médecine dans l'Église.*

du plomb. Cette mixture passait pour guérir les maladies des yeux et les blessures.

Ceux qui avaient mal aux lèvres n'avaient qu'à toucher le voile du tombeau avec leur bouche pour être guéris ; ce voile avait également la propriété précieuse d'arrêter les hémorragies. On pouvait en emporter des fragments, pour les appliquer sur la partie malade ; le voile qui recouvrait les offrandes servait de remède aux maladies mentales.

A qui avait mal à la langue, il suffisait de passer celle-ci entre les barreaux de la grille courant à l'entour du tombeau, pour voir son mal disparaître.

Les objets que le saint avait touchés servaient aussi de remèdes : son lit principalement, sur lequel on n'avait qu'à s'étendre ; même en se plaçant dessous, on éprouvait du soulagement. Il était conservé dans le sanctuaire, recouvert d'un voile de soie, et éclairé par des lampes qui brûlaient sans discontinuer.

Le saint avait-il touché un arbre, possédait-il un petit bosquet autour de sa maison, les feuilles de ces arbres et de ces plantes étaient douées de vertus curatives. Un morceau de bois provenant de ces végétaux calmait instantanément les maux de dents les plus violents ; le bois des portes de l'église avait la même propriété.

Le saint avait-il été évêque, sa crosse avait des pouvoirs magiques : elle mettait en fuite les démons !

On pourrait croire que ces superstitions grossières n'ont trouvé de zélateurs qu'aux époques de barbarie. Il est certain que, dans les premiers temps de l'ère chrétienne, elles étaient fort répandues et l'Église elle-même qui les encourageait et n'était pas loin de partager à cet égard les convictions du peuple. Ce qui paraîtra plus incroyable, c'est qu'elles aient pu trouver créance en un siècle qui se pique pourtant de lumières, à la fin du xix⁰ siècle.

En 1870, un opuscule anglais (1) relatait la guérison miraculeuse dont suit le récit.

Un père Jésuite avait recommandé à une dame italienne, affligée d'une tumeur et d'un cancer au sein, de s'adresser à *saint Jean Berckmans*, pieux novice Jésuite belge, qui mourut en 1621 et fut béatifié en 1865. Le Jésuite procura à cette dame « trois petits paquets de poussière provenant du cercueil du saint, une petite croix faite avec du bois de la chambre qu'occupait le saint homme, ainsi qu'une partie de la ouate qui entourait sa vénérable tête ».

La malade fit immédiatement une neuvaine à saint Jean Berckmans ; elle avala dans l'eau la poussière provenant du cercueil et enfin, elle pressa la croix sur son sein avec tant de vigueur qu'elle s'évanouit ; elle s'endormit ensuite et quand elle se réveilla, il ne restait plus trace de la maladie.

Quand son médecin, le Dr Panegrossi, eut constaté cette guérison incroyable et qu'il eut appris que la malade s'était adressée à saint Berckmans,

(1) J.-B. Beste, *Nowadays at home and abroad.* Londres, 1870, vol. II, 44 ; *A new miracle at Rome, being on account of a miraculous cure*, etc. Londres (Vashburne, 1870).

il se contenta d'incliner la tête, en disant : « Quand de tels médecins s'en mêlent, nous n'avons plus rien à faire (1). »

C'est à peu près le langage que, sur la fin de sa carrière, devait tenir Charcot, dont l'article sur la *Foi qui guérit* causa naguère un émoi si profond.

(1) Edward B. Tylor, *La civilisation primitive*, t. II.

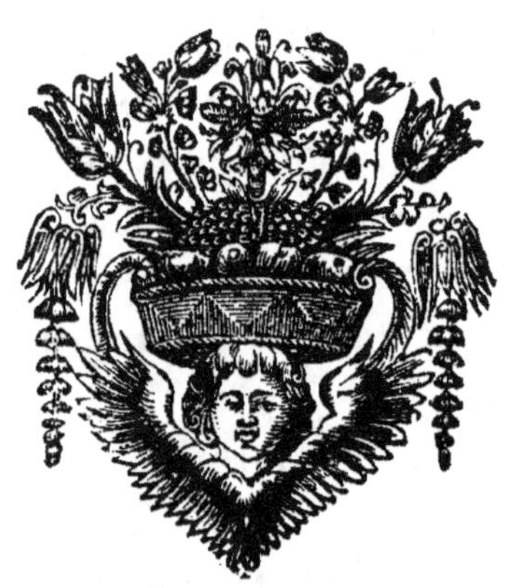

La médecine dans les ordres religieux

C'est une remarque qui a été faite bien avant nous, que la médecine a trouvé, pendant des siècles, asile dans les cloîtres, dans les monastères et, d'une façon plus générale, dans les établissements religieux.

C'est dans un couvent grec, au monastère Phanécomène, près d'Éleusis, qu'on vendait les *mylabres*, ces insectes vésicants qui furent longtemps considérés comme un spécifique certain contre la rage (1).

Plus tard, quand ce grand rêveur de génie, qu'on a peut-être trop calomnié, Paracelse, eût démontré les excellents effets de *l'eau de mélisse*, on vit aussitôt l'ordre des *Carmes* s'en emparer et l'exploiter (2).

Les *Minimes* firent concurrence aux *Carmes* et

(1) *Comptes rendus de l'Académie des sciences*, t. XLV, 486 et LII, 1278.

(2) Lefèvre-Deumier, *Études biographiques*, p. 209. Au

fabriquèrent, eux aussi, une eau de mélisse, qui se débitait aux Minimes de la Place royale. Mais c'est surtout sous le règne de Louis XIV, qui leur accordait sa puissante protection, que les « médecins charitables » foisonnèrent.

Chez les *Bénédictins,* le père Nic. Alexandre publiait *La médecine et chirurgie des pauvres,* à l'imitation du Suisse Jacques Constant, qui avait publié à Lyon, en 1683, *Le Médecin, le Chirurgien et l'Apothicaire charitables* (1).

Chez les *Chartreux,* on vendait aux riches, on distribuait gratis aux pauvres la *poudre de La Ligerie,* connue encore sous le nom de *poudre des Chartreux* (2).

N'est-ce pas à la tante de Racine, la mère Thècle, abbesse de Port-Royal, qu'on doit l'invention de l'*Onguent de la mère ?*

Les *Jésuites* avaient aussi leur poudre, plus connue sous le nom de poudre de quinquina.

L'*Eau des Prêtres de l'Oratoire,* souveraine pour les maladies des yeux, se vendait rue Saint-Honoré, au couvent des pères de l'Oratoire (3).

De nos jours, l'ordre des *Trappistes* fabrique des

---

xviiie siècle, l'eau des Carmes se débitait « aux Carmes deschaussez, proche le palais du Luxembourg, fauxbourg Saint-Germain ». C'est dans l'apothicairerie du couvent qu'elle avait été inventée. (Piganiol de la Force, *Description de Paris,* t. VII, 284.) Cf. *Chronique médicale,* 15 sept. 1912.

(1) Ed. FOURNIER, Le Vieux-Neuf, t. II, 391.

(2) VOLTAIRE, *Correspondance inédite,* publiée par Cayrol, t. II, 595.

(3) JÈSE, *Etat ou tableau de la Ville de Paris* (1760), 327, cité par Franklin, *Les Médicaments,* 220, note.

chocolats de santé, des médicaments vétérinaires, etc.

Les *Bénédictins* de diverses abbayes sont très connus pour leurs précieux dentifrices, ou leurs bienfaisants cordiaux.

Jadis, quand le patronage des religieux ne suffisait pas, on avait recours à une intervention plus haute. C'est ainsi qu'au xive siècle, en distillant de l'alcool sur le romarin, on avait obtenu une teinture dont on voulait faire une panacée ; on n'eut qu'à conter partout qu'elle était due à une révélation, envoyée du Ciel à Élisabeth, épouse du roi de Hongrie, pour en assurer le succès. Elle porta dès lors le nom d'*eau de la reine de Hongrie* (1).

On ignora longtemps la composition de cette liqueur quasi-divine ; ce fut un abbé, l'abbé Rousseau, dit le *Capucin du Louvre*, qui la révéla. Avant de la faire connaître à notre tour, nous allons vous présenter l'abbé, auteur de la découverte.

Les détails biographiques qui vont suivre sont puisés à une source sûre ; ils sont pour la plupart contenus dans l'*avertissement* qui précède un ou-

---

(1) BOQUILLON, *Dictionnaire biographique*, 1825, in-8, t. I, 208. « La recepte fut donnée à Izabelle, reyne d'Hongrie, par un hermite qu'elle n'avoit jamais veu, ny connu, ny ne peut voir après qu'il le luy eut baillée ; c'est pourquoy elle crut que ce fut par un ange. Laquelle recepte l'on trouva escrite dans ses Heures. Et, comme elle estoit goutteuse et infirme de tous ses membres, elle s'en servit pendant un an, et fut parfaitement guérie ; même elle s'en lavoit le visage, ce qui la rendit très belle. » Mme Fouquet, *Recueil de Remèdes faciles et domestiques*, édit. de 1678, 481. (Cf. *Lettres de Mme de Sévigné* des 16 et 20 octobre 1675.)

vrage de l'abbé Rousseau lui-même, publié après la mort de celui-ci par son propre frère (1).

L'abbé Rousseau avait fait ses études de théologie chez les capucins de Vendôme ; c'est à peu près à cette époque qu'il avait appris ce que son frère appelle la « médecine chymique ».

Nommé missionnaire apostolique dans le Levant, il avait résidé sept ans au Caire.

De retour d'Égypte (2), Rousseau s'était rendu à Rome. Ayant demandé audience au pape, il proposa au souverain pontife d'envoyer une ambassade en Éthiopie. Peu après, il renouvelait la même proposition à Louis XIV. La France étant alors en guerre avec l'Espagne, le projet fut ajourné.

Sur ces entrefaites, l'abbé Rousseau entrait en relations avec le prince de Condé, qui conseilla au roi de l'appeler auprès de lui.

C'est alors que Louis XIV tira l'abbé Rousseau ainsi que son collègue Aignan de l'établissement des Capucins et leur donna un appartement dans le

---

(1) *Secrets et Remèdes eprouvez,* par deffunt l'abbé Rousseau(1708).

(2) Dans une lettre à Mme de Grignan, Mme de Sévigné fait allusion à ce voyage en Egypte :

« Paris, 22 novembre 1679.

« Je vous prie de ne point perdre cette eau des capucins que votre cuisinier vous a portée ; c'est une merveille pour toutes les douleurs du corps, les coups à la tête, les contusions, et même les entamures, quand on a le courage d'en soutenir la douleur. *Ces pauvres gens sont partis pour s'en retourner en Egypte.* Les médecins sont cruels et on ôte au public des gens admirables et désintéressés, qui faisoient en vérité des guérisons prodigieuses. Je leur dis adieu à Pompone. Faites serrer cette petite fiole, il y a des occasions où on en donneroit bien de l'argent. »

Louvre ; d'où le nom qu'ils portèrent par la suite, de *Capucins du Louvre*.

Ils travaillèrent deux ans à la confection de leurs remèdes (1). Au bout de ce temps, ils étaient de nouveau envoyés en mission à Rome. A leur retour, Louis XIV les mettait sous la protection du duc de Chaulnes, alors gouverneur de Bretagne, et les deux capucins se retiraient dans un des couvents de leur ordre. Ils n'y séjournèrent que peu de temps. « Pour leur faciliter l'exercice charitable de la médecine », de hauts personnages s'entremirent auprès du pape, qui les autorisa à passer dans un ordre où ils eussent les coudées plus franches : c'est ainsi que l'abbé Aignan et l'abbé Rousseau passèrent dans l'ordre des anciens Bénédictins de la congrégation de Cluny. L'abbé Rousseau put accompagner le duc de Chaulnes dans ses voyages en Bretagne et plus tard à Rome, quand le duc y fut nommé ambassadeur. L'abbé était depuis peu rentré en France, quand il succomba (le 9 février 1694), âgé de 51 ans.

A l'abbé Rousseau l'on doit, comme nous l'avons dit plus haut, la recette de la véritable eau de la reine de Hongrie : il faut se servir, dit-il, « non pas d'esprit de vin de vigne, mais de l'esprit de vin de romarin fermenté avec le miel ». C'est avec ce médicament que l'abbé assure avoir guéri « Sa Majesté » (Louis XIV) d'un rhumatisme « qui lui occupait l'épaule et le bras ». Cette eau faisait également

(1) A Carnavalet (carton 5, *Louvre*, Intérieur du Palais), nous avons eu sous les yeux une estampe des plus curieuses, représentant les deux capucins dans leur laboratoire, occupés à la fabrication de leurs drogues.

merveille dans les ulcères putrides et les gan-
grènes, aussi bien que dans les contusions, si
profondes fussent-elles.

Pour les fièvres, il était bon d'y ajouter du *laudanum*.

On sera peut-être curieux de connaître la formule
originale de cette préparation fameuse, conservée
dans nos officines, et que nous prescrivons tous les
jours sous le nom de *laudanum de Rousseau*. La
voici telle que nous la relevons dans le livre de
l'auteur, en la débarrassant des superfluités qui
l'allongent inutilement.

Je prends donc une livre d'opium que je frotte fort dans
une terrine de grais, où il y a trois livres d'eau commune ;
continuant ainsi jusqu'à ce que tout soit réduit en boue on
l'arrose avec l'eau, qui dissout en même temps ce qui est
dissoluble. Et ayant mis en fermentation dans mon étuve
trois livres de miel avec douze livres d'eau, je fais tiédir ce
qui est dans ma terrine et le verse dans le vaisseau où est
mon ferment (c'est un matras de verre à long col dont je
me sers pour cela)... Quand la fermentation est finie, je
distille l'eau-de-vie dans un réfrigérant ; elle a l'odeur de
l'opium et on peut s'en servir ainsi si l'on veut... Je ne laisse
pourtant pas cette eau-de-vie toute pure, mais pour la
rendre plus parfaite, je fais filtrer ce qui reste dans l'a-
lambic ; et l'ayant fait évaporer jusqu'à consistance de miel
fort liquide, je mêle tout avec mon eau-de-vie non rectifiée
après quoi, je refiltre une seconde fois par le papier gris,
et je garde ce mélange comme un laudanum plus parfait (1).

Parfois Rousseau ajoutait à son laudanum quel-

(1) *Secrets et Remèdes éprouvez, dont les préparations ont
été faites au Louvre, de l'Ordre du Roy, par deffunt M. l'abbé
Rousseau, cy-devant capucin et médecin de Sa Majesté.* A Paris, M.DCC.VIII.

ques gouttes d'*élixir de propriété*, d'*essence de cannelle* ou d'*essence de vipères*.

L'élixir de propriété était une sorte d'élixir fermenté et distillé, contenant du safran, de la myrrhe et de l'aloès.

L'essence de vipères s'obtenait en faisant fermenter du miel avec de la poudre de vipères, ou de la chair de ce même animal, bien desséchée.

A l'en croire, l'abbé Rousseau, avec l'essence de vipères, avait réussi à guérir maints personnages de marque : Monseigneur le duc de Chartres, âgé de 4 ans, avait perdu la parole, le pouls et la respiration ; « il fut enfin déclaré mort ». On fait appeler le Capucin du Louvre. Celui-ci, après avoir examiné l'enfant, lui fait couler dans l'estomac une dose d'essence de vipères ; aussitôt le petit malade ouvre les yeux, respire, pleure, parle ; il était sauvé !

Quelque temps après, le cardinal Caraffa tombe en apoplexie, à Rome. L'abbé Rousseau lui donne de son essence de vipères, « en présence de plus de trente cardinaux et prélats ». Le cardinal recouvre la parole et le jugement. Le pape en ayant été informé, l'abbé est prié de voir d'autres malades, à la santé desquels le pontife s'intéressait.

Mais l'abbé Rousseau a bien d'autres cures à son actif. Le consultait-on, même sur les maladies des femmes ? Il avait sa réponse prête et sa robe d'abbé ne l'embarrassait guère.

Pour les vapeurs communes dans le beau sexe, comme aussi pour les règles supprimées et les accouchements difficiles, les « plantes hystériques étaient tout indiquées : la mélisse, la matricaire, la tanaisie, l'armoise et surtout la sabine, la petite centaurée et la rue ».

En y ajoutant un peu d'essence de cannelle, et, s'il y a de la fièvre, de l'inévitable laudanum, on réalise des prodiges. Tous ces remèdes doivent être appliqués « intérieurement par le bas, comme tous les médecins savent, sans l'expliquer davantage ».

Quand le placenta n'a pas été complètement expulsé, une onction d'huile fétide distillée de succin, faite *ad os internum uteri* (sic), facilite doucement la dilation et « donne le moyen à un habile chirurgien d'en tirer tout ce qui n'y doit pas rester et qui serait mortel ».

Mais il est un remède, à qui l'abbé n'accorde pas une moindre confiance : c'est le *fiel et le foie de vipères*, ou, à défaut, celui d'anguilles. Leur propriété spécifique est de « faciliter les accouchements les plus fâcheux et d'en diminuer extraordinairement les douleurs », en le prenant au commencement du travail.

N'allez pas croire que la thérapeutique gynécologique de l'abbé Rousseau se soit bornée à ces deux médicaments : il en est un autre, qu'en ce temps de « triperie médicale », selon la spirituelle expression de l'ami Brémond, on ne manquera pas de faire renaître un de ces jours, si ce n'est déjà fait : c'est l'*arrière-faix*. En un moment où l'*opothérapie* ou *organothérapie* bat son plein, il ne paraîtra pas superflu de rappeler qu'un abbé du XVIIIe siècle et, avant lui, le chimiste Van Helmont, avait préconisé, contre les affections utérines, l'*arrière-faix* « d'un mâle premier-né », ou *secondine*.

Selon l'abbé Rousseau, ce remède était déjà connu au temps de Platon : « Il me souvient, écrit-il, avoir lu dans Platon que les sages-femmes de son temps sçavoient arrêter les tranchées des femmes après leurs couches. Le remède était perdu ; je le fais revivre aujourd'huy. » Mais revenons à des choses plus sérieuses.

En un autre endroit de son livre, l'abbé Rousseau prétend qu'il a eu le premier l'idée de la préparation du *baume tranquille*, déclarant qu'il s'est « mis à l'œuvre » avec son confrère, l'abbé Aignan, qui revendique de son côté la priorité de l'invention.

Au début, d'après l'abbé Rousseau, voici comment on préparait le *baume tranquille ;* on faisait d'abord bouillir les solanées suivantes :

Les *solanums racemosum et furiosum* ou *maniacum*, la jusquiame, les têtes de pavot, la menthe, le tabac, « de chaque quatre poignées » ; le romarin, la sauge, la rue, l'absinthe, l'hysope, la lavande, le thym, la tanaisie, les fleurs de sureau ou d'hièble, le millepertuis et la persicaire « à cause de la vertu constellée de ces deux derniers », de chacun une poignée : « le tout bien haché, bien pilé et bien mêlé ». Après quoi, on mettait bouillir de l'huile d'olive dans un chaudron sur le feu, et pendant que l'huile était très chaude on y jetait par poignées : « le mélange de toutes les herbes, qui devaient bouillir jusqu'à ce qu'elles fussent « bien rissolées et bien friables entre les doigts ». On les retirait alors avec une écumoire pour les égoutter, « afin de ne rien perdre ». Puis on remettait, comme la première fois, d'autres herbes, « autant que l'huile en pouvait couvrir ».

« On faisait jusqu'à quatre cuites d'herbes dans la même huile, en y mettant chaque fois autant que l'huile en pouvait couvrir. »

Pour rendre le baume « encore meilleur »,

on y ajoutait « autant de gros *crapaux* (1) vifs qu'il y a de livres d'huile ou à peu près. » Cette

(1) A propos de crapauds, l'abbé Rousseau nous conte une bien bonne histoire, que nous reproduisons telle qu'il nous la relate. Son récit est trop divertissant pour qu'on le dénature en le modifiant :

« A l'occasion des crapaux, il me souvient d'en avoir fait une expérience aussi rare que curieuse qu'on ne sera pas fâché de sçavoir : Van Helmont dit que si on en met un dans un vaisseau assez profond pour qu'il ne puisse pas en sortir, et qu'on le regarde fixement, cet animal ayant fait tous ses efforts pour sauter hors du vaisseau et fuir, il se retourne, vous regarde fixement, et peu de moments après tombe mort. Vanhelmont attribue cet effet à une idée de peur horrible que le crapaux conçoit à la vue de l'homme. Laquelle, par l'attention assidue, s'excite et s'exalte jusqu'au point que l'animal en est suffoqué. Je l'ay donc fait par quatre fois et j'ai trouvé que Vanhelmont avait dit la vérité. A l'occasion de quoy, un Turc qui était présent en Egypte, ou j'ay fait cette expérience pour la troisième fois, se récria que j'étais un saint d'avoir tué par ma vue une bête qu'ils croient être produite par le diable, selon le principe erroné des Manichéens qui règne encore parmi ces peuples ignorants. Une autre fois, je l'ai fait tout de même et le crapaux n'en mourut pas, et je n'en fus point incommodé.

« Mais ayant voulu faire pour la dernière fois la même chose à Lyon, revenant des païs orientaux, bien loin que le crapaux mourut, j'en pensay mourir moy-même. Cet animal, après avoir tenté inutilement de sortir, se tourna vers moi et s'enflant extraordinairement et s'élevant sur ses quatre pieds, il souffloit impétueusement sans remuer de sa place et me regardoit ainsi sans varier les yeux, que je voyais insensiblement rougir et s'enflammer ; il me prit à l'instant une faiblesse universelle, qui alla tout d'un coup jusqu'à l'évanouissement. accompagné d'une sueur froide et d'un relâchement par les selles et par les urines. De sorte qu'on me crut mort. Je n'avois rien pour lors de plus present que du thériaque et de la poudre de vipères, dont on me donna une grande doze qui me fit revenir ; et je continuay d'en prendre soir et matin pendant huit jours que la faiblesse me dura. C'est peut-être le Bazilic de quelques auteurs qu'on prétend qui tue de la vue ou du moins il a la même vertu. Il ne m'est pas permis de révéler tous les efforts insignes, dont je sçay que cet horrible animal est capable. »

addition rendait le remède « admirable contre la peste et toutes les maladies vénéneuses et contagieuses (1) ».

A vrai dire, nous ne pensons pas que les crapauds fussent indispensables pour rendre le baume efficace. Ils ne figurent pas, du reste, dans la formule imaginée par celui que nous considérons comme le véritable inventeur du baume tranquille, c'est-à-dire l'abbé Aignan, surnommé le Père Tranquille.

L'abbé Aignan appartenait au même ordre que l'abbé Rousseau. D'après une publication du temps, il demeurait au Palais abbatial de Saint-Germain-des-Prés, chez le cardinal de Furstemberg. Il distribuait des remèdes au public les dimanches, mardis et jeudis; il n'y allait pas moins de six cents malades par semaine. Ses consultations étaient très suivies.

Tous les jours deux fois, un chirurgien, entretenu aux frais de l'abbé, pansait ceux qui étaient atteints de plaies ou d'ulcères. Le *Mercure galant* (août 1699) (2), où nous puisons ces indications, nous apprend encore que le bon capucin délivrait ses remèdes gratuitement à tout le monde et qu'il réalisait de véritables miracles avec ses médicaments.

L'abbé Aignan avait annoncé la publication d'un grand traité de médecine, qui devait comprendre 12 ou 13 tomes, et qui aurait eu pour titre : *Le Mercure médecin, ou l'uniformité essentielle des sentiments d'Hippocrate, de Galien et de Van Helmont.* Toutes les maladies devaient y être passées en

(1) *Secrets de l'abbé Rousseau,* loc. cit.
(2) P. 106 et seq.

revue, par ordre alphabétique, avec les remèdes qui leur convenaient. L'ouvrage est resté à l'état de projet.

Nous n'avons pas davantage trouvé trace, dans les publications dues à ce religieux, « ni de la fameuse eau apoplectique », ni du « remède pour les dysenteries » ; pas plus que du « remède contre les écrouelles », ou du « grand remède pour la surdité », ou encore « du souverain remède contre la petite vérole et le pourpre », dont parle la gazette citée plus haut. Le seul médicament qui ait surnagé est le *baume tranquille*, sur lequel nous allons revenir, en nous référant aux indications mêmes données par son inventeur. Comme on va le voir, le baume tranquille a longtemps passé pour une *panacée*, un remède à tous les maux.

Ce médicament est, en effet, souverain dans la « squinancie », pourvu que l'abcès ne soit pas formé : il suffit d'en faire chauffer une demi cuillerée sur une assiette et l'appliquer le plus chaud possible sur la gorge, puis frotter la région antérieure du cou avec la paume de la main « pendant un quart d'heure ».

Il est également bon contre « l'inflammation de poitrine », la pleurésie, etc. Mais il convient aussi à toutes les blessures « de quelque nature qu'elles soient », et à toutes les brûlures (1).

Il guérit les tranchées des chevaux et d'autres animaux, « si on leur en fait avaler deux ou trois cuillerées dans du vin blanc avec la corne ».

Il guérit tous les chiens de chasse et autres qui ont « la squinancie des chiens ».

---

(1) Le *Prestre médecin*, ou Discours physique sur l'établissement de la médecine, par l'abbé Aignan. A Paris, chez d'Houry, 1696.

Il est admirable (*sic*) dans les coliques et dysenteries et si l'on en prend quelques cuillerées en lavement « dans du bouillon de tripes ».

Il fait accoucher les femmes aisément quand elles sont en travail, « si on en frotte et seringue dans les conduits naturels ».

Il réussit dans les rhumatismes (1), mais non dans la goutte (!) ; dans les douleurs d'oreilles, les inflammations des yeux, les rétentions d'urine.

Il calme les douleurs d'hémorrhoïdes si, « ayant bien pilé deux écrevisses vives dans un mortier jusqu'à ce qu'elles soient en pâte », on les détrempe avec une cuillerée dudit baume et qu'on l'applique sur les tumeurs.

Mais le baume tranquille a bien d'autres vertus « que l'expérience fera beaucoup mieux découvrir que tout ce que j'en pourrai dire », conclut modestement le saint homme.

---

(1) Mme de Sévigné prétendait s'être guérie de ses douleurs grâce au baume tranquille ; aussi le conseillait-elle à tout venant :

« .. Pour votre côté, écrit-elle à sa fille, j'ai envie de vous envoyer ce que j'ai de baume tranquille par notre abbé Charrier ; il craint de le casser, c'est ce qui nous embarrasse, car pour moi, ma bonne, je ne l'ai pris que pour vous, et si M. de Chaulnes ou M. de Caumartin ou Mme de Pompone voulaient vous en donner, les capucins le rendroient cet été, aux États, aux deux premiers au double, et je le rendrois à Mme de Pompone. J'en ai très peu. Ce baume est souverain, mais ce n'est pas pour un rhumatisme : il en faudroit des quantités infinies ; c'est pour en mettre huit gouttes sur une assiette chaude, et le faire entrer dans l'endroit de votre côté où vous avez mal, et le frotter doucement, jusqu'à ce qu'il soit pénétré à loisir, et puis un linge chaud dessus ; ils en ont vu des miracles ; ils y souffrent autant de gouttes d'essence d'urine mêlées. Voilà ce qui est pour vous, en très petit volume, comme vous voyez ; vous me manderez au plus tôt si vous voulez que j'envoie ma petite bouteille, ou si vous voulez en emprunter ; c'est un baume précieux, qui me le seroit infiniment s'il vous avoit guérie, et que je n'ai pris que pour vous ; mais, ma bonne, ne négligez point votre côté. (*Lettres de Mme de Sévigné*, t. VI, 304-305.)

L'abbé Aignan n'a pas à son actif que l'invention du baume tranquille (1). Outre ses travaux de laboratoire, ses consultations aux pauvres gens, il a écrit des livres de médecine qu'il nous a paru intéressant de lire et d'analyser.

Un de ses ouvrages porte pour titre : *L'Ancienne Médecine à la mode, ou le sentiment uniforme d'Hippocrate et de Galien sur les acides et les alkalis* (2). Il est précédé d'une « lettre en forme de dissertation », adressée à « Monseigneur le Cardinal Landgrave de Furstemberg sur l'état de sa maladie », par M. Aignan « Médecin du Roy et Docteur de la Faculté de Padoue ».

S'appuyant sur l'autorité d'Hippocrate, Aignan établit une distinction entre le véritable médecin et le faux médecin. Le véritable médecin « se soutient par l'antiquité de la doctrine et l'autorité d'Hippocrate et de Galien » ; le faux médecin « n'emploie que des nouveautés, qui estoient inconnues à ces anciens philosophes ». Nouveauté signifie : opinion, c'est-à-dire erreur ; Antiquité équivaut à science. Il semble que cette argumentation doive se retourner contre celui qui l'a développée, et qui est un empirique pur, dont la thérapeutique est absolument neuve. Mais Aignan se défend contre cette objection, qu'il a lui-même soulevée, en affirmant que Hippocrate et Galien sont de « véritables maîtres en médecine » et qu'il a produit la pure expression de leurs doctrines. C'est toujours celle-ci qui l'a guidé dans la cure des maladies, et plus particulièrement de celles qui ont

____

(1) Saint-Simon rapporte que l'on administra à Louis XIV, la veille de sa mort, « du remède (?) du feu abbé Aignan, que la duchesse du Maine avoit envoyé proposer ». *Mémoires de Saint-Simon*, t. XI, 456 et *Mercure galant*, octobre 1679, 15. Il doit, évidemment, s'agir du baume tranquille.

(2) A Paris, chez Laurent d'Houry, rue Saint-Jacques, devant la fontaine S. Severin, ou S. Esprit. M.DC.XCIII (1693).

affecté l'illustre personnage auquel il donnait ses soins et à qui il a eu l'adresse de dédier son livre : le cardinal de Furstemberg.

A l'encontre de ceux qui l'ont précédé, Aignan déclare que le cardinal a un tempérament froid et languissant, et que la chaleur ne saurait être, d'ailleurs, le principe ni la cause d'une maladie : « Nous sommes chauds parce que nous sommes malades » ; c'est-à-dire que la chaleur est l'effet et non la cause du mal. Ceux qui prétendent le contraire mériteraient qu'on les traitât « comme Hippocrate traitait ces mêmes hérétiques qu'il plaisantait de son vivant (*à peu près de la même manière que Molière a plaisanté de nos jours ces médecins nouveaux*) ».

Un autre point sur lequel notre bon capucin insiste, toujours d'après Hippocrate, c'est qu'il y a autant de maladies que de malades, que les remèdes « ne sont point bons *absolutè* mais *relativè*, c'est-à-dire que ce qui convient à Pierre ne convient pas à Jacques ».

Après cet exposé de principes, le frère Aignan rédige une consultation en bonne forme, à l'adresse de son notable client, dont tout le mal provient, dit-il, « de vents cruels qui causent toutes ces coliques d'estomac et d'entrailles ».

Pour se guérir d'une telle infirmité, il importe d'abord de supprimer le vin — ce qui n'était pas déjà si déraisonnable — ; d'absorber de l'essence de vipère (!), parce qu'elle contient un alcali volatil ; or, il faut des alcalis volatils « pour purifier la masse du sang et le rendre fluide. » C'est pour le même motif que le sel cristallisé d'absinthe et la décoction de chicorée sauvage seront efficaces dans le cas du prélat. Enfin, celui-ci pourra absorber du lait, sans supprimer comme boisson les eaux de Bourbon et surtout les eaux des Vosges, alors en grand crédit. Avec le temps, on pourra ajouter du lait et du hâchis de viande. Comme régime, c'était assez peu compliqué.

Un autre livre du frère Aignan porte le titre de *Traité de la goutte dans son état naturel ou l'art de connaître les vrais principes des maladies,* etc. (1). Il est dédié à Son Altesse Sérénissime Monseigneur le duc de Bourbon.

----

(1) A Paris chez Claude Jombert, M.DCC.VII (1707).

Comme dans le précédent ouvrage, l'auteur invoque la haute autorité d'Hippocrate, de Galien — et de Van Helmont !

Son *Traité* ne contient rien de particulièrement original. La goutte, écrit-il, remonte à la plus haute antiquité. Au temps d'Hippocrate, il y avait des goutteux, qui devaient « le malheur de leur état à l'excès de leur yvrognerie, à l'excès de leur bouche, à la délicatesse empestée des ragoûts, à la violence des vins de liqueurs, à la fureur et à l'incendie des ratafias, des eaux-de-vie les plus fortes et de l'esprit de vin qu'ils prennent avant le repas et hors des repas pour aiguiser la pointe de leur gourmandise ».

Les excès d'autre nature n'étaient pas moins nuisibles, et l'on s'explique de la sorte comment les eunuques n'étaient points sujets à la goutte, à l'époque où vivait Hippocrate ; mais au temps de Galien, ils le devinrent, parce que, tout en étant d'une sobriété forcée sur le chapitre des femmes, ils se livraient « à toutes sortes de gourmandises et d'ivrogneries ».

Ce qui a trait au régime et au traitement médicamenteux des malades affectés de goutte, ne mérite pas de retenir l'attention. C'est un ramassis de recettes plus ou moins indigestes, entremêlées de digressions sur toutes sortes de sujets étrangers à celui qui fait l'objet de cette incohérente dissertation ; c'est ainsi que l'auteur nous parle de l'excellence d'un sien remède « La Trinité », un baume souverain qui guérit toutes sortes de maux, aussi bien la peste et la rougeole que la gangrène et la petite vérole.

Quelques particularités sont cependant à retenir dans ce fatras insipide. Les Orientaux n'ont jamais la goutte ni la gravelle, « parce qu'ils ne boivent point de vin ». Les Chrétiens, qui ont la permission d'en boire, n'en sont point attaqués non plus que les Mahométans, parce que « le vin du Levant est d'une douceur agréable, sans tartre ny acidité, ou qu'enfin ils n'ont pas de disposition à avoir la goutte ».

Ce dernier argument ne vous semble-t-il pas péremptoire ?

Contre les vertiges de la goutte, notre capucin recommande l'usage des eaux de Pougues — déjà ! — mais proscrit le tabac « à quelque sauce qu'on l'accommode ». « C'est, dit-il, « un voleur qui dérobe la mémoire, un poison destructeur de la judiciaire ». Et, par une contradiction au moins bizarre, il reconnaît que le « sel de tabac » est merveilleux contre les hydropisies, à la dose d'un gros, « dans un bouillon composé de merlan, de célery, de racine de persil, de pissenlit, de chicorée sauvage, d'asperges, de graine d'oignons et de chardon Roulland ». Une vraie salade !...

Les feuilles de tabac sont encore d'usage courant dans les rhumatismes et l'hydropisie :

« On met le malade sur une paillasse, sur laquelle on étend un grand drap, qu'on charge de feuilles de tabac de jardin, sèches, de la hauteur de demi-pied et de la longueur de six. On y couche le malade et par-dessus luy tout nud on met autant de feuilles de tabac qu'on en a mis dessous. Alors on le couvre des deux côtés du drap pour retenir les feuilles et on y ajoute des couvertures chaudes pour exciter une sueur louable qu'on entretiendra le plus longtemps qu'on pourra ; luy faisant prendre un bon bouillon ordinaire, ou bien une cuillerée d'eau de la reine de Hongrie, dans un verre de jus de cerfeuil ou de suc de chicorée sauvage. »

Notre ecclésiastique vante les effets de ce remède, qui est « de son invention ». Il en fait de même des onguents et des huiles de tabac « utiles dans les ulcères, les plaies et toutes sortes d'inflammations ».

Outre les deux ouvrages dont nous avons donné un rapide aperçu, le capucin-médecin avait publié un volume autrement attachant que ceux dont nous sommes imposé la fastidieuse lecture. Il ne s'agit plus d'un livre de thérapeutique proprement dit, bien que nous ayons pu y relever quelques formules, notamment celle du fameux *baume tranquille*, mais bien d'une étude des plus sérieusement documentées, sur les ecclésiastiques (pontifes, moines, prêtres, évêques, etc.), qui se sont occupés de médecine.

Dans l'Épître dédicatoire au cardinal de Furstemberg, qui précède l'ouvrage de l'abbé Aignan (1), le but de celui-ci est parfaitement défini. L'auteur a voulu, dit-il, « relever la gloire d'un art que l'intérêt ou l'ignorance ont en quelque façon avili et faire voir qu'il a été digne de l'application des plus grands princes, aussi bien qu'un principe de charité en ceux à qui l'état ecclésiastique fait une obligation plus étroite de soulager les malades, qu'à tout le reste des Chrétiens ». Ceci dit, il développe sa thèse.

L'Église a reconnu de tout temps aux prêtres le droit d'exercer la médecine : le droit de guérir les âmes confère celui de guérir les corps.

Chez les Perses et les Égyptiens, les prêtres étaient médecins. Paracelse déclarait que, pour être bon médecin, il fallait être bon théologien. Mais on peut remonter plus haut pour prouver l'antiquité de la noblesse de notre profession : dans l'Ancien Testament, au rapport du prophète Isaïe, on ne pouvait élever au rang suprême que des personnages possédant des connaissances médicales. Et si l'on consulte les Grecs, les Arabes, les Perses, les Égyptiens et les Hébreux, on découvrira que l'origine de la médecine est la Divinité même. Apollon n'était-il pas le Dieu de la médecine ?

Salomon qui, selon l'Écriture, « connaissait la vertu de toutes les herbes, depuis l'hysope jusqu'au

(1) *Le Prestre médecin,* ou *Discours physique sur l'établissement de la médecine, avec un Traité du Café et du Thé de France, selon le système d'Hippocrate.* A Paris, chez Laurent d'Houry, M.DC.XCVI (1696).

cèdre du Liban », n'était-il pas le plus sage et le plus célèbre des médecins ? Hermès, roi d'Egypte, aussi bien que Mésuè, neveu d'un roi de Damas ; Sapor et Gingès, roi des Mèdes, étaient, également, des « médecins très distingués ».

Sabid, roi d'Arabie, et Mithridate, roi des Perses, « qui savait vingt-deux langues différentes », étaient les plus grands médecins de leur temps, à croire Marsile Ficin.

Alexandre, roi de Macédoine, avait inventé un collyre et une préparation d'antimoine. Un autre Alexandre, roi d'Égypte, a laissé une composition de métaux qu'on appelait le *Lion vert*.

Pétosiris et Nichepsus, rois d'Egypte, étaient, au dire de Pline, « si célèbres en médecine, que leur science leur avait acquis le nom de divins et princes de la sacrée religion ».

Les trois rois Mages qui vinrent adorer Jésus dans l'étable de Bethléem, n'étaient-ils pas de grands médecins, qui firent connaître par la myrrhe, l'or et l'encens, trois souverains remèdes « ce que la nature a de plus noble et de plus efficace pour la vie et la santé des hommes » ?

Alphonse, roi d'Aragon, et Alphonse, roi de Castille, étaient de savants thérapeutes ; de même Athlas, roi de Mauritanie et Abdala.

« François, duc de Modène, le feu roi d'Angleterre et le feu duc de Toscane, aussi bien que le feu électeur de Cologne », possédaient de beaux laboratoires.

Et l'auteur cite encore : Ptolémée, roi d'Egypte, Robert, roi de France, Tycho-Brahé, roi de Danemark, et parmi les empereurs : Jules César,

Tibère, Vespasien, Adrien, Sévère, Rodolphe, Maxi-
milien, Charles-Quint « et une infinité d'autres
qui ont fait une étude particulière de la médecine ».

De même qu'on vient de prouver que la médecine était attachée à la royauté, on cherche à
démontrer que notre art est d'origine sacrée et que
les prêtres ont toute licence et toute autorité pour
l'exercer.

Sans insister sur l'épisode bien connu du bon
Samaritain, n'est-il pas permis de rappeler que
Jésus-Christ a commandé et permis aux prêtres de
son Église d'exercer et de pratiquer la chirurgie,
« en bandant et en lavant les plaies d'un homme
blessé et y appliquant un baume fait avec l'huile
et le vin ? » En sorte qu'« à l'amputation et à la
saignée près », les ecclésiastiques sont en droit de
pratiquer la chirurgie, et en général, toute la médecine, « quand même la mort s'ensuivrait de l'exécution de leurs ordonnances ».

Les Grecs et les Coptes, qui ont suivi le rite des
apôtres, ont fait mention, dans leur liturgie, de
quantité de saints médecins « qui ont exercé la
médecine avec charité, sans craindre l'irrégularité
ni les censures ». Tels les saints Côme et Damien, saint Jean, saint Pantaléon, etc. L'Église
ne reconnaît pas moins de *trente-trois* saints,
canonisés pour avoir donné des soins aux malades.

Les rois eux-mêmes n'ont pas dédaigné de recourir aux lumières des prêtres, quand ils ont été
affectés de maladie.

Louis le Gros eut pour médecin un moine de l'abbaye de Saint-Victor, du nom d'Obisio.

Pierre Lombard, chanoine de Chartres, fut le premier médecin de Louis VII.

Pierre Gilles de Corbeil, chanoine de Paris, fut l'archiâtre de Philippe-Auguste (1).

Robert de Douai, chanoine de Senlis, était premier médecin de la reine Marguerite de Provence, en même temps que Robert de Provins l'était de saint Louis, son époux.

Le premier médecin de Charles V, Gervais Chrétien, était chanoine de Notre-Dame de Paris ; on lui doit la fondation d'une école de médecine.

Jean de Guisco, chanoine de Nantes et médecin, fonda le collège de Cornouailles.

Henry Thibout, « chanoine » et « pénitentier » de Notre-Dame de Paris, était Doyen de la Faculté de médecine ; les leçons des professeurs se faisaient dans sa maison, en 1434, avant que la Faculté fût installée dans un immeuble voisin.

Il y avait encore, à la fin du XVII⁰ siècle, un canonicat fondé dans la cathédrale de Cambrai pour un médecin, qui ne pouvait être donné qu'à un prêtre reçu docteur. C'était une coutume, à la même époque, établie dans toutes les cathédrales des Flandres, de faire distribuer des remèdes aux pauvres, par un chanoine nommé à cet effet.

---

(1) Maître Jean de Saint-Aulbain, doyen du chapitre de Saint-Quentin ; maître Léonard de Poitiers, chanoine également de Saint-Quentin (1235) ; maître Dudo, clerc de Saint-Louis (1270) ; Jean Tabarie, chanoine de Paris et ensuite évêque (1384) ; Jacques Desparties ou Despars, chanoine de Tournay, étaient tous des archiâtres ou médecins des rois de France.

Le Père Ange de Palea et le Père Barthélemy, deux célèbres médecins de leur temps, étaient deux religieux de l'ordre de Saint-François.

Le prieur de Cabrières était à la fois prêtre et médecin.

Et Rabelais, le praticien fameux, n'était-il pas curé de Meudon ?

On doit à un moine bénédictin, Grec de nation, deux livres en vers : l'un sur les *urines*, l'autre sur la connaissance du *pouls*.

C'est encore un Bénédictin du monastère du Mont-Cassin (1), nommé Constantinus, qui a écrit l'ouvrage médical qu'on appelle le *Viatique*.

Albert le Grand, si versé en médecine, n'était-il pas un religieux de l'ordre des Dominicains ?

Raymond Lulle était prêtre ; Rupescissa était Cordelier ; Basile Valentin et Tritheme appartenaient à l'ordre de Saint-Benoît.

Combien d'évêques, d'archevêques, de papes ont pratiqué la médecine.

Nicolas Fornela fut évêque et médecin ; Théodotus, évêque de Laodicée, pratiqua la médecine « avec autant de charité que de capacité ».

Un archevêque de Vienne, nommé Angelo Catto, était très estimé de Louis XI ; c'est à lui que Philippe de Comynes dédia l'histoire de ce roi.

Basile, évêque d'Ancosne ; saint Ambroise (2),

---

(1) Bertorius, abbé du Mont-Cassin, a laissé de remarquables ouvrages de médecine, toujours au dire du frère Aignan.

(2) Parmi les *saints médecins*, Aignan cite, d'après les auteurs ecclésiastiques, les noms de : saint Pantaléon de Nicomédie, martyr ; saint Antiochus de Sébaste, martyr ; saint Ostriculans,

archevêque de Milan, ont été de grands médecins : saint Ambroise aurait même inventé la formule d'un sirop contre la fièvre, dont les Milanais se sont longtemps servis.

Encore des évêques ou archevêques que Cyrille, Doarus, Pamphile, Théodoric et le prêtre Géronce, qui fut fait évêque de Nicomède à cause de ses connaissances médicales.

De Pignac était médecin et archevêque de Lyon.

martyr ; saint Ursicinus de Ligurie ; saint Samson, prêtre romain ; saint Alexandre, martyr ; saint Cirus d'Alexandrie ; saint Césarius, frère de saint Grégoire de Nazianze ; saint Codrat de Corinthe ; saint Denis, diacre ; saint Papilius, diacre ; saint Juvénal, évêque de Narnic ; saint Jean Damascène, docteur de l'Eglise ; saint Diomedes de Tarse, martyr ; saint Léontius, Arabe, martyr ; saint Carpophore, Arabe, martyr ; saint Gennadius, grec ; saint Eusèbe, Grec, évêque et martyr ; saint Théodotus, évêque de Syrie ; saint Oreste de Cappadoce, martyr ; saint Æmilian, martyr d'Afrique ; saint Antiochus de Mauritanie, martyr.

Les *Bienheureux* : Antoine Milanais, de l'ordre de saint Augustin ; Joachim, martyr du Japon, jésuite ; Benitius de Florence, général des Servites, docteur en médecine de la Faculté de Paris. Les B. du Japon, Paul l'Ancien, Paul le Jeune, Louis Froysius, L. Almeida.

Les *Saints* : Bernardin de Sienne ; saint Barbatien, prêtre de Ravenne ; saint Julien de Phénicie ; saints Ravennus et Rasiphus, Bretons ; saint Libératus d'Afrique, etc.

Il y eut même des *Saintes* qui se livrèrent à l'étude de la médecine : saintes Théodose, Nicerate, Hildegarde, Françoise, Romaine, Elizabeth, reine de Hongrie, à qui on doit une eau qui porte le nom d'*Eau de la Reine de Hongrie* ; sainte Lutte ; sainte Elisabeth, reine de Portugal.

Tous ces renseignements, Aignan déclare les avoir empruntés à l' « Histoire monogramme » (*sic*) de Guillaume Duval, doyen de la Faculté de Paris ; ce qui veut dire qu'ils sont parfaitement authentiques. Nous avons cru devoir rapporter cette énumération, malgré sa longueur, à cause de son intérêt documentaire.

Du Bosquet, évêque de Montpellier, était fort habile à traiter les malades (1).

Des cardinaux (2), des papes même n'ont pas dédaigné de pratiquer l'exercice de notre art.

Les papes Jean XXI et Nicolas n'étaient-ils pas médecins ?

Le premier nous a laissé un *Traité des Urines* ; le second a écrit un livre intitulé : *Les Canons de la Médecine*, et un ouvrage connu sous le nom de *Trésor des Pauvres*.

Le pape Eusèbe, qui fut martyrisé sous l'empereur Maxime, était médecin et fils de médecin.

Paul II ne se contentait pas de visiter les malades de sa cour ; il leur distribuait encore les médicaments qui convenaient à leur état.

Parmi les papes, combien en est-il qui ont pris pour médecins leurs propres chapelains ?

Clément VI choisit Jean Alesto ; de même que Clément V avait recours aux bons offices d'Arnaud de Villeneuve, tous deux chapelains de Leurs Saintetés.

Guy de Chauliac fut à la fois médecin et chapelain de Clément VI et d'Innocent VI, qui se succédèrent sur le trône de saint Pierre.

Un fait qu'il importe de noter, c'est que les laïques n'ont été, au début, admis dans les écoles de médecine, qu'à la condition de se soumettre aux

----

(1) Aignan cite encore : Majus, évêque de Venise ; Jean Telzenensis, évêque polonais ; Guillaume, évêque de Paris, etc.

(2) Parmi les cardinaux, relevons les noms de Pierre Damiens, Petrus de Alliaco, Nicolas de Cusa, Nicenus, *Richelieu*, Philomarini, Adrien Gastaldi et le cardinal Altieri.

mêmes lois que les ecclésiastiques, c'est à dire qu'ils devaient être « vêtus de noir, toujours en habit long avec des cappes », comme l'étaient encore, il y a trois siècles, les médecins de Montpellier, de Padoue et autres universités d'Italie.

De plus, jusqu'au quinzième siècle, les statuts de la Faculté de Paris portaient qu'aucun docteur ne pouvait se marier, et ce fut, comme chacun sait, un légat du pape, le cardinal d'Estouteville, qui supprima en 1480, cet article prohibitoire.

Docteurs et prêtres vivaient donc sous le même régime. Et c'est en s'appuyant sur cette analogie, que l'auteur du livre, dont nous avons donné la substance, se prononce, avec plus de témérité que de logique, pour le libre exercice de la médecine par les ecclésiastiques.

C'est ainsi qu'il justifie l'abbé Gendron, curé de Voves, qui a été appelé au nez de la Faculté, auprès d'Anne d'Autriche, atteinte d'un cancer au sein ; de même, le Père Bénigne, prêtre capucin, apothicaire de Lyon, que le chancelier Séguier avait mandé, « pour être traité par lui de ses incommoditez ».

La science de la médecine, conclut l'abbé Aignan, « émane de Dieu, aussi bien que le don de miracle ». Aussi est-ce Dieu et non pas le médecin qui guérit. La médecine est une science toute divine et toute miraculeuse ; c'est un don que Dieu ne donne qu'à ceux qu'il a jugés dignes de la pratiquer. Il est impossible de pouvoir être habile médecin sans être bon théologien. Ainsi raisonne notre bon apôtre, dans un but de justification intéressée.

Il a, du reste, de glorieux tenants : Jésus, tout le premier, n'a-t-il pas guéri les malades ?

Ce don, ne l'a-t-il pas conféré à ses apôtres, quand il leur a dit : *Vade et tu fac similiter ?* Comment expliquer autrement les miracles accomplis par saint Luc, par saint Paul, qui n'ont réalisé des cures merveilleuses que parce qu'ils étaient pénétrés de l'esprit divin ?

Le prêtre est donc tout naturellement désigné, non seulement pour assister les malades, leur prodiguer les consolations, les espérances d'une vie meilleure, mais encore pour les traiter par les remèdes qui conviennent à leur cas, parce que Dieu l'a prescrit, et que le prêtre est ministre de Dieu sur la terre.

Voilà, peut-être, une argumentation qui pêche un peu par la base, mais, sans doute, vous plaira-t-elle comme à nous, par son air de sincérité, autant que par l'appareil d'érudition dont elle est soutenue.

C'est pour ce double motif que nous avons cru qu'elle valait la peine d'être remise en lumière.

FIN

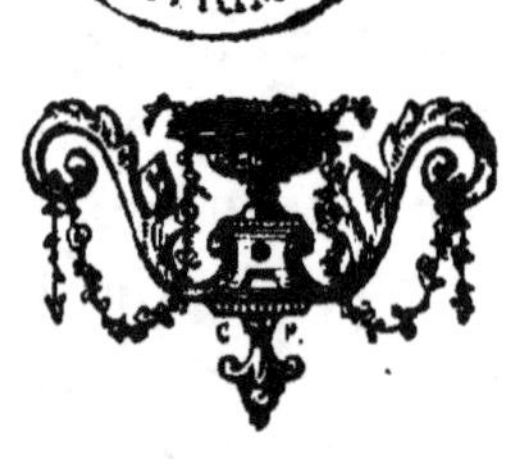

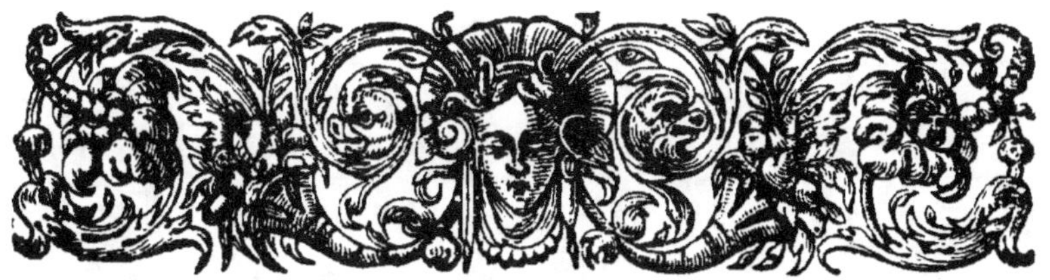

Table des Chapitres

DIJON, IMP. DARANTIERE